全国中医药行业高等教育"十二五"规划教材

全国高等中医药院校规划教材（第九版）

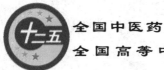

康复护理学

（供护理学等专业用）

主　编　陈立典（福建中医药大学）

副主编　朱　燕（上海中医药大学）

　　　　吕均超（河北医科大学）

　　　　刘　芳（福建中医药大学）

　　　　杨艳玲（河北大学临床医学院）

　　　　潘晓彦（湖南中医药大学）

中国中医药出版社

·北　京·

图书在版编目（CIP）数据

康复护理学/陈立典主编 . —北京：中国中医药出版社，2012.8（2015.4 重印）

全国中医药行业高等教育"十二五"规划教材

ISBN 978 - 7 - 5132 - 0983 - 0

Ⅰ.①康… Ⅱ.①陈… Ⅲ.①康复医学 - 护理学 - 中医药院校 - 教材

Ⅳ.①R47

中国版本图书馆 CIP 数据核字（2012）第 120566 号

中 国 中 医 药 出 版 社 出 版

北京市朝阳区北三环东路 28 号易亨大厦 16 层

邮政编码　100013

传真　010 64405750

北京时代华都印刷有限公司印刷

各地新华书店经销

*

开本 787×1092　1/16　印张 15.75　字数 352 千字

2012 年 8 月第 1 版　2015 年 4 月第 4 次印刷

书　号　ISBN 978 - 7 - 5132 - 0983 - 0

*

定价　25.00 元

网址　www.cptcm.com

全国中医药行业高等教育"十二五"规划教材
全国高等中医药院校规划教材（第九版）
专家指导委员会

李金田（甘肃中医学院院长　教授）

吴以岭（中国工程院院士）

吴咸中（天津中西医结合医院主任医师　中国工程院院士）

吴勉华（南京中医药大学校长　教授）

肖培根（中国医学科学院研究员　中国工程院院士）

陈可冀（中国中医科学院研究员　中国科学院院士）

陈立典（福建中医药大学校长　教授）

陈明人（江西中医药大学校长　教授）

范永升（浙江中医药大学校长　教授）

欧阳兵（山东中医药大学校长　教授）

周　然（山西中医学院院长　教授）

周永学（陕西中医学院院长　教授）

周仲瑛（南京中医药大学教授　国医大师）

郑玉玲（河南中医学院院长　教授）

胡之璧（上海中医药大学教授　中国工程院院士）

耿　直（新疆医科大学副校长　教授）

徐安龙（北京中医药大学校长　教授）

唐　农（广西中医药大学校长　教授）

梁繁荣（成都中医药大学校长　教授）

程莘农（中国中医科学院研究员　中国工程院院士）

谢建群（上海中医药大学常务副校长　教授）

路志正（中国中医科学院研究员　国医大师）

廖端芳（湖南中医药大学校长　教授）

颜德馨（上海铁路医院主任医师　国医大师）

秘　书　长　王　键（安徽中医药大学校长　教授）

洪　净（国家中医药管理局人事教育司巡视员）

王国辰（国家中医药管理局教材办公室主任
　　　　全国中医药高等教育学会教材建设研究会秘书长
　　　　中国中医药出版社社长）

办公室主任　周　杰（国家中医药管理局科技司　副司长）

林超岱（国家中医药管理局教材办公室副主任
　　　　中国中医药出版社副社长）

李秀明（中国中医药出版社副社长）

办公室副主任　王淑珍（全国中医药高等教育学会教材建设研究会副秘书长
　　　　中国中医药出版社教材编辑部主任）

全国中医药行业高等教育"十二五"规划教材
全国高等中医药院校规划教材（第九版）

《康复护理学》编委会

前　言

　　"全国中医药行业高等教育'十二五'规划教材"（以下简称："十二五"行规教材）是为贯彻落实《国家中长期教育改革和发展规划纲要（2010—2020)》《教育部关于"十二五"普通高等教育本科教材建设的若干意见》和《中医药事业发展"十二五"规划》的精神，依据行业人才培养和需求，以及全国各高等中医药院校教育教学改革新发展，在国家中医药管理局人事教育司的主持下，由国家中医药管理局教材办公室、全国中医药高等教育学会教材建设研究会，采用"政府指导，学会主办，院校联办，出版社协办"的运作机制，在总结历版中医药行业教材的成功经验，特别是新世纪全国高等中医药院校规划教材成功经验的基础上，统一规划、统一设计、全国公开招标、专家委员会严格遴选主编、各院校专家积极参与编写的行业规划教材。鉴于由中医药行业主管部门主持编写的"全国高等中医药院校教材"（六版以前称"统编教材"），进入2000年后，已陆续出版第七版、第八版行规教材，故本套"十二五"行规教材为第九版。

　　本套教材坚持以育人为本，重视发挥教材在人才培养中的基础性作用，充分展现我国中医药教育、医疗、保健、科研、产业、文化等方面取得的新成就，力争成为符合教育规律和中医药人才成长规律，并具有科学性、先进性、适用性的优秀教材。

　　本套教材具有以下主要特色：

　　1. 坚持采用"政府指导，学会主办，院校联办，出版社协办"的运作机制

　　2001年，在规划全国中医药行业高等教育"十五"规划教材时，国家中医药管理局制定了"政府指导，学会主办，院校联办，出版社协办"的运作机制。经过两版教材的实践，证明该运作机制科学、合理、高效，符合新时期教育部关于高等教育教材建设的精神，是适应新形势下高水平中医药人才培养的教材建设机制，能够有效解决中医药事业人才培养日益紧迫的需求。因此，本套教材坚持采用这个运作机制。

　　2. 整体规划，优化结构，强化特色

　　"'十二五'行规教材"，对高等中医药院校3个层次（研究生、七年制、五年制）、多个专业（全覆盖目前各中医药院校所设置专业）的必修课程进行了全面规划。在数量上较"十五"（第七版）、"十一五"（第八版）明显增加，专业门类齐全，能满足各院校教学需求。特别是在"十五""十一五"优秀教材基础上，进一步优化教材结构，强化特色，重点建设主干基础课程、专业核心课程，增加实验实践类教材，推出部分数字化教材。

　　3. 公开招标，专家评议，健全主编遴选制度

　　本套教材坚持公开招标、公平竞争、公正遴选主编的原则。国家中医药管理局教材办公室和全国中医药高等教育学会教材建设研究会，制订了主编遴选评分标准，排除各种可能影响公正的因素。经过专家评审委员会严格评议，遴选出一批教学名师、教学一线资深教师担任主编。实行主编负责制，强化主编在教材中的责任感和使命感，为教材质量提供保证。

　　4. 进一步发挥高等中医药院校在教材建设中的主体作用

　　各高等中医药院校既是教材编写的主体，又是教材的主要使用单位。"'十二五'行规教材"，得到各院校积极支持，教学名师、优秀学科带头人、一线优秀教师积极参加，凡被选中参编的教师都以高涨的热情、高度负责、严肃认真的态度完成了本套教材的编写任务。

5. 继续发挥教材在执业医师和职称考试中的标杆作用

我国实行中医、中西医结合执业医师资格考试认证准入制度，以及全国中医药行业职称考试制度。2004 年，国家中医药管理局组织全国专家，对"十五"（第七版）中医药行业规划教材，进行了严格的审议、评估和论证，认为"十五"行业规划教材，较历版教材的质量都有显著提高，与时俱进，故决定以此作为中医、中西医结合执业医师考试和职称考试的蓝本教材。"十五"（第七版）行规教材、"十一五"（第八版）行规教材，均在 2004 年以后的历年上述考试中发挥了权威标杆作用。"十二五"（第九版）行业规划教材，已经并继续在行业的各种考试中发挥标杆作用。

6. 分批进行，注重质量

为保证教材质量，"十二五"行规教材采取分批启动方式。第一批于 2011 年 4 月，启动了中医学、中药学、针灸推拿学、中西医临床医学、护理学、针刀医学 6 个本科专业 112 种规划教材，于 2012 年陆续出版，已全面进入各院校教学中。2013 年 11 月，启动了第二批"'十二五'行规教材"，包括：研究生教材、中医学专业骨伤方向教材（七年制、五年制共用）、卫生事业管理类专业教材、中西医临床医学专业基础类教材、非计算机专业用计算机教材，共 64 种。

7. 锤炼精品，改革创新

"'十二五'行规教材"着力提高教材质量，锤炼精品，在继承与发扬、传统与现代、理论与实践的结合上体现了中医药教材的特色；学科定位更准确，理论阐述更系统，概念表述更为规范，结构设计更为合理；教材的科学性、继承性、先进性、启发性、教学适应性较前八版有不同程度提高。同时紧密结合学科专业发展和教育教学改革，更新内容，丰富形式，不断完善，将各学科的新知识、新技术、新成果写入教材，形成"十二五"期间反映时代特点、与时俱进的教材体系，确保优质教材进课堂。为提高中医药高等教育教学质量和人才培养质量提供有力保障。同时，"十二五"行规教材还特别注重教材内容在传授知识的同时，传授获取知识和创造知识的方法。

综上所述，"十二五"行规教材由国家中医药管理局宏观指导，全国中医药高等教育学会教材建设研究会倾力主办，全国各高等中医药院校高水平专家联合编写，中国中医药出版社积极协办，整个运作机制协调有序，环环紧扣，为整套教材质量的提高提供了保障，打造"十二五"期间全国高等中医药教育的主流教材，使其成为提高中医药高等教育教学质量和人才培养质量最权威的教材体系。

"十二五"行规教材在继承的基础上进行了改革和创新，但在探索的过程中，难免有不足之处，敬请各教学单位、教学人员及广大学生在使用中发现问题及时提出，以便在重印或再版时予以修正，使教材质量不断提升。

国家中医药管理局教材办公室

全国中医药高等教育学会教材建设研究会

中国中医药出版社

2014 年 12 月

编写说明

康复护理学是建立在基础护理学、临床护理学和人文社会科学基础上的一门新兴学科，是护理学知识体系的重要组成部分。其任务是通过学习培养学生的康复护理理念，树立预防－医疗－保健－康复四位一体的大卫生观，使学生掌握康复护理学的基础知识、基本理论和基本技能，能够运用康复护理技术指导临床护理以提高护理水平，在今后的临床工作实践中更好地为病、伤、残者提供高水平的护理服务。

《康复护理学》在注重基本知识、基本理论和基本技能的基础上，力求体现五性，即思想性、科学性、启发性、先进性和适应性，满足三个需要，即学科需要、教学需要、社会需要，引导学生在学习过程中逐步形成评判性思维方式，使学生具有扎实的康复护理理论、熟练的康复护理技能，培养学生处理实际问题的能力。本教材在现代康复医学理念和整体护理思想的指导下，力求突出康复护理的特点，较全面地介绍了康复护理的理论和方法，侧重康复护理技术与技能。本书在编写过程中充分注重基础理论与临床实践相结合，突出护理实践技能，吸取国内外公开发布的科研成果，反映当代康复护理学的水平。同时，我们在编写模式和体例上有了较大改进，增加了导学部分，以典型案例导入学习目标，并增加了大量图表，力求简明扼要，通俗易懂，文字准确流畅，图文并茂。

全书共分四章，包括绪论、康复护理评定、常用康复护理技术、临床常见功能障碍的康复护理。第一章主要介绍康复护理学的基本理论、基本知识；第二章主要从护理角度选择康复护理人员常用的评定方法加以介绍；第三章重点突出常见康复护理技术，详细介绍常用康复护理技术的概念、应用原则及具体实施；第四章针对临床常见功能障碍，介绍功能障碍的基本概况、评定、护理及健康教育。

本书第一章第一、二节由陈立典编写，第三节由杨艳玲编写，第四节由谢丽玉编写；第二章由朱燕编写；第三章第一、八节由潘晓彦编写，第二节由谢丽玉编写，第三节由刘波编写，第四节由孙丽娜编写，第五节由石国凤编写，第六、七节由张健编写，第九节由王宇编写；第四章第一节由张健编写，第二节由刘波编写，第三节由刘芳编写，第四、七节由吕均超编写，第五节由刘晓雅编写，第六、九节由杨茜编写，第八、十一节由杨艳玲编写，第十节由石国凤编写。

本书的编写得到了各级领导、专家的关心和支持，在此表示衷心的感谢！由于康复护理学内容涉及面较广且还在不断发展中，加之编写经验和时间的限制，虽然主编和各位编者在编著过程中倾注了大量的心血，但书中难免有误或欠妥之处，敬请各位专家和广大师生提出宝贵意见，以便修订提高！

《康复护理学》编委会

2012 年 6 月

目　录

第一章 绪 论

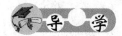 导 • 学

患者，男，56 岁，高血压病史。以"突发右侧肢体无力 2 小时"为主诉急诊入院神经内科，诊断为左侧基底节区脑出血，予以脱水降颅压、营养神经等对症处理。1 个月后，患者病情稳定出院。出院后患者因日常生活活动明显受限到康复医学科就诊。针对患者所存在功能障碍的性质和部位，康复医师拟定治疗方案：采用以物理治疗、作业治疗、言语治疗为主的功能训练，以保存患者残存的功能，最大限度地恢复其潜在的能力。

重点与难点

重点：康复、康复医学、康复护理的概念；康复护理对象及特点；康复护理学在医学体系中的地位与作用。

难点：康复护理学的概念、历史沿革与发展前景。

第一节 概 述

一、概念

（一）康复与康复医学

1. 康复（rehabilitation） rehabilitation 一词来源于中世纪的拉丁语，其中"re-"是"重新"的意思，"habilis"是"为人所期望"的意思，在当时是指失去了地位、特权和财产等而重新恢复的意思，后逐渐被赋予"经正规治疗使病残者恢复往日的自我和尊严"的意思。我国的香港地区译为"复康"，台湾称"复健"。

在现代医学领域中，康复的定义和内涵在不断演变。1942 年，在美国纽约召开的全美康复讨论会上给康复下了第一个定义："所谓康复，就是使残疾者最大限度地复原

其肉体、精神、社会、职业和经济的能力。"1969 年，世界卫生组织（WHO）医疗康复专家委员会对康复的定义是："康复是综合和协调地应用医学的、社会的、教育的和职业的措施对患者进行训练和再训练，以恢复其功能至最高可能的水平。"1981 年，WHO 重新给康复下了定义："康复是指应用各种有用的措施以减轻残疾的影响和使残疾人重返社会。康复不仅是指训练残疾人使其适应周围的环境，而且也指调整残疾人周围的环境和社会条件，以利于他们重返社会。"1994 年，著名康复专家 Hellendar 对康复的定义做了补充："康复应包括所有措施，以减少残疾的影响，使残疾者达到自立，成为社会的整体（回归社会），有较好的生活质量（quality of life，QOL），能实现其抱负。因此，康复不仅仅是对残疾人的训练，而且还应包括社会大系统所采取的各种措施，如对环境的改造与保障残疾者的人权。"康复主要是指身心功能、职业能力和社会生活能力的恢复。具体而言，康复是指综合、协调地应用医学的、教育的、社会的、职业的各种方法，使病、伤、残者（包括先天性残疾）已经丧失的功能尽快地、尽最大可能地得到恢复和重建，使他们在体格上、精神上、社会上和经济上的能力得到尽可能的恢复，重新走向生活，走向工作，走向社会。康复的含义包括四个方面：①采用综合措施。②以康复对象即残疾者和患者的功能障碍为核心。③强调功能训练、再训练。④以提高生活质量，重返社会为最终目的。

2. 康复医学（rehabilitation medicine）   康复医学是医学的一个重要分支，是为了康复的目的而研究有关功能障碍的预防、诊断、评价、治疗、训练和处理的一门医学学科。随着社会的进步和发展，现代医学模式的转变，疾病谱以及人口结构的变化，康复医学与预防医学、保健医学、临床医学共同构成了现代医学体系的四大支柱。康复医学研究的对象主要是由于损伤、疾病、先天发育缺陷、营养不良和老化而导致的功能障碍者，工作内容在于研究功能障碍的预防、残疾的发生本质、残疾所可能带来的影响及其对策。由于功能障碍可以是潜在的，也可以是现存的、可逆的或不可逆的；可以是在疾病之前出现、与疾病并存或是疾病的后遗症，所以康复医学实际上涉及临床各个学科，综合了临床各科的知识，尤其是物理医学和运动医学的内容。

（二）康复护理与康复护理学

1. 康复护理（rehabilitation nursing）   康复护理是根据总的康复治疗计划，围绕全面康复（躯体的、心理的、职业的和社会的）的目标，运用护理专业知识与技能，以及相关的康复技术，与其他康复专业人员共同协作，对致残性疾病或残疾者进行专门的护理工作和各种专门功能训练，以预防继发性残疾。康复护理是实现康复计划中的重要组成部分，并且贯穿于康复全过程，与预防、保健和临床护理共同组成全面护理。同时，康复护理作为一种概念和指导思想，必须渗透到整个护理系统，包括门诊、住院、出院、家庭、社区患者的护理计划中去。

2. 康复护理学（rehabilitation nursing science）   康复护理学是一门旨在研究病、伤、残者的康复的护理理论、知识和技能的科学。为了康复目的，康复护理学研究有关功能障碍的护理预防方法、评定和协助治疗、训练的护理措施等，在整个护理学体系中占有十分重要的位置。随着社会的进步和发展、现代医学模式的转变，疾病谱以及人口结构的变化，人们对生活质量的要求也相应提高，康复护理学的"提高功能、全面康复、重返社会"三大指导原则，正符合社会对护理学的要求。康复护理学已广泛应用于神经、精神、肿瘤、骨伤、内分泌等领域以及伤病的各个阶段，成为现代护理工作的重要组成部分。

二、康复护理的对象和范围

（一）对象

康复护理对象不同于一般护理对象，主要是残疾者、慢性病患者和某些年老体弱者，以及疾病或损伤急性期及恢复早期的患者。

1. 残疾者 据 WHO 统计，全世界目前约有占总人口 10% 的各种残疾者，每年以 1500 万人的速度递增。我国 1987 年的抽样调查表明，言语、智力、视力、肢体和精神残疾者占总人口的 4.9%，分布在 18% 的家庭中。2006 年，我国进行了第二次全国残疾人抽样调查，全国 31 个省、自治区、直辖市的调查数据表明，全国各类残疾人的总数为 8296 万人，占全国总人口的比例为 6.34%。各类残疾人的人数占残疾人总人数的比重分别是：视力残疾 1233 万人，占 14.86%；听力残疾 2004 万人，占 24.16%；言语残疾 127 万人，占 1.53%；肢体残疾 2412 万人，占 29.07%；智力残疾 554 万人，占 6.68%；精神残疾 614 万人，占 7.40%；多重残疾 1352 万人，占 16.30%。与 1987 年第一次调查结果相比，我国残疾人口总量增加，占总人口的比例上升，残疾类别结构发生改变。导致这些变化的因素有：①人口总量增加。②人口年龄结构老化。③残疾标准和残疾评定方法修订。④其他社会环境因素，如随着我国工业化和城镇化进程的加快，人口流动频繁，人们工作节奏加快以及生产安全事故、交通事故和环境污染等因素的影响，都不同程度地增加了残疾的风险。但是这一调查未包括慢性病、内脏疾病、老年退行性病所致的严重功能障碍者。由于标准的不同，国际社会公认全球残疾人比例约为全球总人口的 10%。康复治疗和护理是改善残疾者躯体、内脏、心理和精神状态的重要手段，也是预防残疾发生、发展的重要手段。

2. 慢性病患者 主要是指各种内脏疾病、神经系统疾病和运动系统疾病患者。这些患者往往由于疾病而减少身体活动，从而产生继发性功能衰退，如慢性支气管炎导致的肺气肿和全身有氧运动能力降低等。这些问题除了临床医疗之外，进行积极的康复治疗与护理，有助于改善患者的躯体和心理功能，减轻残疾程度，提高其独立生活能力。各系统器官的慢性疾病及早期处于"患病状态"的慢性病患者的活动能力受限，心理和精神均受到不同程度的影响，康复治疗和护理是改善此类患者功能状况的重要手段。

3. 老年病患者 老年人大多存在不同程度的退行性改变和功能障碍，为使老年病患者能参加力所能及的活动，需要康复医学及康复护理的帮助。2005 年全国人口抽样调查数据表明，我国 65 岁以上老人已经超过 1 亿，占全国总人口的 7.7%。我国正步入老龄化社会，因此老年人的康复是防治老年性疾病、保持身体健康的重要环节。

4. 疾病或损伤急性期及恢复早期患者 许多疾病和损伤需要早期开展康复治疗，

以促进原发性功能障碍的恢复，并防治继发性功能障碍。例如骨折后在石膏固定期进行肌肉的等长收缩运动，有利于骨折的愈合，预防肌肉萎缩，减少关节功能障碍。又如心肌梗死后的早期运动治疗，有助于减少并发症，维护心功能。

5. 亚健康人群 康复锻炼对于许多疾病或病态（morbidity）有预防和治疗的双重作用。合理的运动锻炼有利于提高组织对各种不良应激的适应性，预防疾病的发生。例如积极的有氧训练有利于降低血脂，控制血压，改善情绪，从而增强体质，减少心血管疾病的发生或延缓发展。

（二）范围

康复护理涉及临床各专科，强调康复整体护理，包括生理、心理、社会等方面，体现生物－心理－社会的医学模式。康复护理人员不仅要对患者进行必要的康复护理，还要对其家属进行康复教育。要求残疾、残障者本人，其家庭及所在社区，均参与康复计划的制定和实施。康复护理的早期介入，形成预防性康复护理，是一种重要的护理理念。康复护理人员24小时连续给患者进行康复护理，从预防、治疗到康复教育，扮演协调者、执行者、教育者的角色。

三、康复护理的特点

1. 高度重视心理护理 患者突然因伤病致残所造成的生活、工作和活动能力的障碍或功能丧失存在时间均较长，有时甚至是终身的，同时康复治疗效果不显著，住院时间长，患者容易产生悲观、绝望、急躁等不良的心理状态，甚至出现心理失调和人格偏差。康复护理人员要根据患者已经发生或可能发生的各种心理障碍和行为异常，及时地给予相应的心理支持，把心理康复作为全面康复的枢纽，并注意调动其家属与社会的力量共同帮助患者，抚平其心理创伤，消除其心理障碍，使患者树立生活的信心，积极主动配合各种康复护理措施和治疗，并能够克服功能障碍给生活、学习、工作带来的困难，坚持不懈地进行长期训练。

2. 变"被动护理"为"主动护理"，变"替代护理"为"自我护理" 一般护理对象在疾病期间可能有暂时性的影响其生活自理能力的情况，康复护理人员给予患者包括口腔护理、床上擦浴、翻身等以减轻病痛，促进患者尽快恢复健康的护理。由于患者处于接受照顾的被动状态下，称之为"替代护理"。而对于康复护理对象，由于各种功能障碍导致不同程度的、长期性生活自理能力下降，不能靠替代解决，而应该通过耐心的引导、鼓励和帮助使患者通过各种训练，发挥其残余功能和潜在能力，使其由被动地接受他人的护理变为自我照顾自己的主动护理，即所谓的"自我护理"，如进食、穿脱衣服和个人卫生等，恢复其自我生活能力，以适应新的生活，为重返社会创造条件。WHO指出："下个世纪，个体、家庭和社会在决定和满足其健康需求方面将扮演重要的角色，自我护理正成为一个发展的趋势。"自我护理理论不仅可以用于个人，而且可适用于家庭、集体或社会中，对于康复护理实践有着非常重要的指导意义。对于功能障碍者，其活动不能达到患病前的状态，但应通过康复治疗和康复训练，使他们获得可能达到的最大限度的自理能力。康复护理人员通过完全代偿、部分代偿、支持和教育等方法，帮助病、伤、残者克服自理方面的缺陷，从被动地终生依赖他人，转变到最大限度的生活自理。

3. 康复护理评定贯穿护理过程的始终　康复护理评定是通过一系列的标准对患者的功能障碍作出全面、系统的判断、评定和分析，可作为制定和调整相应的护理计划的依据。康复护理人员只有掌握了正确的评定方法，才能根据患者的情况设计康复护理目标，制定康复护理计划，评定康复护理的效果。康复护理评定是康复护理工作的重要内容，是康复护理的基础，一切康复护理工作都从初期评定开始至末期评定结束，即评定贯穿于康复护理的整个过程。

4. 功能训练贯穿康复护理的始终　保存和恢复康复护理对象的机体功能，是康复整体护理的核心，也是康复护理的关键。早期介入功能训练，可改善患者的肢体运动功能，预防残疾的发生、发展以及继发性残疾，并能减少病后抑郁状态的发生。后期的功能训练可最大限度地保存和恢复患者机体的功能。康复护理人员应全面评估患者残存功能，在总体康复治疗计划下，结合护理工作特点，指导和督促患者坚持不懈、持之以恒地进行康复功能训练，从而促进功能早日恢复。

5. 积极发挥桥梁作用　康复护理人员是康复团队中与患者接触机会和时间最多的康复专业人员，不仅要配合和协调安排好各种康复治疗的时间、内容和顺序，保证康复治疗的正常进行，而且还要努力促进患者之间良好的人际关系，形成互相关心、互相帮助、互相鼓励的好风气，并努力争取家属和单位的配合，从精神上、生活上多给残疾者或患者以安慰，使他们能积极主动配合康复治疗和护理。

四、康复护理的工作内容

康复护理工作的主要内容包括：①为病、伤残者的全面康复提供良好的环境及有益的活动。②创造和利用各种条件，将功能训练内容与日常生活活动相结合，提高患者的生活自理能力。③督促康复对象自我管理，避免并发症和继发残疾。④协调康复治疗计划实施过程中出现的问题。⑤指导、训练并教会他们如何从被动地接受他人的照料，过渡为自我照顾日常生活。⑥研究各种功能障碍康复的机制和条件，评定患者的残疾状况和功能缺失状态，研究康复护理的方法和常见病患者的康复护理等。从入院到出院全过程中的护理工作内容为：

（一）入院准备阶段

入院准备阶段的护理工作主要是病房准备和病室选择。
1. 病房准备　尽可能选择与患者功能障碍相适应的病房设施。
2. 病室选择　选择病室要考虑患者残疾程度及使用辅助设施的需求。

（二）住院阶段

1. 与患者及家属面谈　目的主要是掌握患者的整体情况，通过与患者的交谈，使患者正确理解并积极参与康复。因此，在进行"护－患"交谈时，除自我介绍、病房环境设施介绍、病房各项制度介绍等常规的内容以外，重点应向患者及家属了解患者受伤或发病情况、以往治疗经过、目前健康状况、日常生活活动能力的改变、心理状态、入院目的与希望等。

2. 康复护理评定 在整个康复护理流程中，康复护理评定是重要的环节，贯穿于康复护理的始终。康复护理评定包括患者功能评定、康复护理质量评价及护理工作成本效益的评估，并认真记录其他专业的意见和措施，以便全面掌握患者的康复情况，及时修改康复护理计划。

3. 病房内的康复护理训练 在病房内的康复护理训练目的主要是继续加强患者的功能锻炼，预防二次损伤，如指导患者日常生活活动训练、简单的运动疗法训练、简单的言语训练、心理治疗和社会工作等。

4. 积极预防并发症 应特别注意预防各种并发症的发生，如压疮、泌尿系感染、肺部感染、关节挛缩、体位性低血压、神经源性膀胱和其他排尿功能障碍等。

5. 做好心理护理 心理护理工作贯穿于康复护理的全过程。

（三）出院准备阶段

1. 康复教育 主要内容包括：皮肤的管理、各种感染的预防、排尿和排便的管理、残存肌力的训练、功能障碍部位关节的保护、各种矫形器的保管方法、营养知识的指导、安全问题的管理等。康复教育的方法可以由康复护理人员根据患者的需求灵活掌握，组织患者集体听课、看录像或个案咨询，以家庭为单位的小讲课及示范都是行之有效的方法。

2. 试回归家庭的指导 试回归家庭的指导是对患者参与家庭、社会生活实践的检验，对住院的康复患者，出院前应让患者先回归家庭生活一段短的时间，以观察其康复后的实际效果，并将存在的问题带回，以便调整出院后的康复计划，最终为患者出院做好充分准备，尽量减少回归家庭和社会的障碍。

（四）出院阶段

1. 指导出院后康复护理计划的实施 出院指导是康复护理工作的延续。患者出院时，康复护理人员要为患者及家属制定继续训练的目标与实施方法，以及患者自我健康管理的具体措施。

2. 全面评价康复护理目标执行情况 患者出院时，康复护理人员要根据其康复效果对患者在院期间康复护理目标、护理措施进行评价，不断提高康复护理工作的质量。

3. 促进患者回归社会 康复护理人员应当与社会工作者交换情况，全面反映患者训练效果。并根据患者实际情况，提出困难和要求供社会工作者参考。配合社会工作者，将患者回归家庭和社会时存在的住房、房屋改造、经济、工作、学习等方面的困难和要求向有关部门反映。

第二节　康复护理学历史沿革

一、产生与发展

（一）古代康复护理学

康复护理学的发展离不开康复医学的发展。远在 2000 多年前我国就已经存在简单的康复治疗，也就有了康复医疗，而且一直是医、药、护并存。现存最早的医学著作《黄帝内经·素问》中记载用针灸、导引、按摩、热熨、饮食、体育等治疗瘫痪、麻木、肌肉挛缩等病症的康复方法。汉末名医华佗编写的"五禽戏"，既能防病健身，又能促使患者康复，影响甚远。在西方，古罗马和古希腊也有关于运动治病的记载，他们曾用体操、散步、文娱疗法、工作疗法等治疗躯体和精神疾病，这是最早的作业疗法，同时也采用电疗、水疗、光疗等治疗身心疾病而形成了物理疗法。

（二）现代康复护理学

现代康复护理学的发展历史可以追溯到南丁格尔时代，早在 1859 年南丁格尔所著的《护理注意事项：该做什么和不该做什么》一文中提到允许患者自我护理是重要的护理干预措施。任何学科的产生和发展都源于社会的需要，康复护理学也不例外。20世纪是现代康复医学形成和发展的时期，两次世界大战，尤其是第二次世界大战，大批伤病员的出现，促进了现代康复医学和康复护理学的产生和发展。英、美等国把战争时期的康复经验运用到和平时期，成立了许多康复中心。1922 年，成立了国际康复医学委员会（the medical commission of rehabilitation international，CRI），于 1969 年更名为康复国际（rehabilitation international，RI）。1938 年，由 Keit Hauster 等大力提倡的早期起床活动被认为是 20 世纪医学实践重大变革之一。1947 年，美国成立了"美国物理医学与康复委员会"（the American board of physical medicine and rehabilitation），确立了现代康复医学的学科地位。1952 年，成立了"国际物理医学与康复联盟"（the international federation of physical medicine and rehabilitation，IFPMR）。1960 年，在意大利召开了首届世界康复医学大会。随后，许多国家相继建立了康复医学（物理医学与康复专科）。1969 年，成立了"国际康复医学学会"（the international rehabilitation medicine association，IRMA），并于 1970 年在意大利召开了第一次会议，标志着康复医学学科的成熟。康复的概念也有了新的发展，当今被认为是现代康复医学之父的美国医学家 Howard A. Rusk，提出了全面康复的概念，认为康复治疗应针对整个人，包括身体、精神、职业与社会，他提倡术后早期离床活动，同时采用医疗体操、功能训练、作业疗法、心理治疗、语言矫正、假肢、矫形支具装配等综合措施。这些治疗大大提高了康复的疗效，使康复医学开始成为一门独立的医学学科。

1976 年，WHO 提出了一种新的、有效的、经济的康复途径——社区康复（community – based rehabilitation，CBR），它顺应全球残疾人的康复需求，更好地满足发展中国家残疾人的迫切需求。1982 年，WHO 在斯里兰卡首都科伦坡召开了"社区康复国际研讨会"，会上阐明了全球残疾人所面临的康复现状，肯定了《在社区中训练残疾人》一书对社区康复的指导意义，有力地推动了社区康复在全球的实施。1997 年，"国际康复医学学会"、"国际物理医学与康复联盟"合并组成"国际物理医学与康复医学会"（international society of physical and rehabilitation medicine，ISPRM）。

20 世纪 80 年代，我国在引入康复医学的同时，康复护理也随之产生。近年来，随着交通事故和其他意外事故的增加及人口的老龄化，康复护理工作的需求也随之增加。我国先后成立了荣军疗养院、荣军康复院，各地区也成立了疗养院、福利院、盲人学校、聋哑学校以及残疾人工厂，为残疾人提供了康复治疗和工作学习的一系列场所。1983 年，我国成立了"中国康复医学研究会"，1988 年更名为"中国康复医学会"。1983 年，卫生部要求有条件的医学院校开设康复医学课程，同时在我国许多地区纷纷成立了多种形式的康复机构。康复医疗已成为常规治疗，出现了专科化趋势，形成骨科、神经科、心脏病、老年病等康复医学分支，并大力倡导和推广社区康复。康复护理学与康复医学密不可分，康复护理学伴随康复医学的发展而发展。我国的康复护理事业在中国残疾人联合会的领导下，于 1987 年 6 月正式成立了中国康复护理研究会（后改名为中国康复护理专业委员会），为我国普及和提高护理教育起到了极大的推动作用。1997 年，中国康复护理学会的成立标志着我国康复护理进入了一个新的阶段。康复护理学是护理学专业中的一个新的领域，近年来逐渐被社会和人们所重视。随着康复事业的发展，康复护理也正从整个护理领域中脱颖而出，并逐渐形成独立的专业体系，而康复护理学的建立和发展必将促进康复医学的发展。

二、现状与前景

（一）现状

随着现代医学和科技的进步及我国老龄化时代的到来，康复护理学在康复护理基础理论、康复护理方法和手段、人文关怀、心理康复护理等方面取得了较快的发展和令人瞩目的成就，越来越受到人们的重视。不仅综合医院相继组建了康复科，区、县、街道、厂矿、学校等社区康复也以惊人的速度向前推进。2002 年 12 月，《护理与康复》杂志于杭州创刊，进一步开辟了康复护理学学术交流与沟通的园地。2006 年 6 月，《中国残疾人事业"十一五"发展纲要》明确规定我国残疾人事业的总目标和指导原则是坚持以邓小平理论和"三个代表"重要思想为指导，坚持以人为本和全面、协调、可持续的科学发展观，紧紧围绕全面建设小康社会的奋斗目标，进一步缩小残疾人生活状况与社会平均水平的差距，改善残疾人平等参与社会生活的物质条件和社会环境。

近年来，康复概念渗入到临床各科护理工作中，康复护理已成为社区护理的重要工作内容之一，康复护理的科研工作也正在逐步开展。当前，康复护理除了对创伤患者残存生理功能的康复外，随着疾病谱的变化，已经扩大到肿瘤、精神病及慢性病患者的康复治疗和护理。其次，康复护理人员对临床康复护理理论和实践进行深入研究，使人们认识到康复护理在患者治疗过程中的重要性，"预防残疾为主"的观念已经深入临床各个学科，并渗透到创伤和疾病恢复的整个过程，促进了临床康复护理水平和科研的提高。第三，对患者心理障碍的康复也引起了护理界的关注，为使患者能以良好的心理状态重返社会，康复护理人员不断加大了心理康复护理的比重。第四，由于科学技术的发展，康复技术的提高和康复仪器的更新，康复护理的进步，患者回归社会的目标已成为可能和现实，这提高了康复护理在社会中的地位。第五，许多护理院校开设了康复护理学课程，对现有康复护理人员进行各种形式的康复医学及护理知识的培训，扩大了康复护理人员的队伍并逐渐形成康复护理梯队。

（二）前景

康复护理学是一门新兴的学科，而人类对健康的需求越来越迫切，对康复护理学的要求也更高，这为康复护理学的发展提供了更广阔的空间。

1. 康复护理学将渗入临床各科 康复护理学已广泛应用于神经、精神、肿瘤、骨伤、内分泌等领域以及伤病的各个阶段，成为现代护理工作的重要组成部分。这就要求康复护理人员在临床工作中，贯彻康复护理理念，遵循整体护理观念，提高患者功能水平，促进患者早日康复。

2. 康复护理工作范围明显扩展 康复护理工作不仅在医院、康复中心、康复机构进行，还在养老院、疗养院、基层单位、家庭、社区广泛开展，而且社区将是重要的实施康复的场所之一。

3. 中国传统康复护理与现代康复护理相结合 将中国传统康复护理同现代康复护理相结合，创建具有中国特色的康复护理，是促进我国康复护理事业发展的重要措施。我国传统的中医康复治疗方法，如针灸、推拿、气功、中药等与现代康复治疗方法相结合，疗效更突出，扩大了我国康复护理的内容和范畴。

4. 培养较高层次的康复护理梯队 康复护理人员不仅要有临床护理人员的基础理论和实践经验，还要有康复医学及康复护理学的理论知识和技能，这就要求培养较高层次的康复护理人员，进行规范化培训、各种形式的在职继续教育，以及重点培养康复护理学科建设和教育骨干力量及管理人才，这将加速康复护理学的发展。

康复护理学有着美好的发展前景，但目前还存在不少的问题。为此，许多专家呼吁：今后应将康复护理作为人才培养的必修课，在临床护理中规范操作和评估体系，开发岗前培训、继续教育等，为临床康复护理人员提供自由学习机会和多样的学习方式；成立中国专科护士组织，建立考核中心等；同时，将现代康复理论知识、技能与中国传统康复理论知识、技能相结合，创建中国特色的康复护理，使康复护理国际化，促进康复护理事业的发展。

三、迅速发展的原因

康复护理学的发展是社会、经济、文化发展的必然结果。随着社会经济的发展和科学技术的不断提高，人们对生活质量的要求也相应提高，即在治好病的同时，要有较高的生活质量及在社会上仍能发挥应有的作用。

1. 社会经济的发展和科学技术的进步　在医学和护理学取得巨大进步的今天，各种传染病已得到基本控制，慢性病已成为医疗的重要问题。随着医学科学技术水平的不断提高，大部分急重症患者经抢救得以生存，他们的功能恢复和生活质量的提高，依赖于康复医学和康复护理学。如心肌梗死患者，参加康复治疗和康复护理者的死亡率比不参加者低 36.8%。在脑卒中存活的患者中，90% 的患者经过积极的康复治疗及护理能重新步行和生活自理。在创伤方面，以截瘫为例，1950 年前后患者只能存活 2.9～5.9 年，随着康复医学与护理的发展，1976 年已经有 53% 的截瘫患者能重返工作和学习岗位，至 1980 年已增长到 83% 左右，这部分患者不仅没有成为社会及家庭的负担，还以不同方式继续为社会作出贡献。这也是康复医学和康复护理学能变消极因素为积极因素而日益受到社会重视的原因之一。

2. 社会和患者的迫切需要　随着经济和生活水平的日益提高，人们对康复护理的需求更加迫切：①人口平均寿命延长，老年人的比例明显增高，而 60% 老年人患有老年病和慢性病，如心肌梗死、脑卒中、癌症等，身体障碍与年龄老化成正比，因此迫切需要康复护理。②工业与交通日益发达，工伤和交通事故致残人数比以往明显增多，这部分残疾者同样迫切需要康复护理。③文体活动日益发展，特别是体操、摔跤、杂技、拳击、赛车等危险性较大的运动项目，无论是在训练中还是在比赛过程中，随时都有受伤致残的危险，同样需要康复护理为他们的将来作出贡献，使他们残而不废。

3. 应付巨大自然灾害和战争　目前人类还不能完全控制自然灾害和战争，它们给人类所造成的伤残是严重的，而且也是大量的。是否积极进行康复护理，其结局大不一样，这也是必须重视发展康复护理的主要原因之一。

第三节　康复护理学在医学体系中的地位与作用

一、康复护理学与临床护理学

康复护理学与临床护理学都是护理学领域的分支学科，护理理论方面有着共同的护理理念和不同的学科研究方向，从不同角度体现对人的生物、心理、社会整体性的高度重视。二者在护理实践方面既有共同的基础内容，又有两个学科特殊的护理技术。

康复护理与临床护理的关系非常密切，康复护理不是临床护理的延续和重复，而应与临床护理同步进行。临床护理人员应具有康复观念并掌握康复护理的知识，因为护理人员遍布临床各科，是患者身边最直接的照顾者和帮助者。护理人员只有掌握了康复的基本技术，才能使康复在临床早期介入，使患者的功能问题能够得到尽早的关注，及时发现和预防功能障碍以及防止因病致残，为临床护理更好地解决患者的身心和社会方面的健康问题提供了更为宽广的思路和方法。

（一）康复护理与临床护理的区别

1. 护理对象　康复护理的对象主要是老年病、慢性病和伤残患者，他们存在着各种功能障碍，康复护理人员的任务是执行康复治疗小组制定的康复治疗和训练计划，以全面康复的观念和康复护理技术协助患者恢复身心和社会功能；临床护理的对象是临床疾病患者，临床护理人员的任务是执行医嘱，以整体护理的理论和程序帮助患者解决各种身心健康问题。

2. 护理目的　康复护理首先要完成与一般护理相同的目的，使患者减轻病痛和促进健康，还要在临床护理的基础上，通过各种康复护理的技术和方法，充分挖掘患者的潜能，从护理的角度去帮助患者预防残疾，减轻残疾程度，最大限度地恢复其生活和活动能力，早日回归家庭，重返社会。而临床护理主要是针对病因，消除致病因素，治疗护理原发病，增进和恢复健康。

3. 护理模式　康复患者存在不同程度的功能障碍，常影响日常生活活动能力和就业能力，所以康复护理强调患者积极主动的参与功能训练和日常生活活动，由被动地接受护理转变为主动地自我护理，使患者能够部分或全部地照顾自己，以利于重新适应生活，是一种"自我护理、主动参与"的模式，康复护理人员所起的作用主要是监督和指导，必要时给予适当的帮助。临床护理中的基础护理，往往是采取替代护理的方法照顾患者，患者处于接受照顾的被动状态，是一种"替代护理"的模式。

4. 护理技术　康复护理技术是基于临床护理的，所不同的是康复护理要在护理过程中体现和实施康复的观念和目标。例如脑卒中急性期肢体瘫痪或痉挛患者的体位问题，在临床护理中主要考虑的是压疮的预防，强调卧床患者每两小时更换体位一次；而按照康复的观念，在此基础上还要考虑让患者的肢体处于一种抗痉挛体位，有针对性地预防各种并发症，如患手肿胀、患肩疼痛、肩关节半脱位、患足下垂等一系列预防性康复要解决的问题。

5. 专业技能　康复护理学科理论和技术有其特殊性，包括了体位转移、日常生活活动训练、语言训练、假肢矫形器和辅助器具的使用训练与指导等一系列专业技术，是康复护理人员应当掌握的技术。护理人员 24 小时在患者的身边，可以按照患者的康复计划，将治疗方案在病房中继续，将患者的康复目标在其日常生活中体现，使整个康复的效果达到最佳。

6. 病房管理　康复病房不仅是治疗疾病的场所，也是进行某些功能训练的地方，对设施和环境的要求与一般病房略有区别。要求各种设施为无障碍设施，以适应残疾者的需要；应尽可能减少患者卧床时间，鼓励患者多活动，或进行力所能及的工作，使患者认识到自己的生存价值；尽量放宽陪伴和探视制度，以便家属掌握功能训练技术，能够在日常生活中协助患者进行功能训练。

（二）康复护理与临床护理的联系

1. 以临床护理为基础 康复护理首先应完成基础护理、执行医嘱和观察病情等基本工作内容。且康复护理技术是基于临床护理的，如卧床患者的体位摆放与变换、压疮的预防、各种留置导管的护理、冷热敷疗法等，本身就是临床护理的内容，所不同的是康复护理要在临床护理的基础上，密切观察残疾的动态变化以及康复医疗的效果，及时向康复医生反映，通过各种康复护理的技术与方法，达到使患者的残余功能和能力得到最大限度恢复的康复目标。

2. 贯穿临床护理始终 康复护理必须主动介入临床护理，贯穿临床护理始终。要通过各种方法，把康复护理的观念、技术传递给临床，临床护理人员才能在执行医嘱的过程中，贯彻康复的功能观，使患者的功能问题能够得到尽早的关注，这对及时发现和预防功能障碍以及防止因病致残具有重要意义。

3. 共同组成康复小组 康复是多专业、跨学科的协作，临床与康复医务人员共同组成康复小组，对于患者整体功能的康复起着重要的作用。患者的需要决定小组组成，成员包括医师、康复护理人员、物理治疗师、作业治疗师、言语治疗师、娱乐治疗师、社会工作者、职业咨询师、心理学家以及患者，患者是康复小组最重要的成员，是制定康复计划和目标的积极参与者。康复护理人员作为康复小组中不可缺少的成员，往往在小组成员内部起着协调者的作用，同小组其他成员一起对具体的功能问题进行跨学科性协作，帮助患者达到康复目标。

二、康复护理学与康复医学

（一）康复医学的组成

康复医学是医学的一个分支，是具有基础理论、评定方法及治疗技术的独特医学学科，包括康复预防、康复评定和康复治疗等。

1. 康复预防 预防病、伤、残、障的发生，包括三级预防：

（1）一级预防：是为减少各种疾病及损伤的发生。所采取的措施包括：健康教育，优生优育，加强产前检查、孕期及围产期保健，预防接种，防治老年病、慢性病，防止意外事故，注意精神卫生等。

（2）二级预防：是防止伤病成为残疾。二级预防对于医务工作者相当重要，因伤病后很多二次损伤发生在医院，应加以预防。如怎样正确搬动骨折及脊柱损伤的患者而防止损伤神经及脊髓；怎样避免因搬动脑出血患者而加重出血；疾病的早期发现、早期治疗（如适当的药物治疗、基本的手术治疗）等。

（3）三级预防：是防止残疾转化为残障。所采取的措施包括：康复治疗、教育康复、职业康复和社会康复。

2. 康复评定（rehabilitation evaluation） 是指在康复领域中，为制定康复目标而收集、分析所有必要的检查结果及资料的过程。康复评定是康复治疗的基础，没有评定就无法规划治疗、评价治疗。康复评定主要分为躯体功能评定、心理功能评定、言语功能评定和社会功能评定等。

3. 康复治疗　是根据康复评定的结果，规划、设计康复治疗方案，而完整的康复治疗方案，应以功能训练为核心，有机、协调地运用各种治疗手段。在康复治疗方案中常用的治疗方法有：

（1）物理治疗（physical therapy，PT）：应用自然界和人工的各种物理因子作用于机体，以达到治疗和预防疾病的目的，称为物理治疗。包括各种主动或被动的运动医学方法、按摩、牵引、机械设备训练等力学因子和利用电、声、光、热、磁、水疗等其他物理因子治疗和预防疾病的方法，是康复治疗中最主要和应用最广泛的方法。

（2）作业治疗（occupational therapy，OT）：是指为恢复患者功能，有目的、有针对性地从日常生活活动、生产劳动、认知活动中选择一些作业对患者进行训练，以缓解症状和改善功能的一种治疗方法。主要包括日常生活活动能力训练和职业能力的训练。其目的不仅在于改善肢体运动功能，增进精细动作的活动能力，还在于提高残疾者恢复合适职业、参与社会生活所必需的能力。

（3）言语治疗（speech therapy，ST）：即对言语功能障碍者，包括因听觉障碍、构音器官异常、中枢神经损伤所引起的失语症、口吃等进行治疗，尽可能恢复其听、说、读的能力。

（4）康复工程：主要是借助医学工程手段，以矫形支具或辅助器具来补偿、矫正残疾人功能的缺陷，增强残存的功能，包括材料设计和制作、专门的辅导和训练等，发挥其潜在的能力，是康复工作的重要措施之一。

（5）传统疗法：中国传统医学是中华文化的重要组成部分，其中的针灸、按摩、气功以及各种类型的传统锻炼方法，被广泛应用到康复医学中，并起到不可替代的作用。

（6）心理治疗：对认知、情绪和行为有异常的残疾者需进行心理治疗，改善患者存在的各种心理障碍，使其能正确对待自己的残疾，树立积极参与治疗和训练的信心。

（7）文娱疗法：组织患者参加各种文娱活动，如琴、棋、书、画和欣赏音乐、观看电影，适当安排患者参加户外活动等，以调整患者的身心状态，促进其重返社会生活。

4. 康复护理　根据总的康复计划，在对残疾者的护理工作中，通过体位护理、心理支持、膀胱护理、肠道护理、辅助器具使用指导等，促进残疾者的全面康复，预防继发性残疾。

（二）康复护理学与康复医学的关系

1. 康复护理学是康复医学的重要组成部分　康复护理学是在总的康复医疗计划实施过程中，为达到躯体的、精神的、社会的和职业的全面康复目标，与其他康复专业人员共同协作，对残疾者和伤病者进行适合康复医学要求的专门护理和各种专门的功能训练，以预防继发性残疾或减轻残疾程度，达到最大限度的康复并使之重返社会，康复护理学是康复医学的重要组成部分。

2. 康复护理人员起着其他康复专业人员起不到的作用 康复护理人员是康复工作的主要成员之一，而且康复护理着眼于整体护理，24 小时密切接触患者的康复护理人员可连续地对患者进行康复护理，将康复治疗计划贯彻到患者的日常生活中去，提高康复治疗效果，起到其他专业人员起不到的作用。

3. 康复护理学的发展将促进康复医学的发展 随着医学科学的进步，许多身患重病、生命垂危的患者得到及时的救治，保存了生命，但往往遗留各种功能障碍，不仅给患者本人带来痛苦，还给家庭、社会增添负担。如果临床护理人员掌握康复护理学的技术，将预防性康复护理的思想渗透到各个临床科室，将会降低疾病致残率，提高功能障碍者的生活质量，减轻社会和家庭的负担。同时，康复护理学技术在临床科室的广泛使用也会促进康复护理学学科自身的成熟进步，从而促进康复医学的发展。

三、康复护理人员角色

1. 照顾提供者（care–giver） 康复护理人员不仅提供给残障者、伤病者、老年人一切所需的日常生活、活动照顾，实行预防性康复照顾，还要根据康复治疗计划，发现护理问题，拟定护理计划，实施护理措施，防范其他并发症。

2. 健康教育者（educator） 身体伤残将使患者面临许多问题，如能否康复，是否还可以工作，各种治疗的目的和注意事项等。健康教育将贯穿康复过程的始终，康复护理人员要根据患者的具体情况提供有针对性的健康教育，教育对象包括了患者家属和亲属。

3. 督促康复治疗的继续执行者（manager） 在康复治疗过程中，根据患者病情需要，其他专业康复人员如物理治疗师、言语治疗师、职业咨询师等将陆续为患者提供服务，但这些治疗都有时间的限制，少则半小时，多则 1 小时，而康复护理人员 24 小时密切与患者接触，在治疗时间之外的康复训练，则由康复护理人员督导，将康复的理念贯彻到患者的日常生活中去。

4. 康复治疗的观察者、协调者（coordinator） 康复护理人员密切观察患者在治疗过程中的健康问题及对各种治疗的反应，同时要经常与医师、其他康复工作人员联系，讨论康复计划的执行，协调解决方法，是康复工作组的灵魂人物。若患者有社会、经济、家庭、职业、心理等方面的问题，康复护理人员有责任与患者单位、社区、心理治疗师联系，并为其提供帮助。

5. 早期康复的执行者（partner） 患者入院接触最早的工作人员是康复护理人员，执行护理措施时应具有康复的观念，如导尿时严格按操作规程消毒，预防感染；昏迷患者正确放置体位，防止影响功能；长期留置导尿患者的膀胱功能训练等，避免并发症和继发性功能障碍。

6. 出院时患者与家属的咨询者（consultant） 出院前康复护理人员要根据患者的具体需求提供有针对性咨询指导，如门诊复查时间、药物的使用、家庭环境改造、社区资源的利用、饮食起居及就业指导等。结合患者的功能状态进行详细周到的解答，使患者和家属能安心返家。

第四节 康复护理与人文

人文"humanity"，含有人道或仁慈、人性、人类几层意思，强调以人为中心，重视人生幸福与人生责任。在我国，"人文"一词最早出现在《易经》中贲卦的彖词："刚柔交错，天文也。文明以止，人文也。观乎天文以察时变；观乎人文以化成天下。"宋程颐《伊川易传》卷二释作："天文，天之理也；人文，人之道也……人文，人理之伦序，观人文以教化天下，天下成其礼俗，乃圣人用贲之道也。"广义地讲，人文是人类自己创造出来的文化。《辞海》对人文一词的解释是："人文是指人类社会的各种文化现象。"

1980 年，美国护理学会将护理定义为："护理是诊断和处理人类对现在的或潜在的健康问题的反应。"其护理定义的人文属性表现在，护理学是在人文科学、自然科学理论指导下的一门综合性科学。康复护理学是建立在基础护理学、临床护理学和人文社会科学基础上的一门新兴学科，是护理学知识体系的重要组成部分。康复护理所涉及的人文主要包括医学伦理、医学美学、护理礼仪、法律等方面。

一、康复护理与伦理

康复护理的目标是帮助患者最大限度地恢复功能，减轻障碍，早日重返社会。但在康复护理中护理人员会遇到一些伦理问题，如怎样与患者建立融洽的关系，在对患者的康复护理中如何权衡利害得失，如何保护患者的自主权，如何与其他医护人员、治疗师沟通，如何帮助患者减少依赖性而能主动参与康复，如何公正分配护理保健资源等。对于这些伦理问题，护理人员应遵循护理伦理的基本原则，即不伤害原则、行善原则、尊重原则与公正原则。

1. 不伤害原则 系指不使患者的身体、心灵或精神受到伤害，包括不可杀害在内。简单地说，就是避免对患者造成心理或生理上的伤害。这就要求护理人员在康复护理中不做伤害患者的事、不对患者（特别是无能力保护自己的患者）施加伤害、不将患者置于可能受伤害的环境及危险情况中。在康复护理中，护理人员可能对患者造成伤害的情况不少，如护理人员的康复护理知识和技能水平低；不与言语障碍的患者进行有效的沟通而强迫患者接受某项检查或康复治疗；不适当地限制约束患者等。因此，护理人员在康复护理中应权衡怎样做才符合不伤害原则。

2. 行善原则 系指护理人员的心地要仁慈、善良，行为要对患者有利。此原则看似简单，却不易执行，因为利益与伤害经常交织在一起。仔细评估、分析利益与伤害之后的净额，然后慎重地作出伦理决策，避免因决策错误造成对患者的伤害。护理人员在运用行善原则时，亦应注意如何使行善远超过对第三者的伤害。

3. 尊重原则 系指是道德上不能干涉他人在追求其价值目标中的信仰和行动，除非对他人造成伤害，体现的是对自主的人和其自主性的尊重。需要明确的是，自主的权利是任何人都具有的，而患者只是因为疾病或其他原因，使得自主性受到限制，所以护理人员在进行护理、治疗前，均应尊重患者的自我选择与付诸行动的权利，将护理、治疗等有关的资料提供给患者（如护理、治疗的目的、益处、可能出现的并发症和危险等），让患者了解护理、治疗等有关的内容，最终让患者自己做决定，也称为知情同意。当然，知情同意只是尊重自主的患者的一种手段，并不代表患者可以随心所欲，没有限制。因为，患者的自主性准确地说是患者自由地自我管理的本质和能力，从理论上说，它只能适用于能够作出理性决定的人。

4. 公正原则　在医疗照顾上，公正原则系指基于正义和公道，以公平合理的处世态度来对待患者与有关的第三者。此处所指的第三者是指患者的家属、其他患者以及直接或间接接受影响的社会大众。公正原则主要应用于三大方面，即报偿性公正、程序性公正以及分配性公正。

二、康复护理与美学

护理美感的体现孕育于护理实践之中，康复护理工作的实施过程，也是进行护理审美活动、感受护理中所蕴含着的美的过程。康复护理人员的多角色性尤为突出，其不但是康复措施的具体执行者，病情及残疾状况的观察者，也是康复医师及其他专业的密切合作者。其职责是力求使患者达到形体美、功能美、心理美、社会适应能力美的重新组合，使患者在愉悦、美好精神状态中重新参加社会生活，提高生命质量。

（一）康复护理工作的审美意义

1. 实施康复护理维护人体美　人体美是以人的健康为基础的。康复护理的对象，因伤病而引起某种缺陷，有时其缺陷还可能进一步发展成残疾，从而影响人的形态美和功能美。现代康复护理的宗旨与维护人体美这一审美目标紧密相连，如护理人员对伤残者实行各种康复护理，进行正确的良肢位摆放，防止足下垂的发生，以维持足部的功能与形态美；帮助患者进行功能障碍肢体的被动和主动运动，以预防肌肉萎缩和关节变形、僵硬、挛缩等并发症，减轻疾病对人体美的影响。

2. 全面维护人的心身健美　健康完美的人体常指躯体和精神的平衡和统一。当机体遭受创伤造成残疾时，伤残者的心理压力和精神上的痛苦甚至超过躯体上的伤痛。康复护理就是通过综合地、协调地采用医学的、社会的、教育的、职业的等措施对残疾者进行训练，减轻致残因素造成的不良后果，以尽量提高患者的活动功能，改善患者的生活自理能力，根据患者情况尽可能重新参加社会活动，从而使机体功能最大限度康复的同时恢复心理状态的平衡。另外，根据残疾者的特定的心理阶段和不同的心理反应，做好有针对性的心理护理，采取循序诱导的方法，使患者在心理上做好适应现状的准备，重新树立独立生活的信心。

（二）康复护理工作中的审美活动

1. 贯彻护理审美的整体性原则　任何美的人体都是"和谐统一的整体"，它不仅要求构成人体美的各要素之间应和谐统一，而且在局部与整体、躯体与心理以及机体与环境等对应关系上都应是和谐的。康复护理将美学的整体性原则贯穿于每一个康复对象的护理过程中，以维护人体的整体统一。如康复护理人员指导患者选择感兴趣的，对其身体、心理和社会功能起到一定帮助且适合患者个体的康复训练，让患者自觉参加。同时为患者提供必要的帮助和指导，并考虑到患者的文化背景、生活和工作条件等因素的影响。通过调整患者的精神和心理活动，在心理上增强其独立感，对生活建立信心。通过集体和社会性活动，培养患者参与社会和重返社会的意识，克服功能障碍，增强体力、耐力、平衡能力、精细动作的准确性和生活自理能力等。康复护理审美的整体性原则还体现在对患者进行多学科的综合治疗护理之中。康复患者常常需要接受物理治疗、作业治疗、言语治疗、心理治疗、支具装配等多种康复治疗和训练，由此产生了由医师主持的多学科的治疗师和康复护理人员组成的康复治疗组，康复治疗组通过制定康复计划、分工协作完成康复治疗、功能训练、护理教育等。康复护理人员是保证专业组统一的协调者，在密切康复专业人员和患者之间的关系中起着桥梁作用，促进康复专业小组更有效地发挥整体作用，提高康复效果。

2. 增强患者的自我护理能力，促进自理 康复护理的对象都有不同程度的、长期影响生活自理的问题，有的甚至影响患者终身。康复护理就是引导、鼓励和帮助伤残患者根据自身能力做到最大限度的自理，如就餐、穿脱衣服、个人卫生等，从而恢复个体生活自理的信心和能力。在促进患者的自我护理过程中，可以使用美国护理专家 Orem 博士所提出的自我护理理论，通过评估患者的自理能力，然后采取相应的护理手段护理患者，如为护理对象提供的帮助是支持性的还是教育性的，是部分补偿还是全部补偿。康复护理的功能美要求从"替他做"到"帮助他做"，甚至"他自己做"。对于那些生活基本能够自理者，康复护理功能美的要求则是使肢体、脏器的功能接近或达到正常水平。总之，通过锻炼增强患者的自我护理能力，以增加个体的生活生存能力，并减轻个人和家庭的经济负担。

3. 加强对残疾者的心理健康教育 伤残者一般会出现震惊、否认、抑郁、对抗自立、承认和适应等心理反应阶段。康复护理人员应针对患者不同的心理变化和活动状态，采取相应的心理护理措施，使其建立新的心理平衡，这也是实施一切治疗和护理计划的前提。如对处于震惊、否认、抑郁反应阶段的患者，多采取关心、体贴和适时的心理疏导法，使患者能够逐渐接受现实，并以积极主动的态度去征服伤残。对处于对抗自立阶段的患者，由于他们依赖心理重，遇事要让康复护理人员及照料者替他做，不愿出院，没有勇气带着伤残去面对生活，缺乏积极独立生活的心理准备。康复护理人员可以为患者提供具体的生活技能的指导与训练，促进自理，鼓励患者树立自己照料自己的信心。此外，还可以组织一些乐观开朗的伤残人员与患者交往，使患者与患者之间进行信息交流和相互支持。

4. 充分发挥护理职业情感的心理康复作用 护理人员的职业情感充分体现在帮助患者恢复健康，提高患者的自理能力。这是一种强烈、崇高、无私的情感，表现为对工作的高度负责、对患者深切关怀、勤奋学习专业知识、精通各种操作技能、勇于奉献等方面。康复护理的审美，往往通过护理人员的言行举止呈现在患者面前，使患者深深感受到护理人员的美好心灵。在康复护理过程中，护理人员所表现出来的同情心和责任感，在实施康复计划过程中所提倡的热情、负责、勤奋、周到、体贴等，均可使患者产生信赖感、安全感，从而使其能主动地配合康复治疗和护理，增强康复效果。

5. 加强社区康复护理服务及生活技能训练 康复护理是一个连续的过程，应该在医疗机构、社区和家庭之间建立经常性的联系，使患者得到连续性的关怀、支持和科学性的康复指导。社区康复护理作为康复护理的重要组成部分，可以为出院的患者继续提供康复护理和训练，也为部分患者提供职业技能训练和社会再就业机会。通过社区康复护理，可以提高患者与他人交往的能力，恢复其自尊、自信和最大限度独立生活的能力，并通过职业技能训练和残疾人员再就业使患者重新参与社会活动。

三、康复护理与礼仪

随着社会的进步和发展，礼仪规范对服务行业的影响越来越大，而护理人员是医院中人数最多，与患者接触最多、接触时间最长的群体。护理人员的行为规范及形象在患者的心中占据着重要的位置，一个有着优雅的仪态、亲切的微笑、穿着整洁大方的护理人员，能给患者留下美好的印象，达到药物所不能达到的效果。因此，要加强护理人员的礼仪修养，帮助护理人员对自己的行为规范及形象有一个完整的认识，从而提高康复护理质量，满足患者的心理需求，促进早日康复。护理礼仪的作用有：

1. 仪表礼仪的表达作用 在护患交往过程中，仪表礼仪是一种无声的语言。在人际交往中，每个人的仪表都会引起交往对象的关注，并影响对自己的整体评价。患者通常也会根据护理人员的仪表来判断自己的病情、预后及康复运动动作的到位情况。因此，仪表礼仪具有表达作用。

2. 服务的艺术作用 近年来，医患矛盾的增加往往是因为医护人员的服务艺术处理不当引起。同一种病，不同的患者由于所处的社会环境、文化程度、宗教信仰和个人心理特征的不同，对护理有着不同的要求，护理的措施及方法也应该有所区别，护理的方式要因人而异，才能体现护理服务的艺术作用。

3. 塑造形象的美感作用 护理人员服饰的实用、美观、干净整洁、得体舒适，护理人员仪表仪容的自然、亲切、和善，对塑造良好的形象是必不可少的。护理人员的良好形象不仅给患者留下深刻的印象，也是影响医院整体形象的关键，更是影响社会对护理人员职业评价的重要因素。因此，护理人员在实施礼仪的过程中，要注意塑造自身的良好行为规范，完善自己的形象。

4. 增强医院知名度的竞争作用 重视护理礼仪，提高护理队伍的素质，注意打造护理人员良好形象的医院，越来越受到患者的欢迎。目前由于医疗体制的改革，患者在选择医院时，会越来越注重医疗服务价值等非技术性服务。护理人员素质高的医院，老百姓的口碑好，社会知名度高，得到社会的认可，可提高医院的市场竞争力。

四、康复护理与法律

随着我国法律制度的健全，人们的法制观念日益增强。法律既是强化护理管理的重要手段，亦是使康复护理走向法制化、规范化、科学化发展的重要保证。由于法律对康复护理学的理论研究、人才培养及康复护理人员考评、在职教育实施情况作出了明确规定，因而从整体上保证了康复护理学科的学术地位及康复护理人员的素质。新的《医疗事故处理条例》实施举证责任倒置，使医疗护理工作中的法律问题越来越多，因而康复护理人员在对患者实施康复护理的过程中，应明确认识到法律对患者及自身权益的保护作用，注意在工作中保持高度负责的态度，以法律为依据，规范护理行为，维护患者及自身的正当权益。

五、康复护理中的人文护理

随着社会的发展，"以疾病为中心"的传统护理模式正逐步被"以人为本"的现代护理模式所取代。这就要求护理人员在护理实践过程中充分体现人性化。人文护理即在护理过程中给予患者人文关怀，有利于增强患者与疾病作斗争的信心，提高患者的生存质量，促进患者恢复健康；有利于建立良好的护患关系，降低医疗纠纷，为患者提供高质量的护理。

（一）人文护理的特点

1. 以人为本 必须从"人"的角度全面思考患者所处某种问题的根源，协调各种关系，包括医患关系、家庭关系等，与各方面力量一起努力达到个体所希望的健康水平。

2. 具有独特的专业性 康复护理人员必须经过一系列训练学习，具备以下素质：即良好的沟通能力、完备的理解与帮助他人的人文知识、专业技能与修养、能够宽容而耐心地关怀病患。

3. 沟通是人文护理重点 康复护理人员要提供高质量的护理服务，就要善于与患者及家属沟通，了解患者及家属的心理需求，其中一个重要的沟通途径就是"移情"。无论是医院还是康复护理人员，应时刻为患者着想。同时医院应该加强硬件建设，布局人性化。

4. 教化性 人文护理可以使人得到健康教育和启发，得到身心愉悦和美的享受，即具有教育、审美、愉悦等特性。

5. 个体差异 同样的人文护理，对于观念、立场、情趣和文化背景不同的人，会产生不同的效果。

（二）人文护理的工作内容

1. 积极营造良好的环境 病房环境设施布置体现人性化，例如多准备一些康复资料，供患者自由翻阅；尽量使用能自由升降的病床，方便患者"行动"；在卫生间安装坐便器；保持病房卫生、通风，使患者保持最佳心态，使其感受家庭般温暖；走廊或大厅根据情况摆放绿色植物或花卉，病区地面设有防滑设施，过道设置扶手，为离床活动的患者提供安全感，方便患者开展功能锻炼。对于新入院患者，康复护理人员应热情接待，选择适当的时机介绍病区环境、医生及责任护士及病友等，介绍病区有关规章制度，如探视制度、陪护制度、作息制度等，在制度的执行上采取原则性和灵活性相结合，以人为本，尊重每一位患者的权益；进行各项护理工作时面带微笑，使患者与家属感觉亲切，为患者创造一个良好的康复环境。

2. 加强心理护理 康复患者由于肢体活动受到限制，甚至生活不能自理，影响了生活和工作，心理压力大。同时由于担心自己连累家人，加重经济负担，或是被人歧视，容易产生悲观情绪，常表现为自卑、依赖、焦虑、急躁、易怒等心理。而在康复训练过程中，患者的心理状态往往能直接影响康复的疗效，因此要把心理护理贯穿在整个康复过程中。根据这些心理特点，在整个康复护理过程中，在进行疾病护理、基础护理、生活护理的同时应对患者给予人文关怀，以高度的同情心关爱、安慰患者，耐心解释病情和康复方案，尽量满足其生理、心理、社会各方面需要。根据患者不同的心理和情感需求，给予关怀、支持，尽力满足。护理时应热情、周到，耐心听取患者的倾诉，主动了解患者需求，及时发现新问题并予以满足及解决。多与患者及其家属交流沟通，主动把患者的病情告诉患者与家属，沟通时态度要和蔼、热情，言语温和、体贴，善于运用鼓励性语言，充分体现人文关怀，注意患者的情绪变化，善于从患者的眼神、表情中掌握患者的心理变化，将人文护理及满足患者需求融入护理工作之中，使患者情绪稳定，更好地配合治疗和护理。

3. 尽早帮助患者积极主动开始康复训练 早期康复介入，有利于患者功能的恢复。具体措施包括：①每天对患者进行评估，了解患者的状态。制定详细的康复护理计划，耐心细致地向患者及其家属解释康复治疗和护理措施的目的和意义，以取得患者的理解与配合。②指导并协助患者采取各种的正确体位，防止各种并发症的发生。③鼓励患者尽早积极主动进行康复训练，包括关节活动度训练、肌力训练、体位转移、日常生活活动训练，各种助行器及轮椅的使用等，指导进行科学合理的康复训练。④进行个性化、程序化、循序渐进的健康教育。及时、适时的健康教育，可帮助患者消除对疾病的恐惧和对环境的陌生感，稳定患者及其家属情绪，帮助患者及其家属树立战胜疾病的信心。

4. 加强与患者家属的沟通 患者除了需要得到规范、有效的康复治疗和护理外，更需要家庭成员的支持。家庭支持可能会直接影响患者的心理、生理，还可影响患者的遵医行为。良好的家庭支持可以协助患者应对长期的困境，最大限度地恢复其自理能力，尽早回归社会。因此，康复护理人员应多与患者家属进行沟通交流，争取家属的配合与支持，教育及指导家属主动帮助患者提高认知，稳定情绪，鼓励患者积极主动配合各种康复治疗和护理。

第二章 康复护理评定

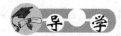 导学

患者，男，69岁，左基底节脑出血后遗症6月余。肢体功能状态：右下肢 Brunnstrom 分级Ⅳ级，上肢Ⅳ级，手指Ⅲ级。右半身深浅感觉减退，右肩关节半脱位，右足下垂、内翻，洗澡、如厕、步行等日常生活活动能力不能完全自理，患者有轻度的焦虑及抑郁，情绪不稳定，体力差，依赖性强。

重点与难点

重点：掌握康复护理常用评定方法的目的、方法、意义及注意事项。
难点：认知评定、心理功能评定及环境评定。

第一节 概　述

康复护理评定是康复护理工作的重要内容，康复护理评定工作从初期评定开始，至末期评定结束，始终贯穿于康复护理全过程。通过评定，可以掌握患者全身状态和心理状态，以判断障碍的程度、残存的功能、恢复的潜力及妨碍恢复的因素，为制定康复护理措施提供依据。只有掌握了正确的评定方法，康复护理人员才能根据本专业的特点，准确地为患者设计康复护理目标，使康复护理工作顺利进行。

一、概念

评定（assessment）也称评价或评估，是对患者的功能状态及潜在能力的判断，是采集患者功能障碍相关资料与正常标准进行比较、分析，解释结果并作出判断的过程。WHO 根据不同疾病的功能障碍程度，将障碍分为功能形态障碍（impairment）、能力障碍（disability）和社会因素障碍（handicap），康复评定基于该三个层面进行。

功能形态障碍评定包括关节活动度、肌力、肌张力、平衡与协调能力、感知觉、心肺功能评定等；能力障碍评定包括个人日常生活活动能力评定等；社会因素障碍评定包

括职业评定、各种环境的评定等。

目前，在国外康复医疗机构及国内较大的康复医疗中心内的康复评定工作主要是由康复小组来完成。其成员包括：康复医师、物理治疗师、作业治疗师、言语治疗师、心理治疗师、康复工程师、康复护理人员和社会工作人员等，其形式为定期召开的小组评定会议。会议一般是由康复医师主持，小组其他成员根据本人的观察及理解对患者功能障碍的性质、部位、程度、发展、预后及康复目标充分发表意见，提出各自的对策、目标和治疗处理意见（包括近、中、远期），然后由康复医师归纳总结为一个完整的康复评定和治疗方案，分配各专业人员分头实施。康复护理评定应与康复综合小组的评定工作密切配合，正确开展患者功能评定、康复护理质量评定和护理工作成本效益的评定等，并在护理过程中紧紧围绕康复综合小组制定的总目标，不断进行再评定，并充实康复护理计划，修正制定切实可行的护理措施，促进患者康复。

二、康复护理评定的目的

评定贯穿于康复护理工作的全过程，不同时期的评定有着不同的目的，应包括以下几个方面：

1. 明确康复护理诊断：对患者的身体功能、家庭状况、社会环境等方面进行收集分析，掌握其存在或潜在的护理问题。

2. 确定受损器官水平：对患者身体功能及残存能力进行量化分析，以判定病变器官、组织及全身的功能状态。

3. 分析患者障碍程度与正常标准的差别。

4. 为制定康复护理方案提供有效的决策依据。

5. 作为有效护理照顾的基础，为判定康复护理效果提供客观指标。

6. 为残疾等级的划分提出标准，为制定回归社会的目标提供依据。

7. 促进实施整体性康复护理。

8. 作为护理研究的指导资料。

三、康复护理评定的内容

康复评定的内容较多，评定时通常根据患者的情况由评定者根据自己的专业（如医师、物理治疗师、作业治疗师或护师等）选择相应的评定内容，常用的评定内容如下：

1. 躯体功能评定 一般包括上肢功能评定、下肢功能评定、脊柱功能评定、步态分析、神经电生理评定、关节功能评定、肌肉功能评定、痉挛与弛缓的评定、感知与知觉的评定、协调与平衡的评定、姿势反射与原始反射的评定、日常生活活动能力的评定、心肺功能的评定、泌尿和性功能的评定、上下肢穿戴假肢或矫形器后的功能评定、脊柱矫形器的评定等。

2. 精神（心理）功能评定 一般包括情绪评定、残疾后心理状态评定、疼痛的评定、失用症和失认证的评定、痴呆评定、非痴呆性认知障碍（注意力、记忆、思维）的评定、智力测定、性格评定等。

3. 言语功能评定　一般包括失语症评定、构音障碍评定、言语失用评定、言语错乱评定、痴呆性言语评定、言语发育迟缓的评定、听力测定和发音功能的仪器评定等。

4. 社会功能评定　一般包括社会生活能力评定、生活质量评定、就业能力的医学评定等。

四、康复护理评定的分类

(一) 按内容分类

根据内容可分为单项评定、个体评定和全面评定：

1. 单项评定　如对运动或感觉、手或步行、心理或言语、皮肤等功能状态评定。

2. 个体评定　主要有日常生活活动能力评定，如 Barthel 指数和 Katz 指数。

3. 全面评定　包括个体和社会功能状态评定，如 WHOQOL – BREF 和社会生活能力概况评定等。

(二) 按时期及目的分类

根据时期及目的不同可分为初期评定、中期评定、末期评定和社区评定：

1. 初期评定　初期评定是指在制定康复护理计划和开始康复治疗前进行的、为建立一个基线水平的评定，通常在患者入院时进行。通过初期评定可以掌握患者功能和社会因素等方面的状况与障碍程度、致残原因、康复潜力及患者对护理的需求，建立患者功能状况的基本资料，并估计康复预后，以此作为护理诊断或提出护理问题的依据，为拟定康复护理目标、制定康复护理计划提供依据，为判定护理活动的效果提供客观指标，为护理科研积累资料。

2. 中期评定　中期评定是了解患者在经过一段时间的康复治疗和康复护理后，身体状况及功能改善情况是否有进步以及进步的程度，一般在患者康复疗程中期进行，也可根据患者情况组织多次评定。通过将中期评定结果与初期评定结果进行比较，分析变化的原因，判断康复护理效果，并以此作为调整近、远期目标和康复护理计划的依据。如已达到近期目标，则可制定新的康复护理目标；如果护理效果不明显，或变化与目标不符合，提示护理原则或方法不当，则需要更改护理原则或方法。

3. 末期评定　末期评定是指对经过康复治疗与康复护理后的患者总的功能状况的评估。一般在患者治疗结束即将出院时进行，通过评定可以判断患者康复治疗与护理的效果，是否达到预期目标，对尚存或潜在问题提出进一步解决的方法和建议，其内容包括患者的日常生活活动能力较入院时提高的程度，生活自理能力和自我护理能力的现状，尚需何种教育和训练，患者目前的心理状态，回归家庭和社会尚存在何种问题和困难，回归后的康复护理计划及对存在问题的建议等。

4. 社区评定　是指康复护理人员对出院后回归社区的患者所进行的随访追踪评定。社区评定可以了解患者健康状况、功能状况是否维持原状，进步或退步与否，是否需要继续护理指导。社区评定的对象一般为治疗进步缓慢、已不需要接受常规康复治疗且有潜在护理问题者。社区评定的时间不定，内容包括患者日常生活活动能力（ADL）、各种功能的恢复情况、各种并发症的预防及基础疾病复发的预防措施等。

五、康复护理评定的流程

初期评定→康复护理诊断→确定目标→制定护理计划→实施护理方案→中期评定→调整改进护理计划→实施新护理方案→末期评定→确定出院后护理目标→回归社区→社区评定→社区康复护理计划→实施社区康复护理方案→康复。

六、康复护理评定的意义

评定是一个反馈过程，利用评定检验护理计划的可行性和有效性，并做修订和补充，为下一个护理程序的系统运行提供新的起点。

评定的意义主要包括以下几个方面：

1. 明确护理诊断的作用　通过系统的评定工作，可以获得关于患者存在或潜在哪些功能障碍、其障碍程度如何、需要何种类的护理、达到何种康复目标的护理诊断。只有明确诊断，护理工作才能有的放矢，才能在整体护理观的指导下拟定康复护理方案。

2. 制定护理目标的作用　根据评定结果确认患者残损的可逆程度及功能状态可改善的最大限度来制定预期目标，这样就可使护理目标具有特定内容，便于在后期的评定中有具体标准进行比较，同时根据评定结果制定的目标还具有可测量和可观察的特点，避免了评定的盲目性和随意性。

3. 确定护理效果的作用　通过评定可以了解患者疾病康复与功能障碍恢复的程度，如皮肤压疮的修复、日常生活活动能力、使用轮椅等助行器的能力、控制排便、言语交流、心理及社会适应能力康复的程度等。通过与早期评定资料对照，以确定患者经过本阶段的护理是否达到了期望的护理效果。

4. 调整修正的作用　康复护理方案经过一段时间运行或到达治疗中期后，必须对原方案的效果进行定量评定。因为康复进程的作用，可使患者机体状况不断出现变化（好转或恶化）。因此，评定的反馈作用可以确定该方案的护理效果是否达到预期目标，从而决定是否继续使用或调整修订该方案或另外制定新的方案及措施等，以适应患者当前的身体状态和康复护理需求。

5. 预后评估的作用　评定对预后的预测作用可以给患者及家属必要的心理准备。如脑卒中患者 ADL 的 Barthel 指数低于 20 分者，预后差，死亡率高；指数高于 80 分以上者则预后良好，多可自愈，无须更多护理支持；而指数为 40～60 分者，通过积极的治疗和护理方案一般都可获得较满意的康复效果，因而应在护理方面给予高度重视。

6. 有利于开展护理科研工作　通过大量的积累、整理和分析成功与失败的护理方案，比较优劣，可以筛选出好的护理方案进行推广运用，从而促进护理学科的发展。

7. 回归社会前的准备作用　通过评定对患者的体能与功能残存情况作出关于日常生活能力及工作的鉴定，为患者回归家庭和社会提出指导性的建议和方案，并作为社会安排其生活和工作的依据。

七、康复护理评定的注意事项

1. 评定的目的要明确 根据疾病诊断、功能状况的不同特点，正确选择评定的内容，所收集的资料应具有综合性和广泛性，并与患者的健康问题相关联。

2. 根据疾病与障碍诊断的不同特点选择适宜的评定方法 对所选用的评定方法要熟悉，应选择技术可靠、精确度高、重复性好的无创检查方法。

3. 评定的过程要贯彻整体护理观 整体护理观认为患者的康复包括生理康复、心理康复和社会康复。

4. 要根据评定的方法不同，选择适宜的环境 向患者说明目的和方法，以消除不安感，取得患者配合。检查时动作要熟练、迅速，时间尽量短，避免引起患者的疲劳。必要时用屏风遮挡患者，以减少干扰和减轻患者心理负担。

5. 对所得结果要结合病史和其他资料做全面分析 防止只重视生理的、功能的评定，而忽视能力、心理和社会文化等因素的评定。

6. 对评定要采取客观的态度 一般检查与测量需做三次取平均值，并做健侧、患侧对照检查，检查的结果应整理登记以备提交康复小组评定会议审议。

第二节　康复护理常用的评定方法

一、日常生活活动能力的评定

（一）概述

日常生活活动能力（activities of daily living, ADL）是指人们为了维持生存以及适应生存环境而每天必须进行的、最基本的、最具有共同性的活动。ADL 能力不是与生俱来，而是在个体后天发育成长过程中逐步习得，是人类从事其他一切活动的基础。ADL 能力对健全人来说简单易行，但对于病、伤、残者来说，却相当困难。例如我们早上醒来后需要坐起、穿衣、如厕、洗漱、准备早饭等，这一切活动健全人都可以不假思索地快速完成，而对于一个依靠轮椅活动的人来说，完成这些活动将会变得非常困难，需要付出比健全人更多的努力才能完成。在 ADL 上受挫，常严重影响病、伤、残者的自信心和自尊心，导致焦虑、抑郁等。

在 ADL 上最大限度的自理是非常重要的，它构成了康复工作的一个重要领域。很多病、伤、残者都有不同程度的 ADL 能力下降，他们不能像健全人那样工作、学习、生活和娱乐，不能履行其家庭和社会的职责，给家庭和社会带来负担。他们迫切需要能在运动、自理上达到和维持最适当的能力。要改善病、伤、残者的 ADL 能力，首先要了解他们在 ADL 的功能状况，即进行 ADL 能力的评定。

ADL 能力包括基本的 ADL（basic ADL, BADL）和工具性 ADL（instrumental ADL, IADL）。BADL 多只涉及躯体的粗大运动功能而不涉及言语、记忆、解决问题等功能，故又称为躯体性 ADL（physical ADL，PADL）。

（二）常用的 BADL 评定量表

1. Barthel 指数（Barthel index，BI）评定　Barthel 指数评价方法起源于 20 世纪 50 年代中期，因其评定简单，可信度、灵敏度高，是目前临床应用最广、研究最多的一种 ADL 能力的评定方法（表 2 - 1）。Barthel 指数评定包括大便控制、小便控制、修饰、用厕、穿着、进食、转移、步行、上下楼梯、洗澡共 10 项内容。根据患者是否需要帮助以及被帮助的程度分为 0 分、5 分、10 分、15 分四个等级，总分 100 分，评分越高，独立性越强。总分达到 100 分，并不意味着患者能够独立生活，他可能不会烹饪，不能料理家务，不能和他人接触，但其日常生活可以自理不需要照顾。结果评定：<20 分者生活完全依赖；20～40 分者生活需要很大帮助；41～60 分者生活需要帮助；>60 分者生活基本自理。当 Barthel 指数得分在 40 分以上时康复治疗的效益最大。

表 2 - 1　Barthel 指数评定表

项目	评分标准	评分
1. 大便控制	0 分 = 失禁或昏迷	
	5 分 = 偶尔失禁（每周 ≤1 次）	
	10 分 = 能控制	
2. 小便控制	0 分 = 失禁或昏迷或由他人导尿	
	5 分 = 偶尔失禁（每 24 小时 ≤1 次，每周 >1 次）	
	10 分 = 能控制	
3. 修饰	0 分 = 需要帮助	
	5 分 = 独立洗脸、梳头、刷牙、剃须	
4. 用厕	0 分 = 依赖他人	
	5 分 = 需部分辅助（穿脱衣裤、清洁）	
	10 分 = 能自理	
5. 进食	0 分 = 依赖他人	
	5 分 = 需部分辅助（夹菜、盛饭、切面包）	
	10 分 = 能自理	
6. 转移	0 分 = 完全依赖别人，不能坐	
	5 分 = 能坐，但需大量（2 人）辅助	
	10 分 = 需少量（1 人）帮助或指导	
	15 分 = 能自理	
7. 平地行走 45m（在病房及其周围，不包括走远路）	0 分 = 不能步行	
	5 分 = 在轮椅上能独立行动	
	10 分 = 需 1 人辅助步行（体力或言语指导）	
	15 分 = 独立步行（可用辅助器）	
8. 穿着	0 分 = 依赖他人	
	5 分 = 需一半辅助	
	10 分 = 能自理（系开纽扣，开闭拉锁，穿鞋，穿脱矫形器）	

续表

项目	评分标准	评分
9. 上下楼梯（上下一段楼梯，用手杖也算独立）	0分=不能 5分=需帮助（体力或言语指导） 10分=能自理	
10. 洗澡（盆浴或淋浴）	0分=依赖他人 5分=能自理	
总分		

2. Katz 指数评定　Katz 指数评定法产生于20 世纪60 年代，Katz 等人通过大量的临床观察发现，ADL 能力的下降或丧失通常是按照一定顺序发生的，且这个顺序正好与儿童的个体功能发育顺序相反，复杂的功能最先受到影响。Katz 指数共评定6 方面的独立能力：进餐、穿衣、大小便控制、如厕、洗澡和转移，并将功能状况分 A～G 共7 级，其中 A 级表示功能最好，G 级表示功能最差（表2-2）。

表2-2　Katz 分级评定表

级别	评定标准
A 级	完全独立，即能够独立完成进餐、大小便控制、床椅转移、如厕、穿衣及洗澡6 项日常生活活动
B 级	能够独立完成上述6 项中的任何5 项活动
C 级	能够独立完成上述4 项活动，洗澡和其余任何1 项不能独立完成
D 级	能够独立完成上述3 项活动，洗澡、穿衣和其余任何1 项不能独立完成
E 级	能够独立完成上述2 项活动，洗澡、穿衣、如厕和其余任何1 项不能独立完成
F 级	只能独立完成进餐或大小便控制1 项活动，其余5 项皆不能独立完成
G 级	完全不能独立，6 项活动皆不能独立完成

3. 功能独立性评定（functional independence measure，FIM）　是近年来提出的一种更全面、更客观地反映患者 ADL 能力的评定方法。是20 世纪80 年代美国物理医学会与康复学会在总结了以往曾被使用或正在应用的36 个功能评定方法的基础上制定的，其选择了最普通、最有用的功能评定项目，可综合地反映患者功能及独立生活能力。FIM 评定的是患者实际残疾的程度，而不是器官和系统障碍的程度。不是评定患者按生理功能、环境条件能做什么，而是评定患者现在实际能做什么。FIM 在描述残疾水平和功能独立程度上比 Barthel 指数等评定方法更敏感、更精确，且适用于所有残疾患者。由于 FIM 正式应用需要向美国有关机构缴纳年度注册费，我国大多数医院没有进入正式使用的行列。

（1）FIM 评定的内容：FIM 评定内容为六方面18 项功能，即自理活动6 项、括约肌控制2 项、转移3 项、行走2 项、交流2 项和社会认知3 项。每项功能被分为七级，最高级得7 分，最低级得1 分，总积分最高126 分，得分越高表明独立水平越好，反之越差（表2-3）。

表 2 - 3 FIM 评定表

项 目		得 分	
		入 院	出 院
I 自理活动	1. 进食		
	2. 梳洗修饰		
	3. 沐浴		
	4. 穿上装		
	5. 穿下装		
	6. 上厕所		
II 括约肌控制	7. 膀胱控制		
	8. 直肠控制		
III 转移	9. 床、椅、轮椅		
	10. 坐厕所		
	11. 浴盆、浴室		
IV 行走	12. 步行/轮椅		
	13. 上下楼梯		
V 交流	14. 理解		
	15. 表达		
VI 社会认知	16. 社会交往		
	17 解决问题		
	18 记忆		
总计			

（2）FIM 的评分标准

7 分为完全独立：能独立完成所有活动，活动完成规范，无须纠正，不需要辅助设备和帮助，并在合理的时间内完成。

6 分为有条件的独立：能独立完成所有活动，但活动中需要辅助设备（假肢、支具、辅助具），或超过合理的时间，或活动中不够安全。

5 分为需要监护、准备或示范：患者在没有身体接触性帮助的前提下，能完成活动，但由于认知缺陷、平衡差等，需要他人监护、口头提示或引导；或者需要他人准备或传递必要的用具，如支具、衣物等。

4 分为需要少量身体接触的帮助：患者完成活动时，需要最小的身体接触性帮助，其主动用力程度 ≥75%（帮助 <25%）。

3 分为需要中等帮助：患者在活动中要求中等的接触性帮助，其主动用力程度达到 50% ~74%（帮助达 25% ~49%）。

2 分为需要大量帮助：患者在活动中要求最大的体力帮助，其主动用力程度为 25% ~49%（帮助达 50% ~74%）。

1 分为完全依赖：患者在活动中的主动用力程度 <25%，不能做任何活动。

（3）FIM 的分级标准：18 分为完全依赖；19~35 分为极重度依赖；36~53 分为重度依赖；54~71 分为中度依赖；72~89 分为轻度依赖；90~107 分为极轻度依赖或有条件的独立；108~125 分为基本独立；126 分为完全独立。

（三）常用的 IADL 评定量表

常用的 IADL 标准化量表有：快速残疾评定量表、功能活动问卷等。

1. 快速残疾评定量表 快速残疾评定量表（a rapid disability rating scale，RDRS）是 Linn 于 1967 年提出，1982 年进行了修订。表中细项有 18 项，每项得分最高为 3 分，最低为 0 分，总分最高为 54 分，分数越高表示残疾越重（表 2-4），完全正常应为 0 分。此表可用于住院及社区生活的患者，对老年患者尤其合适，信度方面是 IADL 表中最可靠的，效度仅次于功能活动问卷，故值得推广应用。

表 2-4　快速残疾评定量表（RDRS）

内　容	评分及其标准			
	0 分	1 分	2 分	3 分
I 日常生活需要帮助的程度				
（1）进食	完全独立	需要一点帮助	需较多帮助	喂食或经静脉供给营养
（2）行走（可用拐杖或助行器）	完全独立	需要一点帮助	需较多帮助	不能走
（3）活动（外出可用轮椅）	完全独立	需要一点帮助	需较多帮助	不能离家外出
（4）洗澡（需要提供用品及监护）	完全独立	需要一点帮助	需较多帮助	由别人帮助洗
（5）穿着（包括帮助选择衣物）	完全独立	需要一点帮助	需较多帮助	由别人帮助穿
（6）用厕（穿脱衣裤、清洁、造瘘管护理）	完全独立	需要一点帮助	需较多帮助	只能用便盆，不能护理造瘘管
（7）整洁修饰［剃胡子、梳头、修饰指（趾）甲、刷牙］	完全独立	需要一点帮助	需较多帮助	由别人帮助梳洗修饰
（8）适应性项目（钱币或财产管理，使用电话，买报纸、卫生纸和点心）	完全独立	需要一点帮助	需较多帮助	自己无法处理
II 残疾的程度				
（1）言语交流（自我表达）	正常	需要一点帮助	需较多帮助	不能交流
（2）听力（可用助听器）	正常	需要一点帮助	需较多帮助	听力丧失
（3）视力（可佩戴眼镜）	正常	需要一点帮助	需较多帮助	视力丧失

续表

内　容	评分及其标准			
	0 分	1 分	2 分	3 分
（4）饮食不正常	没有	轻	较重	需经静脉输入营养
（5）大小便失禁	没有	有时有	常常有	无法控制
（6）白天卧床（按医嘱或自行卧床）	没有	有，但在 3 小时内	较长时间	大部分或全部时间
（7）用药	没有	有时用	每日服药	每日注射或加口服
Ⅲ特殊问题的严重程度				
（1）精神错乱	没有	轻	重	极重
（2）不合作，对医疗持敌对态度	没有	轻	重	极重
（3）抑郁	没有	轻	重	极重

2. 功能活动问卷　功能活动问卷（the functional activities questionnaire，FAQ）是 Pfeffer 于 1982 年提出的，1984 年进行了修订。主要用于研究社区老年人的独立性和轻度老年性痴呆。此表目前在 IADL 表中效度最高，且所有评定项目均为 IADL 内容，常作为评定 IADL 的首选量表。小于等于 5 分为正常，大于等于 5 分表示该患者在家庭和社会中不能独立（表 2 - 5）。

表 2 - 5　功能活动问卷（问患者家属）

	正常或从未做过，但能做（0 分）	困难，但可单独完成或从未做过（1 分）	需要帮助（2 分）	完全依赖他人（3 分）
1. 每月平衡收支的能力				
2. 患者的工作能力				
3. 能否到商店买衣服、杂货和家庭用品				
4. 有无爱好，会不会下棋和打扑克牌				
5. 会不会做简单的事，如点炉子、泡茶等				
6. 会不会准备饭菜				
7. 能否了解最近发生的事件（时事）				
8. 能否参加讨论和了解电视、书、杂志的内容				
9. 能否记住约会时间、家庭节目和吃药				
10. 能否拜访邻居、自己乘公共汽车				

二、生活质量评定

（一）概述

生活质量（quality of life，QOL）的概念起源于 20 世纪 30 年代的美国。所谓生活质量不仅是指消除疾病和改善物质生活方面的质与量，更包括精神生活方面的质量状况，即"对人生和生活的个人满意度"。因此，生活质量是一个多维概念。生活质量由生活者自身的质量和生活者周围环境质量两大方面构成。康复医学区别于其他临床医学学科的最显著特点，在于它不仅是治病救人，更重要的是它着重关注患者存活后的功能恢复和生活质量的保持与提高。因此，QOL 评定是康复评定的一项重要内容。

（二）生活质量测定的内容

根据上述的生活质量有关的因素，可以分为主观因素和客观因素两大类，其中以主观因素为主。在进行生活质量评定时，主要围绕这些因素来选取特定的指标作出评判。其具体内容包括以下几个方面：①躯体功能的评定：包括睡眠、饮食、行走、大小便自我控制、自我料理、家务操持、休闲。②精神心理功能的评定：包括抑郁感、忧虑情绪、孤独感、自尊、记忆力、推理能力、应变能力。③社会功能评定：包括家庭关系、社会支持、与他人交往、就业情况、经济状况、社会整合、社会角色等。④疾病特征与治疗：包括疾病症状、治疗、副作用等。

（三）生活质量测定的方法

1. 访谈法 采用当面访谈或电话访谈的方式，来了解对方的心理特点、行为方式、健康状况、生活水平等，进而对其生活质量进行评价。

2. 观察法 在一定时间内由研究者对特定个体的心理行为表现或活动、疾病症状及不良反应等进行观察，从而判断其综合的生活质量。观察法比较适合一些特殊患者的生活质量评价，比如精神病患者、植物人、老年性痴呆、危重患者等。

3. 主观报告法 由被测者根据自己的健康状况和对生活质量的理解，自己在评定量表上打分。

4. 标准化的量表评价法 这是目前广为采用的方法，即采用具有较好信度、效度和灵敏度的标准化量表对被测者的生活质量进行多维综合评价。

（四）常用生活质量评定量表简介

1. WHO 生活质量评定简表（WHOQOL – BREF） 内容涉及四大方面 26 个条目，得分越高，生活质量越好（表 2 – 6）。

表 2 – 6 WHOQOL – BREF 量表

有关您个人的情况：

1. 您的性别？　　　　　　　　　男□　女□

2. 您的出生日期：　　　　　　　年　　月　　日

3. 您的最高学历是：　　　　　　小学□ 初中□ 高中或中专□ 大专□ 大学□ 本科□ 研究生□

4. 您的婚姻状况？　　　　　　　未婚□ 已婚□ 同居□ 分居□ 离异□

5. 现在您正生病吗？　　　　　　是□ 否□

6. 目前您有什么健康问题？

续表

7. 您的职业是？工人□ 农民□ 行政工作者□ 服务行业□ 知识分子□

总体评价：

   1. 您怎样评价您的生活质量？ ①很差 ②差 ③不好也不差 ④好 ⑤很好

   2. 您对自己的健康满意吗？ ①很不满意 ②不满意 ③既非满意也非不满意 ④满意 ⑤很满意

下面的问题是关于两周来经历某些事情的感觉：

   3. 你觉得疼痛妨碍您去做自己需 ①根本不妨碍 ②很少妨碍 ③有妨碍（一般） ④比较妨碍
     要做的事情吗？ ⑤极妨碍

   4. 您需要依靠医疗的帮助进行日 ①根本不需要 ②很少需要 ③需要（一般） ④比较需要
     常生活吗？ ⑤极需要

   5. 您觉得生活有乐趣吗？ ①根本没乐趣 ②很少有乐趣 ③有乐趣（一般） ④比较有乐趣
     ⑤极有乐趣

   6. 您觉得自己的生活有意义吗？ ①根本没意义 ②很少有意义 ③有意义（一般） ④比较有意义
     ⑤极有意义

   7. 您能集中注意力吗？ ①根本不能 ②很少有能 ③能（一般） ④比较能 ⑤极有能

   8. 日常生活中您感觉安全吗？ ①根本不安全 ②有安全 ③安全（一般） ④比较安全 ⑤极安全

   9. 您的生活环境对健康好吗？ ①根本不好 ②很少好 ③好（一般） ④比较好 ⑤极好

下面的问题是关于两周来您做某些事情的能力：

  10. 您有充沛的精力去应付日常 ①根本没精力 ②很少有精力 ③有精力（一般） ④多数有精力
     生活吗？ ⑤完全有精力

  11. 您认为自己的外形过得去吗？ ①根本过不去 ②很少过得去 ③过得去（一般） ④多数过得去
     ⑤完全过得去

  12. 您的钱够用吗？ ①根本不够用 ②很少够用 ③够用（一般） ④多数够用
     ⑤完全够用

  13. 在日常生活中您需要的信息 ①根本不齐备 ②很少齐备 ③齐备（一般） ④多数齐备
     都齐备吗？ ⑤完全齐备

  14. 您有机会进行休闲活动吗？ ①根本没机会 ②很少 ③有（一般） ④多数有 ⑤完全有

下面的问题是关于两周来您对自己日常生活各方面满意程度：

  15. 您行动的能力如何？ ①很差 ②差 ③不好也不差 ④好 ⑤很好

  16. 您对自己的睡眠状况满意吗？ ①很不满意 ②不满意 ③既非满意也非不满意 ④满意 ⑤很满意

  17. 您对自己做日常生活事情的 ①很不满意 ②不满意 ③既非满意也非不满意 ④满意 ⑤很满意
     能力满意吗？

  18. 您对自己的工作能力满意吗？ ①很不满意 ②不满意 ③既非满意也非不满意 ④满意 ⑤很满意

  19. 您对自己满意吗？ ①很不满意 ②不满意 ③既非满意也非不满意 ④满意 ⑤很满意

  20. 您对自己的人际关系满意吗？ ①很不满意 ②不满意 ③既非满意也非不满意 ④满意 ⑤很满意

  21. 您对自己的性生活满意吗？ ①很不满意 ②不满意 ③既非满意也非不满意 ④满意 ⑤很满意

  22. 您对自己从朋友那里得到的 ①很不满意 ②不满意 ③既非满意也非不满意 ④满意 ⑤很满意
     支持满意吗？

23. 您对自己居住的条件满意吗?	①很不满意　②不满意　③既非满意也非不满意　④满意　⑤很满意
24. 您对得到卫生保健服务的方便程度满意吗?	①很不满意　②不满意　③既非满意也非不满意　④满意　⑤很满意
25. 您对自己的交通情况满意吗?	①很不满意　②不满意　③既非满意也非不满意　④满意　⑤很满意

下面的问题是关于两周来您经历某些事情的频繁程度:

26. 您有消极感受吗? (如情绪低落、绝望、焦虑、犹豫)	①没有消极感受　②偶尔有消极感受　③时有时无　④经常有消极感受　⑤总是有消极感受

2. 医学结局研究简明调查 – 36 条 (SF – 36)　SF – 36 由美国医疗结局研究组在兰德公司健康保险项目的有关研究的基础上修订而成的普适性测量表,于 20 世纪 80 年代初期开始研制,20 世纪 90 年代初完成了含有 36 个条目的健康调查问卷简化版。内容包括躯体活动功能、躯体功能对角色功能的影响、躯体疼痛、总体健康自评、活力、社会功能、情绪对角色功能的影响和精神健康八个领域。整个测量约耗时 5 ~ 10 分钟。SF – 36 是目前世界上公认的具有较高信度和效度的普适性生活质量评价量表之一。

三、社会功能评定

(一) 概述

社会功能是指个人能否在社会中发挥一个公民所应有的功能及其发挥作用的大小。社会功能通常包括以下几个方面的内容:①社会生活能力,包括家庭关系、社会支持、社会角色、与他人交往等。②就业情况。③社会整合功能等。社会功能是生活质量评定的一项重要内容,可作为单独的项目进行评定,也可作为生活质量的一个部分进行评定。

(二) 社会生活能力评定

社会生活能力评估患者参与各种社会活动的情况,包括工作、社交以及参与各种娱乐活动等。

1. 社会生活能力概况评定问卷　该表评定的最高得分为 60 分,最低得分为 0 分。60 分为社会生活能力正常;40 ~ 20 分为社会生活能力轻度障碍;≤20 分为社会生活能力中度障碍;0 分为社会生活能力重度障碍 (表 2 – 7)。

表 2 – 7　社会生活能力概况评定

1. 上学或上班情况与伤病前大致相同	是 20 分　否　0 分
2. 参加社交活动 (探亲访友等)	从不参加: 0 分; 极少参加: 5 分; 正常参加: 10 分
3. 参加社团活动 (工会、联谊会、学会等)	从不参加: 0 分; 极少参加: 5 分; 正常参加: 10 分
4. 与别人进行打扑克、下象棋、参观旅游、打球、看球赛等文体活动	从不参加: 0 分; 极少参加: 5 分; 正常参加: 10 分
5. 与别人一道看电视、谈话、听音乐、上公园、散步、购物等业余消遣活动	从不参加: 0 分; 极少参加: 5 分; 正常参加: 10 分

2. 社会生活能力近况评定 用于了解患者近 1 ~ 2 个月的现状。评分的等级标准为：极重度缺陷，11 ~ 24 分；重度缺陷：25 ~ 38 分；中度缺陷：39 ~ 51 分；轻度缺陷：52 ~ 62 分；正常 63 ~ 66 分（表 2 - 8）。

表 2 - 8 社会生活能力近况评定

在过去一个月中您	
1. 工作行为	①在相同的工作中您和其他人干得一样多吗
	②您由于健康状态缩短工作时间或增加中途的休息次数吗
	③每日工作的小时数和常规的一样多吗
	④在相同的工作中，您干活的细心与准确性和其他人一样吗
	⑤您由于健康的缘故虽然仍可从事通常的工作，但已做了某些改变了吗
	⑥由于您的健康缘故害怕不能工作吗

评分：所有时间均如此：1 分；大多数时间如此：2 分；有些时间如此：3 分；任何时间均不如此：4 分

2. 社会活动	①探亲访友有困难吗
	②在街道中参加社会活动或义务工作有困难吗
	③照料其他家庭成员有困难吗

评分：通常无困难：4 分；有些困难：2 分；由于健康原因通常不这样做：1 分；通常由于其他原因而不这样做：0 分

3. 和其他人的相互作用	①您将自己从周围的人群中孤立出来吗
	②您对他人有深厚感情吗
	③您对周围的人易发怒吗
	④您对您的家人和朋友提出无理的要求吗
	⑤您和其他人相处很好吗

评分：所有时间均如此：1 分；大多数时间如此：2 分；较多时间如此：3 分；有时如此：4 分；极少时间如此：5 分；任何时间也不如此：6 分

（三）就业能力评定

就业能力是衡量患者社会功能的一个重要部分，可采用功能评估调查表（FAI）进行评定。该表每个项目分 0、1、2、3 四个级别的分数。0 ~ 5 分，职业能力无明显损伤；6 ~ 31 分，职业能力轻度受损；32 ~ 62 分，职业能力中度受损；63 ~ 93 分，职业能力严重受损（表 2 - 9）。

表 2 - 9 功能评估调查表（FAI）

1. 视	0. 无显著损伤
	1. 在需要敏锐视力的操作中有困难
	2. 损伤的程度足以干扰阅读、驾车等主要活动
	3. 视力全部或几乎全部丧失
2. 听	0. 无显著损伤
	1. 说话和用电话时有些困难
	2. 能借助唇读进行面对面的说话，但不能用电话，不能听见某些环境中有关的声音（如铃声、高音调声等）

	3. 极度难听或聋，不能理解任何言语
3. 言语	0. 无显著损伤
	1. 言语易被人理解，但音质或言语方式不悦耳；说话时特别费力才能使他人听懂
	2. 言语难以被理解，往往需要重复
	3. 言语不能被他人理解
4. 行走或活动	0. 无显著损伤
	1. 速度和距离不如常人，若用轮椅，可独自驱动和转移而无需他人帮助
	2. 只能在平地上步行短的距离，若在轮椅上，也不能独立转移，但用电动轮椅至少能不用帮助驱动100m左右
	3. 无行走的可能，若在轮椅中，在他人帮助下能走100m左右
5. 上肢功能	0. 无显著损伤
	1. 一侧上肢完全或部分丧失功能，另一侧上肢完好
	2. 双侧上肢至少在某种范围内丧失功能或利手侧上肢有严重的功能丧失
	3. 任一上肢没有有用的功能
6. 手功能	0. 无显著损伤
	1. 不能进行大多数需要精细灵巧性、速度和协调性的作业
	2. 严重损伤，但用或不用辅助物或假肢仍能进行书写和进食等ADL活动
	3. 几乎没有或没有手功能
7. 协调	0. 无显著损伤
	1. 眼手协调和粗大运动协调均有一些损伤，但主要功能仍完好
	2. 眼、手和粗大运动协调显著损伤
	3. 几乎没有能力去控制和协调的运动
8. 头的控制	0. 无显著损伤
	1. 保持和确立头的位置有困难，在定向、平衡或外观上可有小的问题
	2. 控制或旋转头部有困难，由于不能控制可轻度妨碍注视
	3. 由于缺乏控制，严重干扰或妨碍了阅读时的注视和谈话时与对方保持眼的接触
9. 用力能力	0. 无显著损伤
	1. 在需要极度用力的职业中（如需用力上举或需要大量步行、弯腰等职业中）有些困难，但在中度用力时可以接受
	2. 在任何类型的职业中，甚至只需中等的体力也不能进行
	3. 即使是坐和轻度用手工作的职业都可能是对患者体力方面的苛求

续表

10. 耐力	0. 无明显损伤
	1. 安排休息阶段可以全天工作
	2. 能半天工作
	3. 每日工作不能超过 1~2 小时
11. 运动速度	0. 无明显损伤
	1. 移动比平均速度慢
	2. 移动极慢，需要速度的竞争性职业完全不能进行
	3. 运动极度迟缓
11. 学习能力	0. 无明显损伤
	1. 能学习复杂的就业技能，但速度不正常
	2. 通过特殊的训练，能掌握相当复杂的概念和操作
	3. 只能学习极简单的作业并且只有通过充分的时间和重复才能完成
13. 判断	0. 无明显损伤
	1. 有时作出不恰当的判断，不费时间去考虑替代方案或行为的后果
	2. 经常作出仓促和不明智的决定，往往显示出不合适的行为或选择
	3. 由于愚蠢或冲动性行为的结果，可能危及自己或他人
14. 坚持性	0. 无明显损伤
	1. 注意广度或集中于作业或概念上的能力变化大，有时不能坚持完成他所负责的作业
	2. 注意广度有限，缺乏集中，为使之坚持一种活动需要大量的监督
	3. 注意广度极有限，没有持续的监督不能坚持进行作业
15. 知觉组织	0. 无明显损伤
	1. 其知觉组织使之不能进行任何需要精细分辨的作业，但无明显行为损伤的证据
	2. 偶尔表现出空间失定向（迷路或在粗大知觉问题上有困难）
	3. 行为上证实有极度的知觉畸变（如粗大的空间失定向，撞到墙上，不能鉴别物体等）
16. 记忆	0. 无明显损伤
	1. 偶因记忆缺陷造成一些困难
	2. 记忆缺陷显著干扰了新的学习，指示和通知必须频繁地重复才能让受试者记住
	3. 错乱、失定向、记忆几乎丧失
17. 言语功能	0. 无明显损伤
	1. 言语能力轻到中度损伤，若听觉受损，能用唇读和言语交流

	2. 交流有严重困难，限于说单个词或短语，或用非发音交流形式表达简单的概念。若听觉受损，用符号语言有效，但不能用唇读或说
	3. 表达性交流近乎不可能
18. 阅读写作能力	0. 无明显损伤
	1. 由于文化背景或缺乏教育，阅、写有困难
	2. 阅、写有严重困难
	3. 功能上类似文盲
19. 行为和康复目标的一致性	0. 无明显损伤
	1. 行为和康复目标表现出不一致
	2. 口头上同意康复目标，但往往并不遵循合适的动作
	3. 行为往往与康复的目标相抵触
20. 对能力和受限制的准确感知	0. 无明显损伤
	1. 对于由于残疾的结果而引起的职业能力的变化有不正确的理解（如排除掉太多的就业可能性，或否认一些限制的意义）
	2. 不现实地理解其就业能力（如排除所有的就业可能，或否认重要的限制）
	3. 拒绝接受或显著歪曲地理解其受限，关于其残疾，经常提供其他虚假的、引入歧途的或极为不合适的讯息
21. 和人们相互作用的有效性	0. 无明显损伤
	1. 在社会交往中有些笨拙或口齿不清
	2. 缺乏在社会中有效的交往所必需的技巧
	3. 明显的攻击性、退缩性、防御性、怪异或不合适的行为，常伤害个人交往
22. 个人的吸引力	0. 无明显损伤
	1. 个人外表或卫生在某些方面是不吸引人的，但能为家人所忍受
	2. 在个人外表或卫生方面，有较严重的问题，难于为他人甚至家人所接受
	3. 在个人外表或卫生方面，有极严重的问题，很可能为他人所拒绝
23. 由于治疗或医疗问题的缺勤	0. 无明显损伤
	1. 由于医学监督、治疗或复发，每月有 1~2 日的请假
	2. 平均每周需要有 1 日请假以接受医学监督或治疗
	3. 由于需要几个阶段的住院，必须经常缺勤
24. 状态的稳定	0. 无明显损伤
	1. 若由饮食、治疗或训练控制则稳定
	2. 状态可能缓慢地进展，或其过程难以预料，并且可导致功能的进一步丧失

续表

	3. 状态在可以预见的将来很可能显著地恶化
25. 技能	0. 无明显损伤
	1. 没有可以利用的为工作特需的技能，但具有一般的技能，使之能转换到其他一些工作岗位上去
	2. 可以转换工作岗位的技能没有多少，由于残疾或其他一些因素，工作特需的技能大部分无用
	3. 一般的技能也没有多少
26. 工作习惯	0. 无明显损伤
	1. 工作习惯有缺陷（如不守时、仪表不恰当，没有合适的阅读方法等），但愿意和能够学习这些技能，而且十分容易
	2. 工作习惯有缺陷，在受雇之前可能需要进行工作调整训练
	3. 工作习惯上有严重的缺陷，似乎没有可能通过工作调整训练来改善
27. 工作历史	0. 无明显损伤
	1. 由于年轻或其他理由，没有或几乎没有大多数雇主可以接受的工作经验
	2. 工作历史中有诸如经常拖拉或经常由于失业而变换工作
	3. 可有 5 年的失业期，可用的工作资料贫乏
28. 雇主的可接受性	0. 无明显损伤
	1. 身体上或历史上的一些特征可能干扰某些雇主对雇员的接受
	2. 尽管对行为没有干扰（如已控制住的癫痫，有严重复发性的精神病史等），但历史上有极少为雇主和公众接受的特征
	3. 目前和新近的特征不能避免使该患者不为大多数可能的雇主所接受（如新近犯罪史，不能控制的癫痫，显著的行为异常）
29. 工作机会	0. 无明显损伤
	1. 受雇机会有些受限制（如由于交通问题、地理位置问题、环境状态为雇员不能接受）
	2. 受雇机会显著受限，几乎没有什么合适的工作条件
	3. 受雇机会极度受限，可能只能居留在乡下或生活在工作机会很少的农村
30. 经济上的妨碍	0. 无明显损伤
	1. 受雇的可能性受到经济上的妨碍（雇员可能要求异常高的薪金或难于找到的特殊情况）
	2. 由于可能丧失受益，工作选择十分受限（可能会考虑非全天或低收入的工作，以便继续从他处得益）
	3. 由于会导致目前得到的好处（财政上医疗保险的，或伺候人员等）的丧失，所有可能性都不能提供比这更好的工作
31. 社会支持系统	0. 无明显损伤
	1. 无或几乎没有支持系统可以利用
	2. 当时的支持系统与康复目标相违背
	3. 支持系统的工作明显地对抗康复的行为

（四）行为评定

社会功能除了上述两方面内容外，有时根据患者具体情况，还需选择进行行为评定。常用的有"激动行为量表"，该量表主要用于脑外伤患者伤后攻击性行为的评定。评定者在 30~60 分钟内观察患者的行为表现并评分，评分可根据患者出现某种行为的频率来进行，具体标准为 0 分，没有该种行为；1 分，轻度存在；2 分，中度存在；3 分，严重存在（表 2-10）。

表 2-10 激动行为量表

1. 只能短时间注意，易于分心，不能集中注意力
2. 冲动、不耐烦，耐受疼痛和挫折的耐力低下
3. 不合作、抗拒治疗，要求多
4. 暴力，或对人对物有暴力威胁
5. 爆发性或无法预料的发怒
6. 摇晃、呻吟或其他自我刺激行为
7. 拉扯管状物体或其他的限制物体等
8. 在治疗区域徘徊
9. 烦躁不安、踱步、过多地运动
10. 重复性行为、运动或言语
11. 快速、大声或过多地讲话
12. 情绪突变
13. 易于激惹，或强哭强笑
14. 言语或行为上自虐

四、认知功能障碍的评定

（一）概述

认知是指人脑在对客观事物的认识过程中对感觉输入信息的获取、编码、操作和使用的过程，这一过程包括知觉、注意、记忆及思维等。认知是大脑的高级功能。认知功能障碍的评定对象主要包括脑血管意外、脑外伤、痴呆、脑瘫、中毒性脑病等各种脑部损害的患者。各种原因引起的脑损伤可导致不同形式和程度的认知功能障碍，从而影响患者的生活活动能力。对认知功能障碍的及时发现及正确评估，有利于制定相应的康复训练方案，从而提高患者整体功能。

大脑的功能具有偏侧化的特点，即优势侧半球的主要功能包括言语、逻辑思维、计算、记忆、左右定向、时间定向及躯体运动的随意结合等；而非优势半球的功能则以非语言成分的学习为主，包括空间定位、定向，面容识别，对形状和颜色的知觉，对音乐及言语中感情色彩和语调的感受及创造性联想等。大脑高级功能是在此分工的基础上由

两半球合作，以整体来进行的。

（二）认知功能障碍的筛查

在评定患者的认知功能障碍之前，应首选确定患者有无意识障碍，能否理解评定者的意图并按要求去做。当确定患者意识清楚后，则可以通过简明精神状态检查及认知功能筛查量表进行认知功能筛查，初步确定患者可能存在哪些方面的认知功能障碍，再用专门的评测方法来具体评定。

1. 意识障碍评定　最常用的是 Glasgow 昏迷量表（Glasgow coma scale，GCS），GCS 最高分为 15 分，最低分为 3 分。≥12 分为轻度认知损伤，9～11 分为中度认知损伤，8 分以下为重度损伤，预后差。只有患者 GCS 评分达到 15 分时才有可能配合检查者进行认知功能评定（表 2 – 11）。

表 2 – 11　Glasgow 昏迷量表

项目	表现		评分
眼	开启	自发的	4
		听到言语或口头命令时	3
		有疼痛刺激时	2
		无反应	1
最佳的运动反应	对口头指令	能遵从	6
	对疼痛刺激	指出痛处	5
		回撤反应	4
		异常屈曲（去皮质强直）	3
		异常伸展（去小脑强直）	2
		无反应	1
最佳的言语反应		能正确会话	5
		语言错乱，定向障碍	4
		说话能被理解，但无意义	3
		不理解声音	2
		无反应	1

2. 简明精神状态检查（mini – mental state examination，MMSE）　进行 MMSE 检查前需要准备：一支铅笔、一块手表、一张白纸和一张卡片，上面用较大字体清晰打印"请闭上你的眼睛"（表 2 – 12）。

表 2 – 12　简明精神状态检查（MMSE）

问题	答对	答错
1. 今年的年份？	1	0
2. 现在是什么季节？	1	0
3. 今天是几号？	1	0

续表

问题	答对	答错
4. 今天是星期几？	1	0
5. 现在是几月份？	1	0
6. 这是什么省（或市）？	1	0
7. 这是什么区（或县）？	1	0
8. 这是什么街（或乡、镇)？	1	0
9. 现在我们在几楼？	1	0
10. 这里是什么地方？	1	0
11. 复述：皮球	1	0
12. 复述：国旗	1	0
13. 复述：树木	1	0
14. 100 − 7 = ？（93）	1	0
15. 93 − 7 = ？（86）	1	0
16. 86 − 7 = ？（79）	1	0
17. 79 − 7 = ？（72）	1	0
18. 72 − 7 = ？（65）	1	0
19. 回忆刚才复述过的第一个内容（皮球）	1	0
20. 回忆刚才复述过的第二个内容（国旗）	1	0
21. 回忆刚才复述过的第三个内容（树木）	1	0
22. 辨认：手表	1	0
23. 辨认：铅笔	1	0
24. 复述：四十四只石狮子	1	0
25. 阅读并执行写在卡片上的"闭上眼睛的命令"	1	0
26. 用右手拿纸	1	0
27. 将纸对折	1	0
28. 将折好的纸放在大腿上	1	0
29. 说一句完整的句子（要有主、谓、宾语）	1	0
30. 按样作图（图样如下）	1	0

评分标准：　　　　　　　　　　　　　　　　　　　　　总分：

文盲≤17分，小学≤20分，初中及以上≤24分，则考虑存在认知障碍

3. 注意力障碍的评定 注意是指心理活动对某特定事物的指向与集中。由于注意人们才能清晰地认识周围环境中某一特定对象，而撇开不相干的事物。注意力评定的方法：视跟踪、形态辨认、删字母等视觉注意测试；听认字母、重复数字、辨认词、辨认声音等听觉注意测试。

（1）视跟踪和辨认测试

①视跟踪：要求受试者目光跟随光源做上、下、左、右移动。每个方向记1分，正常为4分。

②形态辨认：要求受试者临摹画出垂线、圆形、正方形和A字形各一图。每项记1分，正常为4分。

③划消字母测试：要求受试者用笔以最快速度划去字母列中的某些特定字母。100秒内划错多于一个为注意有缺陷。

（2）数或词的辨别注意测试

①听认字母测试：在60秒内以每秒1个字的速度将无排列规则的字母念给受试者听，其中有10个为指定的同一字母，要求听到此字母时要有表示，10个全部发现为正常。

②数字复述：以每秒1个字的速度念一系列数字给受试者听，要求立即复述。从两位数开始至不能背诵为止。背诵少于5位数为不正常。

③辨认词：向受试者播放一段短文录音，其中有10个为指定的同一词，要求听到此词时有表示，10个全部听出为正常。

（3）听跟踪：受试者闭目，在其前、后、左、右和头的上方摇铃，要求指出摇铃的位置。每个位置记1分，少于5分为不正常。

（4）声辨认：向受试者播放一段有电话铃声、钟表声、嗡嗡声、号角声的录音，要求听到其中某种指定声音时有表示，指定声出现5次，听出指定声音少于5次为不正常。

4. 记忆障碍的评定 记忆是过去经历过的事物在头脑中的反映，记忆的过程主要由对输入信息的编码、储存和提取三部分组成。根据提取内容的时间长短可分为瞬时记忆、短时记忆、长时记忆三种。瞬时记忆也称感官记忆，是指个体凭视、听、嗅、味等感觉器官感受到刺激时所引起的记忆，保留时间以毫秒计，最长为1~2秒。短时记忆的信息保留时间在1分钟内，又称为工作记忆。长时记忆保留信息的时间在1分钟以上，包括数日、数年或终生。对记忆功能的评定一般要分言语记忆评定和非言语记忆评定两部分。

（1）瞬时记忆的评定

①言语记忆的常用检查方法有数字广度测验、词语复述测验：数字广度测验的检查方法与注意障碍评定中的背诵数字检查相同。一次复述的数字长度在7范围内为正常，低于5则说明瞬时记忆有缺陷。词语复述测验是先由检查者说出4个不相关的词，速度为每秒1个词，随后要求受检者立即复述。正常者能立即说出3~4个词。检查中重复5遍仍未答对者说明瞬时记忆有缺陷。

②非言语记忆可用画图测验检测：给受检者出示4张画有简单图形的卡片，让其看30秒后将卡片收起，随即让受检者将所看到的图案默画出，再现图案不完整或变形均属异常。

（2）短时记忆的评定：短时记忆内容同瞬时记忆检查，但是在呈现检查内容后停顿 30 秒再要求受检者回忆检查中的内容。

（3）长时记忆的评定

1）程序性记忆的评定：程序性记忆又称技能记忆，如怎样做事情或如何掌握技能，通常包含一系列复杂的动作过程，如骑自行车、打羽毛球等。对于程序性记忆障碍的患者，尽管能够从基础上重新学习这些技能，但是在这样做时通常需要借助有意识地回忆所识记的内容（外显性思考）。其结果是，可能永远做不到自动地、毫不费力地完成那些在正常人看来是理所当然的简单运动任务。程序性记忆测验时，只需受检者完成指定操作，如开罐头、钉扣子、模仿折纸等。

2）情节记忆的评定：情节记忆指个人亲身经历有关的事件及重大公众事件信息的记忆。情节记忆是长时记忆障碍最显而易见的表现。情节记忆障碍包括顺行性遗忘和逆行性遗忘。

顺行性遗忘指不能回忆疾病发生以后一段时间内所经历的事，可通过言语和非言语检查来评定：①言语检查：可给被检查者阅读一段包含 15～30 个内容的故事，随后要求其复述所回忆出的内容并记录；准备由 20～50 个测验词和 20～50 个干扰词组成的卡片，每个词做成一张卡片，以每张卡片 30 秒的速度给被检查者展示测验词卡片，然后将两种卡片混合，让被检者挑出刚才展示过的卡片。②非言语检查：可通过复杂的"Rey – Osterrieth 图形记忆测验"来检测受检者的视觉记忆能力；也可以通过照片再认的方式检测。

逆行性遗忘是回忆不起发病前某一阶段的事件。可通过对被检查者发病前的个人经历或社会的重大事件进行提问的方式进行检测；请被检查者辨认著名人物的照片，说出人物的姓名、身份及相关历史年代；尚可通过常识提问、对物品进行分类、物品命名等方式检测。

3）语义记忆的评定：语义记忆是指有关常识、概念及语言信息的记忆：①常识测验：提问受检者一些常识性问题，如一年有几个月？中国首都是哪里等。②词汇测验：让受检者对词汇作出词义解释。③分类测验：让受检者对所列物品进行分类，如将其归入家具、植物等类别。④物品命名：请受检者对指定实物进行命名。⑤指物测验：将数件物品混放在一起，请受检者根据指令将物品从中挑出。语义记忆障碍常见于脑部弥漫性损伤，如痴呆等。

5. 知觉障碍的评定 知觉是发现信息的能力，是认知过程的第一步。知觉包括所有的感觉功能，如视觉、听觉、空间觉、触觉等，同时依赖于感知者的经验和知识水平。知觉障碍最常见的是视觉空间认知障碍、失认症和失用症。

（1）视觉空间认知障碍：包括空间定位障碍、方向距离的判断障碍、半侧空间忽略等。其中半侧空间忽略是脑损伤后最常见的行为认知障碍。表现为对大脑损伤病灶对侧身体或空间物品不能注意以及对该侧身体或环境所发生的变化不能作出相应反应或反应迟缓。可用"线段划消测验"进行检测：在一张 16 开白纸上均匀分布多条线段，每条线段长 2.5cm，让受检者在所看见的每一条线段上划一道。不能在所有线段上都划道，并且被划道的线段均偏在纸一侧为阳性。

（2）失认症

1）视觉失认：是指在没有视觉障碍的情况下，通过视觉不能辨认事物的一种临床症状：①物品失认：可将日常生活中的常用物品，如筷子、牙刷、肥皂、钥匙等物品摆在一起，请受检者说出名称；或由检查者说出名称，请受检者挑出相应的物品。②颜色失认：给受检者一张绘有苹果、橘子、香蕉图形的无色图，请其用彩色笔涂上相应的颜色。③相貌失认：找出一些受检者所熟悉的人、知名人士以及不同表情的照片，请受检者辨认。④图形失认：将各种不同形状的图片摆在桌上，请受检者按指令挑选出相应的图片。

2）触觉失认：是指在触觉正常的情况下，不能通过触觉辨认物体。请受检者闭目，用手触摸物体后识别其形状和材质，如布、金属、日常生活用品等。

3）听觉失认：是指在听力正常的情况下，通过声音不能辨别声音所代表的含义，如钟声、滴水声，或不能理解语句的含义。

（3）失用症：即在没有意识障碍、瘫痪、肌张力异常、共济失调、不随意运动以及没有视听障碍的情况下，企图做有目的或精细动作时，不能准确执行所了解的随意性动作。

1）意念性失用症：动作意念形成障碍是较严重的一种失用症。可通过活动逻辑试验进行评定，给受检者牙刷、牙膏、水杯，嘱其刷牙。如果受检者动作顺序混乱，不能自行正常完成整套动作，但可按指令完成分解动作，则为意念性失用症。

2）意念性运动性失用症：运动与意念之间的联系中断，表现为有意识的动作不能完成，但在无意识的情况下却可以完成，如不能按要求做伸舌、刷牙、洗脸和开锁等简单动作，但患者在不经意的情况下，却可自发完成上述动作。

3）结构性失用症：是以空间失认为基础的一种失用症。可让受检者在白纸上临摹指定的几何图形。能正确将图形画出为正常。有结构性失用者，可漏画和多画以及空间位置不均衡等。

4）穿衣失用症：请受检者给玩具娃娃或自己穿衣、系扣、系鞋带，如对衣服的正反、左右、上下不分，则为阳性。

5）步行失用症：若受检者不能启动迈步动作，但遇到障碍物或楼梯能够越过和上楼，迈步开始后拐弯有困难等异常表现，即可确定为步行失用症。

五、心理功能的评定

（一）概述

心理功能评定在康复评定中占有重要地位，是应用精神病学、心理学理论和技术对人的各种心理特征进行量化概括和推断。严重的创伤和疾病常引起患者一系列的心理变化，心理功能评定可用于康复的各个时期，通过心理功能的评定能够准确掌握患者的心理状况，帮助患者采取积极的应对措施，调整心理环境，这对于患者的康复具有重要意义。

（二）心理功能评定的实施方法

1. 个案史法　个案史法是通过收集患者的家庭史、疾病史、损伤史、教育背景史、职业和婚姻史、人格发展和形成历程，以及现在的心理状态等信息，对患者的心理特征作出系统而全面的判断。

2. 观察法　分为自然观察和控制观察。自然观察是在不加控制的情况下，对人的行为（包括以往和现在、心理和生理）进行观察。控制观察是指控制患者的条件，或对患者做了某种"处理"后，对行为改变进行观察。

3. 调查法　调查法是通过晤谈、访问、座谈或问卷等方式获得资料，并加以分析研究。

4. 心理测验法　心理测验法是心理功能评定的主要定量评定法。使用各种标准化量表，如人格量表、智力量表、症状量表等，以获得较高可信度的量化记录。心理测验种类繁多，必须严格按照心理测量科学规范实施，才能得到科学的结论。

（三）人格测验

人格是指个体所具有的全部品质、特征和行为等个别差异的总和，它代表着个体对现实稳定的态度和与之相应的习惯化了的行为方式。人格测验是对人格特点的揭示和描述，即测量个体在一定情境下经常表现出来的典型行为和情感反应，通常包括气质或性格类型的特点、情绪状态、人际关系、动机、兴趣和态度等内容。人格测验同样是康复工作中进行心理鉴定、评价的重要方法。

1. 艾森克人格问卷（EPQ）　是由英国伦敦大学的艾森克夫妇编制的，分为儿童（7～15岁）和成人（16岁以上）两种类型。经过多次修订，在不同人群中试测具有可靠的信度和效度，为国际所公认。EPQ的理论基础是认为人格是多维结构，量表由N量表（调查神经质）、E量表（内向－外向）、P量表（调查精神质）和L量表（掩饰量表）所组成，各维的典型特征表现如下：

（1）N量表：N分高的人表现为焦虑、紧张、易怒，有时又有抑郁。对各种刺激的反应都过于强烈，情绪激发后难以控制和平复下来。N分低的人倾向于情绪反应缓慢、弱，即使激起了情绪也很快平复下来，通常是平静而不紧张。

（2）P量表：P分高的人不关心人，倾向于独身，往往难以适应环境，感觉迟钝，对人有敌意，容易进攻等。P分高的儿童性格古怪、孤僻，对人和动物缺乏感情，往往易于仇视，不考虑安危，几乎没有社会化概念。P分低的人友善、合作、适应环境。

（3）E量表：E分高的人表现为外向性格，爱交际，喜欢活动，不爱一个人静下来阅读和做研究，渴望兴奋和冒险。E分低的人表现为内向性格，安静，离群，喜欢一个人读书做事，不喜欢冒险和冲动，对日常生活有规律，很少进攻。

（4）L量表：L分高的人说明受试者过分掩饰和虚假，待人接物比较成熟和老练。L分低的人纯朴，不够成熟和老练。

我国龚耀先修订的EPQ有88条，要求受试者按照测定手册回答"是"与"否"。

按照规定的标准予以记分，再参考年龄、性别常模判定各量表得分的高低。以 E 量表为例，若受试者 E 量表得分等于或接近于该年龄组样本中的 E 分的平均值，为中间状态；若高于平均值 + 标准差，则为高分，外倾；若低于平均值 − 标准差，则为低分，内倾。倾向的程度依偏离平均数的大小而变化。其他量表以此类推。

2. 明尼苏达多相人格调查表（MMPI） 是明尼苏达大学心理学家哈特卫与精神科医生麦金利于 20 世纪 40 年代合作编制而成，已被广泛应用于人类学、心理学和医学领域。MMPI 内容范围很广，包括身体各方面的情况、精神状态、神经失调、家庭、婚姻、宗教、政治、法律、社会等方面的态度和看法。我国宋维真主持修订的 MMPI，共 566 个问题，分 14 个量表，即 4 个效度量表和 10 个临床量表，对问题要求回答"是"或"否"。测验结果用电子计算机或算板统计分数，将 14 个量表的原始分换算成量表分。以量表分为纵坐标，14 个量表为横坐标，绘出曲线图形，即成为受试者个性剖面图，与常模比较，分析可得出该受试者的人格特征倾向（表 2 – 13，表 2 – 14）。

表 2 – 13　MMPI 临床量表

序号	临床量表	略语	说明
1	疑病	Hs	疑病倾向及对身体健康的不正常关心
2	抑郁	D	情绪低落、焦虑等问题
3	癔病	Hy	对身心症状的关注和敏感，自我中心等特点
4	精神病态性偏倚	Pd	脱离社会道德规范
5	男子气或女子气	Mf	男、女性格的倾向
6	妄想	Pa	强迫观点或行为焦急、抑郁
7	精神衰弱	Pt	精神衰弱、强迫、恐惧或焦虑等神经症特点
8	精神分裂症	Sc	思维混乱
9	轻躁症	Ma	被试感情发生的速度、强度和稳定性
10	社交内向	Si	不善社交、遇事退缩

表 2 – 14　MMPI 效度量表

序号	项目	略语	说明
1	问题	Q	高分表示回避现实
2	掩饰	L	高分表示答案不真实
3	效度	F	高分表示诈病或粗心
4	校正分	K	高分表示有防御反应

（四）情绪测验

情绪是人对于客观事物是否符合自身的需要而产生的一种反应。残疾人心理最明显的变化表现在情绪方面，由于残疾，伴有形象的破坏，因而对自我形象产生不满、自卑、羞愧、孤独、焦虑、抑郁，有的失去康复信心，个别的出现厌世、轻生行为。情绪状态有积极和消极之分，在临床上常见的消极情绪状态有焦虑和抑郁两种。焦虑是对事件或内部想法与感受的一种紧张和不愉快的体验，具体表现为持续性紧张或发作性惊恐状态，但此状态并非由实际威胁所引起。抑郁是一组消极悲观的情绪状态，既可表现为一组临床综合征，又可作为一种具有特定诊断标准的精神障碍。

1. 汉密顿焦虑量表（HAMA） 是英国学者汉密顿于 1959 年编制，能很好地衡量治疗效果，一致性好、长度适中、简便易行，用于测量焦虑症以及患者的焦虑程度，是当今应用最广泛的焦虑量表之一。目前我国常用的 HAMA 由汤毓华于 1984 年翻译引进。该量表的测试内容有 14 个项目，按无、轻微、中、较重、严重五级评定为 0 ~ 4 分，采用会谈和观察的方式，由评定者圈出每项目中最合适受试者情况的分数（表 2 - 15）。

表 2 - 15 HAMA 项目及分数

项目	说明	分数
1. 焦虑心境	担心、担忧，感到有最坏的事情将要发生，容易激惹	0 1 2 3 4
2. 紧张	紧张感，易疲劳，不能放松，易哭，颤抖，感到不安	0 1 2 3 4
3. 害怕	害怕黑暗、陌生人、独处、动物、乘车或旅行及人多的场合	0 1 2 3 4
4. 失眠	难以入睡，易醒，多梦，梦魇，夜惊，醒后感疲倦	0 1 2 3 4
5. 认知功能	感觉、知觉、记忆、注意障碍，主要指注意力不集中，记忆力差	0 1 2 3 4
6. 抑郁心境	丧失兴趣，对以往的爱好缺乏快感，早睡，昼重夜轻	0 1 2 3 4
7. 躯体性焦虑（肌肉系统）	肌肉酸痛，活动不灵活，肌肉跳动，肢体抽动，牙齿打战，声音发抖	0 1 2 3 4
8. 躯体性焦虑（感觉系统）	视物模糊，发冷发热，软弱无力感，浑身刺痛	0 1 2 3 4
9. 心血管系统症状	心慌，心悸，胸痛，血管跳动感，昏倒感	0 1 2 3 4
10. 呼吸系统症状	胸闷，窒息感，叹息，呼吸困难	0 1 2 3 4
11. 胃肠道症状	吞咽困难，嗳气，恶心，腹胀腹泻，便秘，体重减轻	0 1 2 3 4
12. 生殖泌尿系统症状	尿频，尿急，停经，性冷淡，早泄，阳痿	0 1 2 3 4
13. 自主神经系统症状	口干，潮红，苍白，多汗，起"鸡皮疙瘩"，紧张性头痛	0 1 2 3 4
14. 会谈时的行为表现	紧张、忐忑不安，咬手指，紧握拳，面肌抽动，顿足，手抖，表情僵硬，叹息样呼吸，面色苍白；打嗝，安静时心率快，呼吸快，腱反射亢进，瞳孔放大，易出汗，眼球突出	0 1 2 3 4
总分		

总分 < 7 分为无焦虑，> 7 分为可能有焦虑，> 14 分为肯定有焦虑，> 21 分为有明显焦虑，> 29 分为可能为严重焦虑。进一步做因子分析：①躯体性焦虑，含 7 ~ 13 项。②精神性焦虑，含 1 ~ 6 及 14 项。由此可以评定受试者的焦虑特点。

2. 汉密顿抑郁量表（HAMD） 是汉密顿于 1960 年在《神经科、神经外科和精神科杂志》上发表的，是最标准的抑郁量表之一。HAMD 常用的测试内容有 24 个项目，大部分项目按无、轻度、中度、重度、很重五级评为 0 ~ 4 分；少部分项目按无、轻中度、重度三级评为 0 ~ 2 分（表 2 - 16）。

表 2 – 16　HAMD 项目及分数

项目	分数	项目	分数
1. 抑郁情绪	0 1 2 3 4	13. 全身症状	0 1 2
2. 有罪感	0 1 2 3 4	14. 性症状	0 1 2
3. 自杀	0 1 2 3 4	15. 疑病	0 1 2 3 4
4. 入睡困难	0 1 2	16. 体重减轻	0 1 2
5. 睡眠不深	0 1 2	17. 自知力	0 1 2
6. 早睡	0 1 2	18. 日夜变化A 早	0 1 2
		B 晚	0 1 2
7. 工作和兴趣	0 1 2 3 4	19. 人格或现实解体	0 1 2 3 4
8. 迟缓	0 1 2 3 4	20. 偏执症状	0 1 2 3 4
9. 激越	0 1 2 3 4	21. 强迫症状态	0 1 2 3 4
10. 精神性焦虑	0 1 2 3 4	22. 能力减退感	0 1 2 3 4
11. 躯体性焦虑	0 1 2 3 4	23. 绝望感	0 1 2 3 4
12. 胃肠道症状	0 1 2	24. 自卑感	0 1 2 3 4

总分能较好地反映病情严重情况。总分 <8 分，没有抑郁症状；>20 分，可能是轻度或中度抑郁；>35 分，可能为严重抑郁。

六、环境评定

（一）概述

对于残疾人的某些损伤，通过医疗康复后能有所改善，而有些损伤是无法改变的。残疾者出院后能否真正独立生活，能否参与社会生活，环境是重要的影响因素。居住环境、工作环境以及社区环境，包括建筑物的结构设计、可利用空间、服务与公共交通以及安全问题等都可能成为阻碍患者实施日常作业活动的消极因素。为此，在出院前，需根据残疾者的具体情况与要求，对其生活和工作环境进行系统评定。

环境评定可通过问卷调查或实地考察完成。问卷调查主要是通过患者或家属回答提问来了解患者在将要回归的生活或工作环境中从事各种日常活动可能会遇到的情况，了解有哪些环境障碍（建筑结构或设施）会阻碍患者活动。实地考察患者在实际环境中进行各种活动的表现，评定结果真实、可靠。通过实地考察可以大大减少患者本人、家属及雇主对于患者功能独立的担心。实地考察也使康复护理人员可以制定出更切实际的克服环境障碍的方案。

（二）各种环境的评定

1. 居住环境的评定　住宅内外环境的评定包括住宅类型、入口、进入住宅的通道、户内入口和通道、客厅、卧室、餐厅、盥洗室、厨房、洗衣、打扫卫生、应付紧急情况12 项内容（表2–17）。在评定中，评定者在"□"中对所选答案打"√"，并在横线上填空。

表 2 - 17 居住环境的评定

1. 住宅类型
   （1）公寓楼房□：患者住在哪一层？_____有电梯吗？_____
   （2）独宅□：有几层？_____，患者住在几层？_____
   （3）平房□

2. 入口
   （1）台阶—患者能够上下户外的台阶吗？能□否□
       台阶的宽度_____台阶级数_____
       上台阶时扶手在：左边□，右边□，双侧□
       有无轮椅用斜坡？_____，长度_____，高度_____
   （2）门
       患者是否能够：□开锁、□开门、□关门、□锁门
       是否有门槛？_____门槛的高度_____门槛的材料_____门的宽度_____
       患者能够进_____出_____门吗？
   （3）走廊 宽度_____有任何障碍物阻碍通过吗？□有 □无

3. 进入住宅的通道
   （1）走廊 宽度_____阻碍：□有 □无
   （2）楼梯
       患者能上下楼梯吗？能□ 否□
       楼梯的宽度_____楼梯的级数_____楼梯的高度_____
       上楼梯时扶手在：□左边、□右边、□双侧
       有无轮椅用斜坡？_____，长度_____，宽度_____
   （3）门
       患者是否能够：□开锁、□开门、□关门、□锁门
       能够使用球形门把手？_____长柄门把手？_____
       是否有门槛？_____门槛的高度_____，门槛的材料_____
       门的宽度_____，轮椅能否出入？能□ 否□
       患者能够进_____出_____门吗？
   （4）电梯
       有电梯吗？有□ 无□
       电梯开门时是否与地面同高？是□ 否□
       电梯门宽_____电梯控制按钮的高度_____
       患者能自己独立乘电梯吗？能□ 否□

4. 户内
   记录走廊和门口的宽度_____
   记录有无门槛，如有则记录高度_____
   记录是否需要上楼梯或台阶才能进入房间_____
   （1）患者能否从家里的一处到另一处？如：
       □走廊 □卧室 □厨房 □盥洗室 □客厅 □户内其他地方
   （2）在家里从一个房间到另一个房间需使用：
       □拐杖 □助行器 □矫形器 □假肢 □手动/电动轮椅 □电动车 □其他

续表

（3）患者能否在以下几种情况安全地活动？

□在地毯上行走　□不平的地面　□打蜡的地板　□家具边角锐利　□家中有宠物

（4）对患者而言，潜在的不安全区域或因素是什么？_____

5. 卧室

（1）电灯：能开关吗？能□　否□

（2）窗户：能开关吗？能□　否□

（3）床：高度_____，宽度_____，两边均可上下吗？_____，有无床头板？_____，床尾板？_____床有轮子吗？_____，如有，床稳定吗？_____患者可否从床转移到轮椅上？_____，或从轮椅转移到床？_____

（4）床头柜　床头柜是否位于患者可及的位置？_____

床头柜上有电话吗？_____

（5）衣服　患者的衣服放在卧室吗？_____

患者从何处取衣服：□箱子　□柜子　□抽屉　□其他处

（6）在卧室中活动所遇到的最大的问题是什么？_____

6. 盥洗室

（1）在盥洗室里，患者使用：□轮椅　□步行器

（2）盥洗室空间的大小允许轮椅_____或步行器_____进入其中吗？

（3）患者能够触到开关吗？_____

（4）使用厕所　类型：□坐式厕所　□蹲式厕所

患者能否独立进行轮椅与坐便器之间的转移吗？能□　否□

坐便器的高度_____坐便器附近有无扶手？有□　无□

有无安装扶手的位置？有□　无□

能否取卫生纸和使用卫生纸？能□　否□

（5）使用水池

水池的高度_____能开关水龙头吗？能□　否□

水池下方有无放腿的位置？有□　无□

患者能否拿到所需用品？能□　否□

（6）洗澡

患者洗□盆浴　□淋浴

盆浴时患者能否在没有帮助的情况安全地转移？能□　否□

浴盆旁有无扶手？有□　无□

是否需要辅助用品，如坐椅、防滑垫、扶手、其他_____等

患者能否开关水龙头和使用塞子？能□　否□

盆边到地面的高度_____

浴盆的内径宽度_____

淋浴时，患者能否独立转移和拧水龙头？能□　否□

洗澡所遇到的最大问题是什么？_____

7. 客厅

（1）能开关电灯吗？能□　否□

（2）能开关窗户吗？能□　否□

（3）为了使轮椅能够通过，可否重新摆放家具？可□　否□

（4）能否从轮椅转移到座椅，或从座椅转移到轮椅？＿＿＿＿＿，座椅的高度＿＿＿＿＿

（5）能否从□座椅、□沙发上站起或坐下

（6）能否使用□电视、□收音机、□空调或□其他电器

（7）客厅活动所遇到的最大问题是什么？

8. 餐厅

（1）能开关电灯吗？ 能□ 否□

（2）桌子高度＿＿＿＿＿，能在餐桌上吃饭吗？ 能□ 否□

（3）轮椅能否推到桌子下方？ 能□ 否□

9. 厨房

（1）患者能打开冰箱取食品吗？ 能□ 否□

（2）患者能打开冰柜取食品吗？ 能□ 否□

（3）水池

患者能否坐在水池前？ 能□ 否□

患者能否触及水龙头？ 能□ 否□ 能否开关水龙头？ 能□ 否□

（4）橱柜

患者能否开关柜门？ 能□ 否□

患者能否拿到餐具、水壶、食品？ 能□ 否□

（5）移动患者能否携带器皿在厨房里从一处到另一处？ 能□ 否□

（6）炉灶

患者能否到达炉灶前并使用炉灶？ 能□ 否□

能否使用烤箱？ 能□ 否□

（7）其他电器

患者能否使用电源插座？ 能□ 否□

患者能否拿到并使用其他电器？ 能□ 否□

（8）操作空间

操作台前有足够的操作空间吗？ 有□ 无□

绘制示意图，指示炉灶、冰箱、水池、操作台等的位置

（9）使用厨房对你来说十分重要吗？＿＿＿＿＿

（10）厨房活动所遇到的最大问题是什么？＿＿＿＿＿

10. 洗衣

（1）患者有无洗衣机？ 有□ 无□

（2）能否到达洗衣机处？ 能□ 否□

能否放入？＿＿＿＿＿取出？＿＿＿＿＿

能否控制开关或按钮？ 能□ 否□

（3）如果没有洗衣机，如何洗衣服？＿＿＿＿＿

（4）患者能晒衣服吗？ 能□ 否□

（5）患者能否熨衣服？ 能□ 否□

（6）洗衣所遇到的最大问题是什么？＿＿＿＿＿

11. 打扫卫生

（1）患者能否拿到拖把、扫帚或吸尘器？ 能□ 否□

（2）能使用哪种工具？＿＿＿＿＿

续表

12. 应付紧急情况
（1）电话在室内的位置_____
（2）患者单独在家时，能否迅速从安全口或后门撤离？能□　否□
（3）患者有邻居、警察、火警及医生的电话号码吗？有□　无□

2. 工作环境的评定　在工作环境中评定一个人的功能水平时，节省能量和符合人体工程学是评定者考察应该遵循的主要原则。

（1）外环境的评定：①停车场与办公地点之间的距离。②停车场有无残疾人专用停车位及其标志。③残疾人停车位面积是否足以进行轮椅转移。④残疾人停车位是否便于停放和进出。⑤残疾人专用停车位数量。⑥停车场与路沿之间有无斜坡过渡。⑦建筑物入口有无供轮椅使用者专用的无障碍通道以及入口引导标志。

（2）工作所需的躯体功能水平的评定：在了解被评定者的工作及其特点的基础上，评定者应分析完成该项工作需具备的各种功能及水平，如肌力（躯干、上下肢）、姿势、耐力、手指灵活性、手眼协调性、视力、听力以及交流能力等。

（3）工作区的评定：检查被评定者的工作区，包括照明、温度、座椅种类、工作面的种类、高度和面积；被评定者坐在轮椅中时，其活动空间以及双上肢的水平和垂直活动范围等。

（4）公共设施与场所的评定：残疾者除了在自己的工作区活动，还要去工作区以外的地方活动，如上下电梯、去洗手间、使用公用电话等，这些地方是否有障碍，同样是制约残疾者返回工作岗位的重要因素（表 2 - 18）。

表 2 - 18　建筑物调查评定表

设施	有（Yes）	无（No）
电梯		
（1）有电梯吗		
（2）电梯到达所有楼层吗		
（3）电梯控制按钮距地面的高度		
（4）控制按钮易操作吗		
（5）有无紧急用电话		
公用电话		
（1）残疾人能够使用电话吗		
（2）电话是触键式？拨号式？（在选择上画圈）		
（3）电话距地面的高度		
地面		
（1）地面滑吗		
（2）如果有地毯，地毯用胶黏固定在地面上吗		
洗手间		
（1）残疾人能够进入吗		
（2）厕所的入口宽度		

设施	有（Yes）	无（No）
（3）厕所内有无扶手		
（4）坐便器高度		
（5）容易取用卫生纸吗		
（6）洗手间内公共活动面积		
（7）洗手池下面有无容纳膝部的空间		
（8）能使用水龙头		

3. 社区环境的评定　社区环境包括各种社区资源和社区服务。对于期望回归和参与社区生活的残疾者来说，社区环境的评定十分必要。通过评定，可使康复护理人员、患者以及家属了解可以利用哪些社区资源和社区服务。在社区环境评定中，残疾者能否利用交通工具以及各种社区服务是两个重点。有无适用于不同肢体残疾的交通工具便于残疾者出行：公共汽车有无残疾者进出专用门；汽车上有无液压升降装置可直接将四肢瘫或高位截瘫患者和轮椅转运入车厢内等。工作环境评定的许多要点同样适用于社区各种服务设施，无论是商店、剧院、餐馆、会馆、学校、体育场馆等都需要考虑入口处的无障碍通道、走廊的宽度、残疾人是否能进入并使用洗手间、能否使用公用电话等。

第三章　常用康复护理技术

第一节　环境康复护理

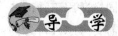

　　患者，女，58 岁，因脑梗死致右侧肢体偏瘫 5 个月。现患者右侧肢体活动障碍，言语不利，日常生活不能自理，肌力 2 级，偏瘫步态，Barthel 指数评定 46 分。康复护理人员通过对其病房环境的合理布置和指导家居环境改造，有效地减少了患者受伤的危险并提高了患者的自理能力。

重点与难点

　　重点：病房环境布置，家居环境改造。
　　难点：家居环境改造。

【概述】

（一）环境

1. 概念　环境（environment）是指影响机体生命和生长的全部外界条件及机体内部因素的总和，包括内环境和外环境。内环境是指人体细胞所处的环境，包括生理和心理环境；外环境是指围绕着人类的空间及其中可以直接或间接影响人类生存和发展的各种物理环境因素与社会环境因素的总和。环境与患者康复密切相关，良好的环境能够帮助患者康复，促进人的健康，不良的环境则会给人带来不便或危害。作为康复护理人员，必须消除和改善环境中的不利因素，充分利用环境中有利的因素，努力为患者的功能康复创造良好的物理环境和社会环境。本节主要介绍外环境。

2. 外环境分类

（1）物理环境（physical environments）：是指围绕着人类的设施、建筑物等物质系统，包括自然环境、人工建造的环境和物件。

1）自然环境（natural environments）：是指未经人为改造或经仿造的自然环境，如天空、河流、山脉、季节更替、气候的变化等。空间上的距离就会给行动不便的残疾人造成许多障碍。

2）人工建造的环境（built environments）：是指人为建造的，用于容纳、活动、分隔、拥有的场所以及连接这些场所的设施，如住房、学校、街道、电梯等。人工建造的环境对残疾人的影响随处可见，如室内设施、空间设计和家具摆放等均可能使轮椅使用者不能进入人工建造的环境中去，从而给他们生活带来不便。

3）物件（objects）：分为自然物件和人工物件两类。自然物件包括自然界中有生命和无生命的东西，如植物、动物、砂石、水等；人工物件包括食物、家具、衣物、书本、艺术品、工具、机器以及交通工具等。在人工建造的环境中，物件的摆放要根据其功能、作用及个人喜好而定。如一个普通的厨房，如果不经过康复方面的设计改造，轮椅使用者就很难甚至无法完成煮饭这一作业活动。

（2）社会环境（social environments）：是指人类通过经济、政治、文化等活动，在自然环境的基础上营造的人为环境，包括社会制度、经济状况、生产活动、生活方式、文化教育、宗教信仰、风俗习惯、人际关系及医疗卫生条件等。

（二）无障碍环境

1. 概念 在联合国中文文件中的"无障碍"或"无障碍环境"对应的英文都是"accessibility"，意指能够进去、可以接近、可获得、易到达（大英汉词典）。可见，为实现残疾人平等参与社会活动并构建和谐社会，就要使残疾人在任何环境中进行任何活动都没有障碍，才能称为无障碍环境。

2. 分类与要求 包括物质环境、信息和交流的无障碍。无障碍环境建设，包括无障碍物质环境、无障碍信息交流和服务等方面的建设。物质环境的无障碍是无障碍环境建设中一个首先要解决的问题，也是本节的主要内容。

（1）物质环境无障碍主要要求：城市道路、公共建筑物和居住区的规划、设计、建设应方便残疾人通行和使用。城市道路应满足轮椅和拐杖使用者通行，方便视力残疾者通行；建筑物应考虑出入口、地面、电梯、扶手、厕所、房间、柜台等设置残疾人可使用的相应设施，方便残疾人通行。

（2）信息和交流无障碍主要要求：公共传媒应使听力、言语和视力残疾者能够无障碍地获得信息，进行交流，如影视作品、电视节目的字幕和解说，电视手语，盲人有声读物等。

3. 无障碍环境源流 国际上对于物质环境无障碍的研究可以追溯到20世纪30年代初，当时在瑞典、丹麦等国家已经建有专供残疾人使用的设施。1961年美国国家标准协会制定了世界上第一个无障碍设计标准，无障碍设计是运用现代技术建设和改造环境。为广大残疾人提供行动方便和安全的空间，创造一个"平等、参与"的环境；1968年和1973年国会分别通过了建筑无障碍条例和康复法，提出了使残疾人平等参与社会生活，在公共建筑、交通设施及住宅中实施无障碍设计的要求，并规定所有联邦政府投资的项目，必须实施无障碍设计。继美国之后，英国、加拿大、日本等几十个国家和地区相继制定了有关法规。我国对环境的建设相当重视与支持，如国家鼓励采用无障碍通用设计的设施和信息服务，为包括残疾人、老年人在内的全体公民参与社会生活提供便利。2011年4月25日，国务院法制办《无障碍环境建设条例》中要求：县级以上人民政府优先推进医院、康复中心、养老院等残疾人、老年人较为集中的机构和有无障碍需求的残疾人、老年人的居家环境等场所的无障碍改造；对贫困残疾人居家环境的无障碍改造，由各级财政给予适当补助。

【环境康复护理原则】

1. 安全性　安全的需要是人们最基本的需要。康复护理的服务对象是功能障碍的患者和老年人，由于他们存在着多方面的功能障碍问题，有时难以克服某些障碍从而容易发生危险。老年人身体机能退化，行动缓慢，对环境的感知力较差，对刺激的反应灵活性较低，更会增加因跌倒而引起其他并发症的危险。因此，安全性原则是环境准备不容忽视的一个重要环节。环境准备要全面考虑环境设施的安全性，确保患者的使用安全。例如，病房厕所及浴室需使用防滑的地面，走廊、通道需要有良好的灯光照明，马桶旁加装扶手等。

2. 可及性　为保障患者通行的权利，鼓励其在无须他人帮助的情况下，独立完成自己的事情，无障碍环境的准备强调环境的可及性。可及性就是能使患者方便地感知、到达、进入及使用环境设施。例如，医院建筑的入口、走廊、过道、室内应有足够的空间供轮椅通行；入口不应配备阻碍患者的台阶而应设置坡道；厕所中便器的位置和高度、扶手的设置等必须使乘轮椅者可以方便地在便器与轮椅之间转换；洗手台的高度和下部空间应使乘轮椅者可接近并使用该设备等。

3. 舒适性　环境舒适，空气新鲜，无噪音污染等是患者对环境的基本要求，也是准备康复护理环境时要遵循的基本原则之一。

【应用】

环境康复护理不是一个简单的过程，而是一个收集所有相关资料、从患者的角度出发进行推理和思考的过程，要综合考虑物理环境、社会环境、文化因素，把握患者以及与之相关人员将来生活的基本要素，形成一个患者在改造环境后的生活整体观，从而制定出具体的环境改造方案，保证患者最大限度的功能水平。一般可根据家居环境改造流程图考虑家居环境改造（图3-1）。

（一）医院环境

为规范建设无障碍设施，2001年，我国下发了《城市道路和建筑物无障碍设计规范》，其中医疗建筑（包括综合医院、专科医院、疗养院、康复中心、急救中心，其他医疗、休养建筑）必须在以下场所设计无障碍设施：人行通路，庭院，停车车位，建筑入口及门，水平与垂直交通，售票、候诊、门诊用房，急诊用房，住院病房，疗养用房，放射、检验及功能检查、理疗用房，公共厕所，服务台，挂号，取药，公共电话，饮水器及查询台等。

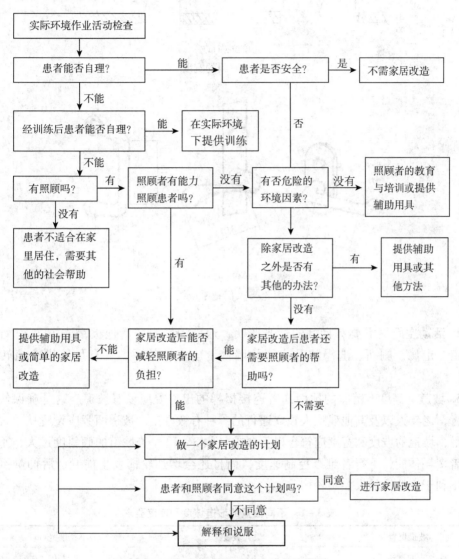

图 3 - 1　考虑家居环境改造的流程图

译自：Working Group on Community Occupational Therapy（1999）. Guide to Environmental Modification：Occupational Therapy in Practice. HKOTA。

1. 各种门（包括两扇门的其中一扇门）　取消门槛，门宽应有利于轮椅通过，至少为85cm（图3-2）。门打开时，打开的门与相对的门框边或另外的一扇门之间的净宽度不得少于80cm，以利于轮椅进出。门把手安装的高度为距地面85~90cm处，应低于一般门锁安装的高度。门把手或锁可为杠杆式，门锁最好为按压式（图3-3），可减少用力，方便患者开启。有条件的医院可设置自动开关门装置。

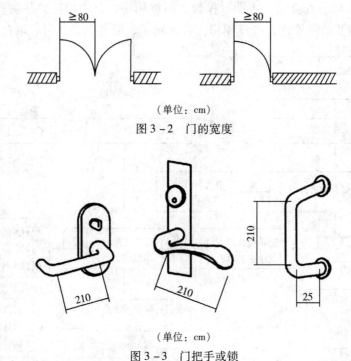

（单位：cm）

图 3 - 2　门的宽度

（单位：cm）

图 3 - 3　门把手或锁

2. 活动空间　需要有良好的灯光照明，地面需铺设防滑地板，洁净、无障碍物。在楼道、走廊、厕所、洗澡间及房间的墙壁上应安装扶手，且有足够供轮椅转移的空间。

3. 坡道　高度有落差的地面或者连接楼梯的出口处应设置坡道。这是确保使用轮椅患者、老年人以及其他残疾人独立通行的一种有效办法。坡道两旁应设置扶手，地面应防滑，坡道的坡度和宽度应符合以下要求（表 3 - 1）。若坡道的倾斜度过大，不但使上行者多耗体能，下行者难以控制速度，而且还会增加轮椅发生前倾、后仰翻倒的危险，不利于坐轮椅的人控制轮椅。

表 3 - 1　不同位置的坡道坡度和宽度要求

坡道位置	最大坡度	最小宽度（cm）
有台阶的建筑入口	1：12	≥120
只设坡道的建筑入口	1：20	≥150
室内走道	1：12	≥100
室外通路	1：20	≥150
困难地段	1：10～1：8	≥120

4. 医院通道的宽度　轮椅单向通行通道宽度需在 90cm 以上；双向轮椅通行通道宽度需在 150cm 以上；轮椅及行人双向通行通道宽度需在 120cm 以上（图 3 - 4）。

5. 楼梯　以电梯代替为宜，电梯的设置必须便于乘坐轮椅者使用，门宽不小于80cm，电梯厢面积不小于 150cm×150cm，电梯控制装置的高度离地面应在 90～110cm

带盲文的选层按钮。若设有楼梯，阶梯应不高于 15cm，深度为 30cm，两侧应设 65 ～ 85cm 高的扶手。

6. 传达、接诊、咨询等服务柜台　柜台下面离地应 68cm 以上，以双足可伸入 45cm 为宜，台面高度不应大于 80cm。

7. 公用电话亭　放电话的柜台与传达、接诊、咨询等服务柜台相同。电话机和拨号盘中心离地应为 90 ～ 100cm。

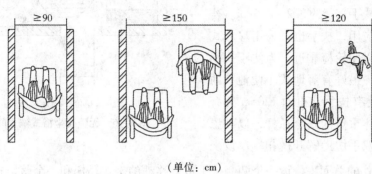

（单位：cm）

图 3 - 4　医院通道宽度

（二）病房环境

1. 房间的布置

（1）病房内不宜放置过多的器物，应留有足够的空间方便轮椅活动。病床的高度要与轮椅相等，方便患者完成床与轮椅之间的相互转移。

（2）偏瘫患者常发生半侧空间忽略和半侧身体忽略，故应将床头柜放在患侧，有利于促使患者转头看放在床头柜上的东西，并移动健侧上肢横过身体中线取所需物品。电视机也应放在患侧，这样患者须把头转向患侧才能看到它。床与轮椅之间的转移也应是朝向患侧的运动。如果使患侧床沿靠墙或是床放置的位置不利于患侧活动，则会使患者患侧认知功能障碍加重。

（3）部分患者伴有不同程度的言语功能障碍，应尽量安排其与言语功能较好的患者同住，鼓励和促进患者之间的交流，增加练习机会，以帮助其提高言语能力。

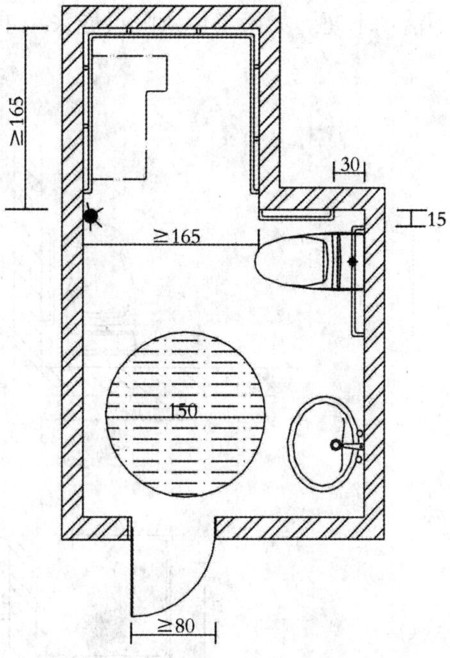

2. 洗手间的设置
无障碍的洗手间设置包括马桶、洗手台与淋浴等设施。需考虑安全性和患者的可及性。地面需做防滑设计，洗手间内部需留有轮椅使用者所需的回旋空间（图 3 - 5，图 3 - 6）。

（单位：cm）

图 3 - 5　无障碍淋浴式洗手间

（1）盥洗室：便器旁要有固定扶手，并使用防滑不易折断的材料。大便器应选择坐式马桶，高度为 38～45cm，中心线距墙约 45cm，侧墙扶手为"L"型，距地面约 70cm，长度约为 70cm，背侧扶手距地面约 85～90cm，长度约为 100cm，扶手离墙约 5cm 以上，扶手直径约 3.2～4.5cm。若要供偏瘫患者应用，扶手也可采用移动式的，移开一侧以便轮椅靠近。为便于扶拐的男患者小便，最好有落地式小便池，两侧离地 90cm 处有扶手，正面 120cm 处有横的能承受身体重量的安全抓杆，以利患者依靠并空出双手协助解开裤扣。单设坐

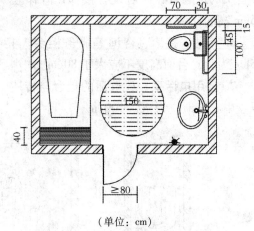

（单位：cm）

图 3－6　无障碍坐浴式洗手间

式马桶仅需 2m² 的总面积，设一个两侧扶手可以移动的坐式马桶和一个落地式小便池约需 2.8m² 的总面积。厕所的门最好是双向门，以免开关时引起麻烦。如为向外开的门，进门时需患者后退才能开门，进门后需转过身来关门；而向内开的门占去了室内空间，活动不便。如果条件所限只能采用单向门，则应选择向外开的门（图 3－7）。

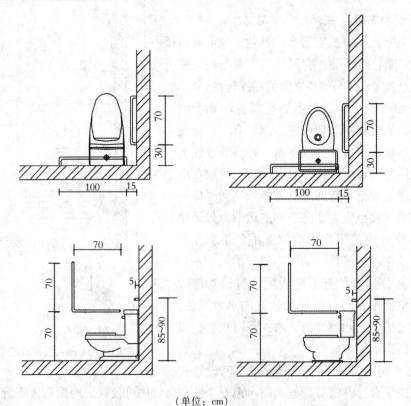

（单位：cm）

图 3－7　便器及扶手

（2）洗手池：下部空间高度应大于70cm，深度大于40cm，池底最低处应不低于地面55cm，以便轮椅使用者的腿部能进入池底；洗手池台面高度不应高于地面78cm，以便接近水池洗手和洗脸，而一个可升降的洗手池应该更有利于残疾人和不同年龄的人群使用。池深不必大于16cm，排水口应位于患者可触及处。镜子的中心应在离地105～115cm处，镜面稍倾斜向下，方便患者照见自己较大部分身体（图3-8）。

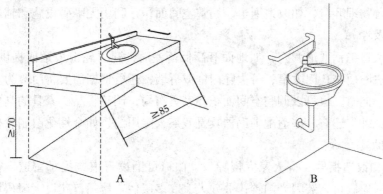

（单位：cm）

图3-8　无障碍式洗手台

（3）水龙头：可采用感应式或杠杆式（图3-9）。

（4）浴室：浴盆的盆沿离地面的高度应与轮椅座高40～45cm相近。盆周与盆沿同高处应有平台部分，以便患者转移和摆放洗浴用品。水龙头用手柄式较好。盆周应有直径4cm的不锈钢防滑扶手。淋浴时用手持淋浴喷头，喷头最大高度应位于坐在淋浴专用轮椅上的患者用手可触及处。同时具备盆浴、淋浴的浴室面积在200cm×200cm左右。地面和盆底应有防滑措施；浴室内部地面以及与外间结合处不应有台阶，以便于轮椅进出；为防止地面水溢出，可将门口制作成外高内低的斜坡。有条件的家庭和医院内的浴室和盥洗室等处，可设置防水、醒目、便于摔倒在地面的求救者触及的紧急呼叫装置（呼叫铃）。

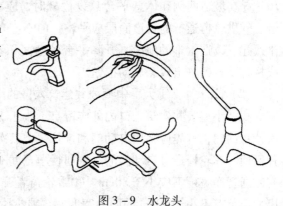

图3-9　水龙头

（三）家居环境改造指导

关心残疾人是社会文明进步的重要标志。我国在《中共中央国务院关于促进残疾人事业发展的意见》（中发〔2008〕7号）中明确提出，将残疾人康复纳入国家基本医疗卫生制度和基层医疗卫生服务内容，逐步实现残疾人人人享有康复服务，大力开展社区康复，推进康复进社区、服务到家庭……要加快推进与残疾人日常生活密切相关的住宅、社区、学校、福利机构、公共服务场所和设施的无障碍建设和改造，有条件的地方要对贫困残疾人家庭住宅无障碍改造提供资助。康复护理人员在工作中，也可指导身体和视觉有障碍的患者进行家居环境改造，创造一个安全、方便、无障碍的生活环境，方便残疾人的日常生活起居。

居家无障碍环境改造要因地制宜，充分考虑残疾人日常居家需求及其功能状况，并借助辅助器具技术，使居家环境及设施设计人性化和个性化。目前，居家环境无障碍改造主要是改善物理环境，如改造通道、调整空间面积，利用无障碍设施和辅助器具，使空间具备可及性。

一般的改造包括通道调整，如地面有高低落差时，建立轮椅坡道或提供升降设备；有门槛时，去除门槛；门太窄，可去除门框或拆墙；还可根据需要将门改为左右推拉门或自动门等。同时，也可以调整空间面积和家具布局，调整物品、家具的高度，调整卫浴设施等。此外，还有一些适配辅助器具是残疾人专用的，如个性化改制轮椅、沐浴推椅、炊事自助具等。

1. 出入口改造指导　盲人家庭楼梯口、门口可铺设盲道或提示盲道，安装语音对讲门铃；聋人家庭可安装闪光门铃；肢残人家庭多层住宅楼门口建设无障碍坡道，房间内实现无障碍通行；平房院门、各房间无障碍通行。无障碍出入口设计规范如下：

（1）坡道和升降平台：①建筑的入口地面有落差和台阶时，应设符合轮椅通行的坡道，并在坡道两侧设扶手。两级以上台阶两侧均应设扶手。②供轮椅通行的坡道应设计成直线形，不应设计成弧线形和螺旋形。按照地面的落差程度，坡道可分为单跑式、双跑式和多跑式坡道。③双跑式和多跑式坡道休息平台的深度不应小于150cm，起点和终点应留有深度不小于150cm的轮椅缓冲地带。④建筑入口的坡道宽度不应小于120cm，坡度不应大于1/12；室外通路的坡道宽度不应小于150cm，坡度不应大于1/16。⑤在坡道两侧和休息平台只设栏杆时，应在栏杆下方的地面上筑起5cm的安全挡台。⑥供轮椅通行的坡道面层应平整，但不应光滑。⑦自动升降平台占地面积小，适用于改建、改造困难的地段。升降平台的净面积不应小于150cm×100cm，平台应设栏板或栏杆及轮椅进出口和启动按钮。

（2）出入口：①大、中型公共建筑入口的内外应留有不小于200cm×200cm轮椅回旋面积，小型公共建筑入口内外应留有不小于150cm×150cm轮椅回旋面积。②供残疾人使用的门，首先应采用自动门和推拉门，其次是平开门，不应采用旋转门和力度大的弹簧门。③轮椅通过自动门的有效通行净宽度不应小于100cm，通过推拉门与平开门的有效通行净宽度不应小于80cm。④乘轮椅者开启推拉门或平开门时，在门把手一侧的墙面应留有不小于50cm的墙面宽度。⑤乘轮椅者开启的门扇，应安装视线观察玻璃和横执把手及关门拉手，在门扇的下方宜安装高35cm的护门板。⑥大、中型公共建筑通过一辆轮椅的通道净宽度不应小于150cm，小型公共建筑通过一辆轮椅的通道净宽度不应小于120cm，在通道末端应设有150cm×150cm轮椅回旋面积。⑦通道的地面应平整、防滑、不积水、无障碍物。通道内有台阶时，应设符合轮椅通行的坡道。⑧如门扇向通道内开启则通道应设凹室，凹室的深度不应小于90cm，宽度不应小于130cm。

（3）扶手：①在坡道、楼梯及超过两级的台阶两侧及电梯的三面周边应设扶手，扶手宜保持连贯。②设一层扶手的高度为 85～90cm，设二层扶手时，下层扶手的高度为 65cm。③坡道、楼梯、台阶的扶手在起点及终点处，应水平延伸 30cm 以上。④扶手的形状、规格及颜色要易于识别和抓握，扶手截面的尺寸应为 3.5～5cm，扶手内侧距墙面的净距离为 4cm。⑤扶手应选用优质木料或其他较好的材料，扶手必须要安装坚固，应能承受身体的重量。

2. 室内改造

（1）起居室：餐桌的高度在可供轮椅进入的前提下不能高于 75cm；柜子和电视机的高度在 90～120cm；过道的宽度应不少于 105cm；电插座不应低于 50cm。室内地板不应打蜡，地毯应尽量去除。圆形门开关把手应改造成横向把手以利开关；如手的力量不够，用钥匙开门有困难时，可用一个可插进钥匙的小短棒，开门时插入转动棒。当然，使用现代化的电子钥匙、卡片式钥匙更好。由于坐在轮椅上手能触及的最大高度一般为 120cm，因此衣柜内挂衣架的横木不应高于 120cm，衣柜深度不应大于 60cm。坐在轮椅上向侧上方触摸的合适高度为 130cm，因此柜内隔板和墙上架板不应高于此高度，墙上电灯开关也应如此。侧方伸手下探时最低可达高度为 25cm，因此底层的柜隔板、抽屉均不应低于此高度；墙面电插座以离地 30cm 以上为宜。室内外的照明要好，视觉度清晰。脊髓损伤患者，尤其是颈脊髓部损伤患者或体温调节障碍患者，室内温度应可调节。

（2）卧室：轮椅使用者卧室内桌前、柜前，以及床的一边应留有 160cm 的活动空间，以便轮椅可做 360°旋转。如床头一侧放床头柜，此侧离床应有 80cm，以便轮椅进入。滑动门、折叠门或手柄式的门把手高度应合适。患者在床上可以用手触及电灯开关，如使用遥控器控制电灯开关更好。对于非轮椅使用者，床的高度应以患者坐在床边、髋和膝关节保持约 90°，双脚能平放在地面为宜。

（3）厕所和浴室：对于轮椅使用者，面积不应少于 150cm×175cm；最好无门槛或门槛高度小于 2.5cm，门应向外开；杂物架、毛巾架和水龙头的高度应在 90～120cm；建议在浴室中安装镜子；坐厕较为适合，高度应在 38～45cm；坐厕的一侧或两侧应装有扶手；冲厕开关应装在较为宽敞的一侧，高度在 60～105cm；洗手盆下方至少应有高度为 55cm 的空间供轮椅进入；淋浴处应有淋浴椅或浴缸上有淋浴板；浴缸的高度与轮椅的座位高度相近；淋浴处应安装扶手，高度应在 75cm 以下；热水器的高度应在 90～120cm；应使用手握式的淋浴头，固定架的高度应低于 110cm。

在厕所和浴室安装扶手时要考虑以下因素：使用扶手的目的，患者的能力，安装的可能性，安装的部位，扶手的类型、长度和直径，扶手的数目等。扶手最好是不锈钢防滑的，类型可根据不同的需要选择直条型和"L"型，安装时可根据需要安装成水平、垂直或倾斜，倾斜的角度在 15°～30°之间，而且要用膨胀螺丝稳固地安装在能承重的墙面上。水平安装的扶手方便肘关节在屈曲 45°时推撑或拉，垂直的扶手便于站立时的轴心转动和保持站立位的稳定，"L"型的扶手则两者兼备。向上倾斜的扶手便于坐下时用手牵拉，向下倾斜的扶手便于起立时推撑。

（4）厨房：对于轮椅使用者，厨房面积不应少于 150cm×150cm；最好没有门槛或门槛的高度小于 2.5cm，炉灶的高度应在 76～80cm，炉灶下至少有 18cm 高度的空间；

水槽的高度应是 76 ~ 80cm，水槽下要有 55cm 高度的空间供轮椅进入；厨房案板的高度不应高于 75cm，宽度不应大于 55cm；橱柜的高度应在 120cm 以下。

（5）家居设施高度：由于坐在轮椅上手能触及的最大高度约为 120cm，为了便于肢体残疾者或不能站立而需要使用轮椅患者的日常活动，家居设施的高度均应低于一般常规高度。如桌面高度不超过 80cm；椅坐不高于 45cm；房间窗户的高度也要比常规的低，这样才不影响患者观望窗外的视线。

第二节　正确体位的摆放

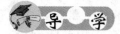

患者，男性，72 岁，以左侧肢体无力 42 天为主诉入院。缘于家人发现患者反应迟钝，左侧肢体乏力，尚可持物、行走，急送入院。查头颅 CT 确诊为"脑梗死"。经"改善循环，抗凝，营养神经，促进大脑功能恢复，降血糖，降血压，综合康复"等治疗后，患者神志转清，遗留左侧肢体无力，持物、行走不稳。康复护理人员制定了康复护理计划，对患者正确体位的摆放进行训练，指导患者家属协助训练。

重点与难点

重点：体位摆放的基本原则，各种功能障碍正确的体位摆放。
难点：各种功能障碍体位摆放的要求及方法。

研究表明，患者在床上卧或半卧的时间越长，关节僵硬、肌肉萎缩或挛缩的发生率越大，患者在后期的康复就越困难。长时间卧床制动，尤其是老年人，更容易导致深静脉血栓形成，压疮、坠积性肺炎等并发症发生。因此，协助患者采取正确的体位是非常重要的，不仅可以预防并发症，也可作为治疗的一部分促进患者运动功能的恢复，使患者在日常生活中即可得到治疗。

【概述】

体位（posture）一般是指身体位置，临床上通常指的是根据治疗、护理以及康复的需要所采取的并能保持的身体姿势和位置。

良肢位是指患者在卧位或坐位时躯干及四肢所处的一种良好的体位或姿势。良肢位既可以使患者感觉舒适，又能使各肢体及关节处于功能位置，减轻患侧肢体的肿胀，同时配合翻身活动，起到预防压疮、防止坠积性肺炎、对抗痉挛模式的出现等作用，有利于患者早期康复。在早期，患者体位是被动摆放的，需要用垫枕、卷起的床单或毛巾来维持。随着患者身体机能的恢复，患者需要的帮助会越来越少，逐步过渡到可以自己改变体位。

【正确体位摆放的基本原则】

1. 舒适原则 摆放后的体位尽量使患者感觉舒适，有利于促进肢体的血液回流。

2. 符合人体力学的要求 患者的良肢位应尽量符合人体力学的要求，将身体的重量平均分配到各个负重部位，使肢体及各个关节均处于功能位置；良肢位的摆放应能达到对抗痉挛模式的出现和发展的治疗目的。

3. 保持平衡性和稳定性 卧位时保持一定的平衡性和稳定性，对于无法维持稳定性卧位的患者，应恰当使用支持物及保护性设施。

【应用】

（一）偏瘫患者的体位摆放

患者处于软瘫期时，患肢肌力减退，肌张力下降，腱反射减弱或消失。由于偏瘫侧肢体不能维持抗重力体位，在患者坐起或站立时，偏瘫侧上肢的重量牵拉关节囊，易导致肩关节半脱位和肩痛。患者处于痉挛期时，肌张力增高，腱反射亢进。典型痉挛姿势表现为头屈向偏瘫侧，上肢表现为屈肌模式，即肩胛骨后缩，肩关节内收和内旋，肘关节屈曲，前臂旋前，腕关节掌屈并伴有一定的尺侧偏，手指屈曲内收；下肢僵直表现为伸展模式，即偏瘫侧骨盆旋后并上提，髋关节外旋，膝关节伸展，足跖屈内翻。早期保持正确的体位，有助于预防或减轻上述痉挛姿势的出现和加重，同时为下一步功能训练做准备。

1. 卧位

（1）健侧卧位：①健侧在下，患侧在上。患者头、颈下置枕，和躯干呈直线，头枕不宜过高，避免头部侧屈及颈部悬空。躯干略向前倾，背部与床面夹角 >90°。②患侧肩关节向前伸展，肩前屈 90°~130°，肘关节伸展，前臂旋前，手腕关节保持背伸，手中可握毛巾卷，上肢置于枕上。下肢放置于另一枕上，膝关节、髋关节呈半屈曲位，避免足悬空。③健侧：上肢及下肢无特殊要求，舒适、自然摆放（图3-10）。健侧卧位有对抗偏瘫上肢屈肌痉挛和下肢伸肌的作用。

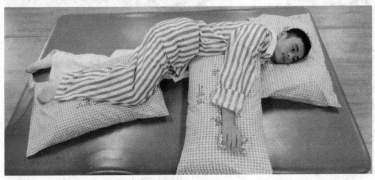

图3-10 健侧卧位

注意事项：①患侧上肢与下肢应给予枕头支撑，高度应略高于心脏水平以促进静脉回流，减轻肢体水肿。②当患侧手指出现屈曲内收时，可手握一毛巾卷以对抗手指屈肌痉挛。③患手、患足不可外悬于枕头边缘，避免加重腕掌屈及足内翻。

（2）患侧卧位：①患侧在下，健侧在上。患者头、颈下置枕，和躯干呈直线，使头部、颈上段稍向健侧屈曲，头稍高于胸部，纠正患者头屈向患侧。躯干略向前倾，背部与床＞90°。②患侧上肢前伸60°～90°，肩关节前屈，肘关节伸直，前臂旋后，手指张开，掌心向上。髋关节伸展，膝关节略弯曲，踝中立位。③健侧上肢自然摆放。下肢保持自然微屈，舒适、自然摆放，可于膝内侧垫一枕以避免压迫到患侧膝关节（图3－11）。该体位有利于伸展患侧躯体，减轻痉挛，使患侧关节韧带受到一定压力，促进本体感觉输入，有利于功能康复，同时有利于健侧肢体的活动，是较提倡的一种体位。

注意事项：①翻身后，操作者应将患者的患肩拉出，使肩部屈曲，肩胛骨前伸，避免患侧肩部受压和肩胛骨后缩。②禁止直接牵拉患侧上肢，以免引起肩关节脱位。

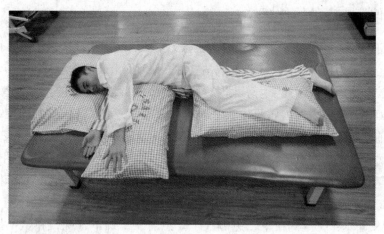

A

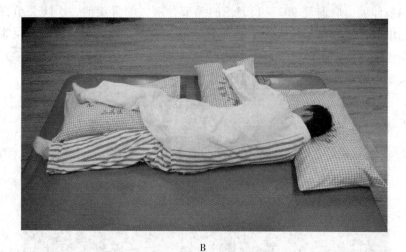

B

图3－11　患侧卧位

（3）仰卧位：①患者头、颈下置枕，呈中立位，避免头部过屈、侧屈及颈部悬空。②患侧肩关节稍外展，肩下垫小枕，患侧上肢稍外展，屈肘置于上腹部或伸直置于身旁枕上，手腕关节保持背伸，手中可握毛巾卷。患侧臀至大腿外侧下方放置一长枕，防止髋关节外旋，膝关节下用小枕垫起保持微屈。肌张力高的患者可在两腿之间放置一长枕。足部处于中立位，足尖向上，足底外侧放置小枕，防止足下垂和足内翻。患手、患足不能外翻于枕头边缘，避免加重患侧肢体的肿胀。③健侧上肢、下肢无特殊要求，舒适、自然摆放即可（图3-12）。

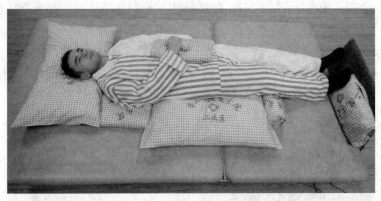

A

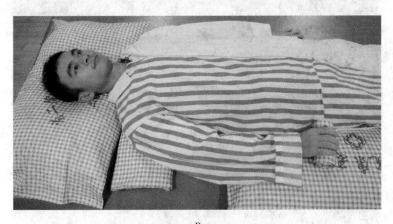

B

图3-12 仰卧位

注意事项：①临床护理操作中应尽可能少用仰卧位。因仰卧位时，受颈紧张反射和迷路反射的影响易出现姿势异常，卧位时间过长易引起骶尾部、足跟外侧或外踝部发生压疮，应尽量缩短仰卧位的时间。②当患侧手指出现屈曲内收时，可手握一毛巾卷以对抗手指屈肌痉挛。③患手、患足不可外悬于枕头边缘，避免加重腕掌屈及足内翻。④支撑患侧下肢的枕头应避免放在膝关节以下部位，以免引起膝过伸。⑤足底不放置坚硬物品，坚硬物体压在足底部，可增加不必要的伸肌模式的反射活动。在患侧足外侧垫一软枕可防止足下垂和足内翻。注意足部不受压。

偏瘫患者应以侧卧位为主，三种体位交替使用，床两侧有床栏保护。

2. 坐位 为避免长期卧床造成的心肺功能下降，并为将来的功能恢复创造条件，在患者能够耐受的时间内，可采取坐位姿势，并尽可能在坐位下进食与进行作业活动。正确的坐姿要求骨盆提供稳定的支持，躯干保持直立位。由于患者身体各部的肌紧张状况分布不均，患者经常会表现出头颈偏向患侧、躯干向患侧屈、骨盆后倾的坐姿，这种姿势容易引起部分肌肉的过度疲劳，而且患者会逐渐失去平衡甚至跌倒，康复护理人员必须随时纠正不良坐姿。不论何种方式的坐位都必须掌握双侧对称的原则。

（1）床上及床边坐位

1）床上坐位：采取床上坐位时，伸腰挺胸，头颈保持直立，整个脊柱垂直于骨盆，上身的重心平分在臀两侧，髋关节屈曲 90°，双上肢对称地放在身体前面的小桌上，使患者的上肢始终位于其视野之内，膝关节下垫一小枕，保持微屈。对于坐姿稳定性差的患者，躯干前屈力很大时，可在双肘下放置一个枕头，以防止肘部皮肤组织受压（图3-13、图3-14）。

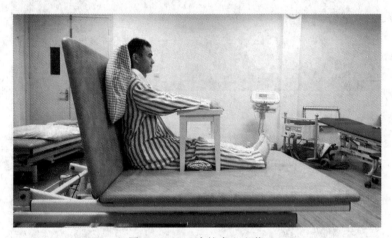

图 3-13　正确的床上坐位

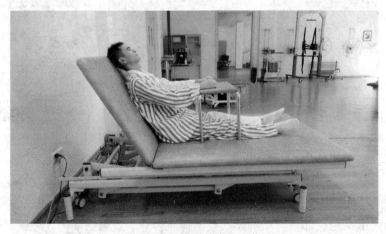

图 3-14　错误的床上坐位

2）床边坐位：床上坐位能够稳定后，可逐步采取床边端坐位，伸腰挺胸，头颈保持直立，整个脊柱垂直于骨盆，上身的重心平分在臀两侧，双上肢自然放在体侧、大腿上或身前桌板上，保持髋、膝、踝关节屈曲 90°，为下一步的轮椅坐位做准备（图 3 - 15）。

3）注意事项：①每天坐起的次数和持续时间，可根据患者的体能，以能耐受为宜。例如，每天清晨起床后的洗脸、刷牙、梳头等活动可以在坐位下进行，每日三餐的时间也可采取坐位。②协助患者坐位时，应先抬高床尾，再抬高床头。体位改变过程中应循序渐进，坐位训练从 30° ~ 45° 开始约每 5 分钟增加 5°，防止体位变换过快导致体位性低血压的发生。③体位变换后要密切观察患者有无头晕、面色苍白、视力模糊、呕吐等体位性低血压症状出现，

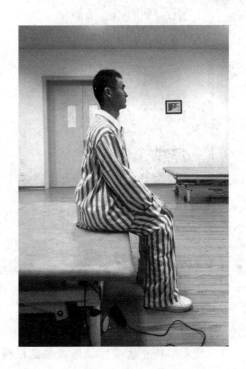

图 3 - 15　床边坐位

随时调低床头角度。④尽量避免半卧位，以免增加不必要的躯干屈曲伴下肢伸直并加重骶骨和尾骨受压导致压疮的发生。⑤患者在没有良好支持的情况下，保持直立的床上坐位有困难时，应禁止使用这种体位，避免导致不良姿势形成和强化痉挛模式。如患者长时间采取髋关节屈曲小于 90° 的坐姿，会造成背部弯曲，骨盆向后方倾斜，将使髋关节长时间处于半伸展状态，从而诱发下肢伸肌痉挛加重，阻碍下肢运动功能的恢复，故应避免此种坐姿。

（2）轮椅及椅坐位

1）轮椅坐位：首先应选择适合患者身材的轮椅。保持躯干直立位，两侧肩同高。患侧上肢置于枕上或轮椅配置的桌板上，保持肘关节屈曲 90°，手中握毛巾卷。双足置于轮椅踏板上。健侧上肢自然放置。注意避免患肩的下沉、躯干向患侧屈曲及患侧髋关节的外展、外旋（图 3 - 16、图 3 - 17）。

2）椅坐位：应选择有靠背的椅子，腰部紧贴靠背，保持躯干直立位，两侧肩同高，双足着地。髋关节、膝关节、踝关节屈曲 90°，避免髋关节的外展、外旋（图 3 - 18）。

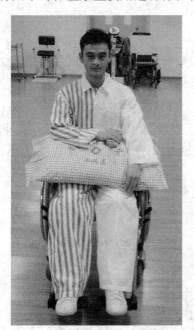

图 3 - 16　正确的轮椅坐位

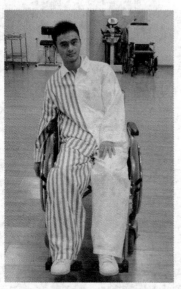

图 3 - 17　错误的轮椅坐位

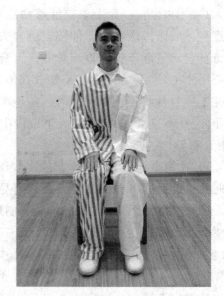

图 3 - 18　椅坐位

3）注意事项：①要保证患者乘坐轮椅的姿势正确，可采取重心落在坐骨结节上方或后方的后倾坐姿或者相反的前倾坐姿。前倾坐姿的稳定性和平衡性更好，而后倾姿势较省力和灵活，但要注意防止骨盆倾斜和脊柱侧弯。系好安全带，保证安全。②长时间乘坐轮椅者，应特别注意压疮的预防。保持轮椅座面的清洁、干燥、舒适，定时进行臀部的减压，每30分钟抬臀1次，每次10秒。③高位截瘫患者乘坐轮椅时，必须有专人保护。

（二）截瘫患者的体位摆放

截瘫患者由于双下肢同时受累和长期卧床，髋关节出现内收挛缩、膝关节僵直、踝关节内翻、足下垂，因此截瘫患者的良肢位主要是保持其下肢位置的正确摆放。

1. 仰卧位　患者头、颈下置枕，呈中立位，避免过屈、侧屈及颈部悬空。双上肢舒适摆放。伸髋并稍外展，两侧髋关节至大腿外侧下方放置一长枕，防止髋关节外旋，膝关节下用小枕垫起保持微屈。足部处于中立位，足尖向上，足底放置软枕（图 3 - 19）。

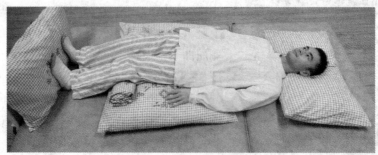

图 3 - 19　截瘫患者仰卧位

注意事项：①可在两腿间放置枕头，应先进行局部按摩，动作宜轻柔、缓慢，避免用暴力掰开患者双腿。②仰卧位的截瘫患者，枕部、肩胛部、肘部、足跟部易受压发生压疮，应定时更换体位并对骨突部位的皮肤进行适当的按摩。③用于抬高下肢的枕头不宜放在膝关节以下部位，避免导致膝过伸位。

2. 侧卧位　患者头、颈下置枕，和躯干呈直线，背部与床面夹角＞90°，背部放置枕头保持稳定。患者双上肢自然放置或胸前置一枕保持舒适。下方的腿屈髋屈膝20°，上方的腿屈髋屈膝30°，在两膝关节和踝关节间垫枕。对有足下垂或内翻的患者，踝关节可带足托保持背伸90°中立位（图3-20）。

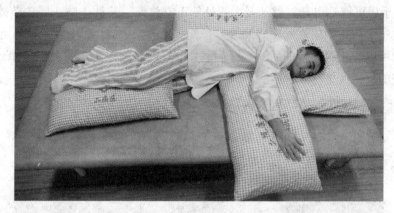

图3-20　截瘫患者侧卧位

注意事项：①踝关节不能保持90°中立位者，可使用足托使之背伸。②截瘫患者侧卧位时，肩峰、髂部、外踝容易受压导致压疮，应定时更换体位并对骨突部位的皮肤进行适当的按摩。

3. 俯卧位　患者面部朝下，颈部及胸下置一枕，保持患者舒适。肩关节外展90°，肘关节屈曲，前臂旋前位，或双上肢自然下垂于床两侧。伸展髋关节，两侧髋部垫薄枕，双膝关节和踝关节下垫枕，踝关节保持垂直。这种体位一般在患者有压疮或治疗时使用（图3-21）。

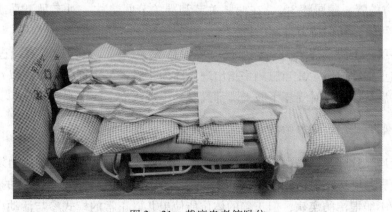

图3-21　截瘫患者俯卧位

注意事项：①保持患者呼吸通畅。②应定时更换体位，对骨突部位皮肤进行按摩。

（三）四肢瘫患者的体位摆放

四肢瘫患者由于全身受累，有时双上肢受累甚至重于双下肢，出现肩胛骨后缩、肩关节内收和内旋；肘关节屈曲痉挛，腕关节屈曲下垂；双下肢伸髋，髋关节内收挛缩，膝关节僵直，踝关节内翻，足下垂。

1. 仰卧位　患者头、颈下置枕，呈中立位，避免头部过屈、颈部悬空。肩下垫薄枕，肩外展 30°～60°，双上肢伸展置于枕上，略高于心脏水平。手腕关节保持背伸30°～40°，手中可握毛巾卷。臀部及大腿外侧下方放置一长枕，防止髋关节外旋，膝关节下用小枕垫起保持微屈。两腿之间放一长枕。足部处中立位，足尖向上，足底放置软枕。仰卧位可以防止肩关节的后缩，保持髋关节轻度外展，防止膝关节过伸，防止跟腱挛缩及压疮的发生（图 3－22）。

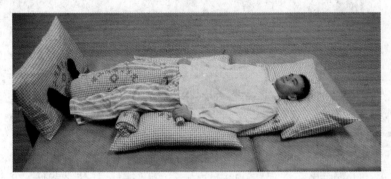

图 3－22　四肢瘫患者仰卧位

注意事项：①四肢均确保置于枕头上，避免腕、足部垂于枕头边缘外。②当患侧手指出现屈曲内收时，可手握一毛巾卷以对抗手指屈肌痉挛。

2. 侧卧位　患者头、颈下置枕，和躯干呈直线，头枕不宜过高，避免头部侧屈及颈部悬空，背部与床面夹角＞90°，背部放置枕头保持稳定。下方的肩前屈，以防身体重量垂直压在肩上，手臂屈曲置于枕侧。上方的手臂置于身前的枕上。下方的腿屈髋屈膝20°，上方的腿屈髋屈膝30°，在两膝关节和踝关节间垫枕。对有足下垂或内翻的患者，踝关节可带足托保持背伸90°中立位（图 3－23）。

注意事项：①协助患者翻身侧卧时，要保持头、颈、腰、臀成一直线进行轴线翻转，避免加重脊髓损伤。②当患侧手指出现屈曲内收时，可手握一毛巾卷以对抗手指屈肌痉挛。③患者侧卧位时受压下肢外踝部最容易出现压疮，应加强防护。

（四）脑瘫患者的体位摆放

脑性瘫痪又称脑瘫，是由于脑损伤造成脑的异常发育，从而使运动能力发育落后或停滞，以及异常姿势反射活动的释放而出现异常的姿势和运动模式。脑瘫的病因很多，尽管是一种不能根治的疾病，但正确的体位能使患儿以正常的模式参与活动。因此，要训练患儿学会保持正确的姿势，并要经常变换体位。

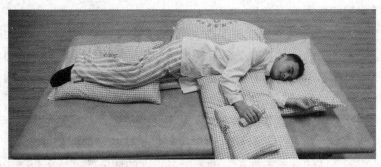

图 3 - 23 四肢瘫患者侧卧位

1. 俯卧位 主要应用于小儿脑瘫的康复。患儿俯卧，两臂屈曲放于头的两侧，两腿伸直，胸下、髋部及踝部各放一软枕，头偏向一侧。此姿势能使髋完全伸直，可预防髋关节屈曲挛缩，可解除身体后部的骨隆突处的压力，促进头和上肢的功能，但不易被接受。对脑瘫患儿，应遵循抑制异常反射活动，纠正异常姿势，促进正常运动功能的出现和发展，提高活动或移动能力的治疗原则。对痉挛性脑瘫的治疗原则是缓解肌肉紧张和关节僵硬，使患儿躯干充分伸展，避免痉挛姿势的运动，尽早诱导出正常运动模式。因此，痉挛型脑瘫患儿可以用卷形物将僵硬的腿分开，将屈曲的双髋牵直，再用两个沙袋和带子固定好，以对抗屈曲痉挛模式，并可增加双手支撑的能力。软瘫患儿可在其双下肢下放垫子或沙袋，将双腿并拢在一起，或用卷形物、楔形物固定体位。保持正确俯卧位的基本要求是患儿需要有一定的头部控制能力，一定的关节活动能力，肩关节可屈曲 90°，并有一定的稳定性，踝关节可屈曲 90°。

2. 俯卧式直跪 又称膝跪位，可增加髋关节的稳定性。要求患儿有一定的头部控制能力，髋关节没有变形或脱位，膝部可以负重。

3. 半俯卧式 可增加躯干及双下肢的伸直能力，提供重心转移的练习机会，但不适合高张力的徐动型患儿，因为会增强伸肌张力。

4. 侧卧位 保持双上肢向前伸直，将双手放在一起，一侧髋及膝屈曲，这一姿势可使身体放松。有助于训练前臂及手部的控制，减低不正常反射。适合无法坐立或肌张力偏高的患儿。

5. 仰卧位 头及肩向前，屈曲髋及膝，可防止身体僵硬挺直。不能坐起的患儿，可用仰卧三角垫，以增加背肌张力，增加视觉刺激，增强屈曲肌肉的能力。

（五）骨关节损伤患者的体位摆放

1. 上肢的正确体位摆放 上肢伤病或手术后，通常需要三角巾或悬吊带将手臂悬吊在脖子上，以使上肢不受重量，减少活动或不活动。因此，只要注意保护姿势，不随便移动即可。仰卧时前臂搭在腹部以支撑上肢的重量，侧卧时注意不能向患侧翻身，以避免压迫局部。高位截瘫患者，因上肢功能也受到影响，为避免关节、肌肉、肌腱、韧带的挛缩造成关节的僵直，仰卧位时应摆放成功能位，即双上肢像举手"投降"的姿势一样摆在头的两侧。同时在手里塞一直径约6cm粗细的柔软弹性物品，以确保手处于功能位，避免挛缩的发生。

2. 髋关节术后　髋关节术后，尤其是全髋关节置换手术后的体位摆放是确保手术效果，避免危险发生所必需的。髋关节置换术后如果下肢内收、外旋，假体将有可能脱位，需要复位或重新手术，是非常危险的情况。因此，全髋关节置换手术后患侧下肢应该保持外展位，同时避免外旋。仰卧时下肢伸直，双腿分开，患侧的小腿下及足部内外侧均垫枕头等物品，以保持下肢在外展及脚尖正直指向正上方的中立位置。侧卧时注意不能患侧卧，即如果右侧下肢手术，则只能左侧卧，左侧下肢手术，则只能右侧卧。同时也必须保证患侧下肢的外展中立位。健侧卧时正确的体位摆放是在两腿中间垫足够高度的枕头等物品，将患侧下肢稍屈曲垫高在枕头上。其他髋部的手术术后，如无特殊要求，也可以借鉴这种体位摆放，以减少局部刺激，减轻疼痛。

3. 踝关节的功能位摆放　双腿伸直平放床上，脚尖可以正直指向正上方的姿势。此位置对于站立、行走等具有重要意义。

（1）脊髓损伤或腓总神经损伤的患者，或因其他原因造成胫骨前肌无力或小腿三头肌及跟腱的痉挛时，都会产生"足下垂"的现象，如果踝关节长期处于错误姿势，就会造成小腿三头肌及跟腱的挛缩，使脚尖不能勾起，站立时只能用前脚掌着地，足跟不能落地，行走时足尖拖地，严重影响功能。

（2）严重的跟腱挛缩经常需要手术解决以延长跟腱长度。所以最重要的是在伤病发生的早期采取正确的体位摆放，使踝关节处于功能位，避免跟腱挛缩的发生。此类患者正确的踝关节摆放是在足底垫枕头或衣物等，使踝关节处于功能位，避免跟腱挛缩的发生。

如果条件允许，应该定制专门的支具随时佩戴，可以更好地保持正确体位，还能用于日后的行走，以利于尽快恢复功能。

4. 下肢的正确体位摆放　下肢伤病或术后的体位摆放同样至关重要。以下肢的伸直位为宜。除特殊要求外一般应该将患肢垫高。因疼痛等原因，患者一般会不自觉地将下肢放在外旋屈曲位，即膝关节稍微弯曲一点，脚在"外八字"的姿势。这样长期保持稍屈曲位，会造成膝关节后侧关节囊的挛缩及大腿后群腘绳肌的短缩，使下肢不能伸直，在站立和行走的时候下肢不等长，患侧由于挛缩不能伸直而变短，严重影响下肢的各项功能。正确的体位应该是：用枕头等将整个下肢垫高，使下肢在平卧的时候稍高于心脏，以利于肢体远端淋巴和血液的回流。但膝关节下面应空出来，使膝关节在肢体自重的作用下自然下垂伸直，尽可能长时间地保持伸直位，某些伤病或手术对体位的摆放有特殊要求，必须使用支持物尽量保持其特殊的固定姿势。如跟腱断裂缝合术后，一般需佩带踝关节跖屈及膝关节屈曲30°位长腿石膏后托4周左右，此时应注意体位摆放时在膝关节下面垫枕头，使下肢保持稍屈曲的位置，避免石膏后托断裂，下肢伸直，跟腱受到牵拉而再次损伤或影响愈合。

（六）烧伤患者的体位摆放

体位摆放的主要目的是防止烧伤部位瘢痕增生挛缩，引起肢体关节功能障碍。大部分烧伤患者即使在早期也会很快发生关节僵硬挛缩，这是因为患者烧伤后为了缓解疼痛，常处于舒适的屈曲体位，如颈屈向胸前，肢体屈曲、内收。在这一体位下，很快会出现关节挛缩。因此，应及时进行正确的体位摆放。其方法包括牵引、使用矫形器，或用毛巾垫、枕头等。

1. 头　仰卧位时头居中位，避免耳部受压。俯卧位时头居中，吊带悬吊前额以支持头重，颜面悬空。若头侧偏，则每半小时左右交替 1 次，以免面颊萎缩。

2. 颈　应用毛巾圈或过伸垫。在颈前部烧伤时，应使颈置于过伸位或伸展位。必要时可应用热塑板材制作颈矫形器，以防止颈部挛缩。

3. 肩、腋部　胸背部、两侧胸壁、上臂烧伤时，用枕或夹板使肩保持外展 90° 和外旋位。

4. 肘　一般情况下或肘屈侧烧伤时应使肘保持伸直位，伸侧烧伤则可屈肘 70° ~ 90°，前臂保持中立位。

5. 腕与手　适宜体位是腕背伸 20° ~ 30°，掌指关节屈曲 90°，指间关节均处于伸直位。拇指则应处于外展和对掌位（掌指关节外展，指间关节屈曲），防止近端指间关节过伸。各指蹼间应用无菌纱布隔开。

6. 髋　应处于伸展位和中立位。为防止髋屈曲挛缩，可取俯卧位。大腿内侧烧灼伤则应将髋外展 15° ~ 30°。

7. 膝　处于伸直位。如仅在膝前方烧伤，可轻度屈曲位（屈曲 10° ~ 20°）。

8. 踝　置背屈位，以防止跟腱挛缩，要特别注意防止足内翻或外翻。

当患者不能维持正确体位，出现关节挛缩倾向时，及时应用矫形器是固定体位、防止挛缩的有效措施。

（七）颈椎病患者的体位摆放

颈椎病的治疗主要是采取非手术疗法，康复治疗及护理的目标是：减轻颈神经根、硬膜囊、椎动脉和交感神经的受压与刺激；解除神经根的粘连与水肿；缓解颈、肩、臂肌痉挛；治疗软组织劳损，恢复颈椎稳定性。正确的体位是颈椎病治疗的基础，在急性期可促进软组织损伤的修复，减轻疼痛、眩晕等症状；在缓解期可减轻炎症反应。

1. 工作中的体位　调整桌面或工作台的高度；长时间视物时，应将物体放置于平视或略低于平视处；长时间固定某一姿势时，应每 2 小时改变头颈部体位，定期远视，有利于缓解眼睛和颈部的疲劳。

2. 休息时的体位　头、颈部置于枕上，保持头部轻度后仰，枕头高度以侧卧时与肩同高为宜。胸部及腰部保持自然曲度，双膝、髋关节略呈屈曲状，此体位可使全身肌肉、韧带及关节获得最大限度的放松与休息。

（八）腰椎病患者的体位摆放

腰椎病的治疗主要是采取非手术疗法，康复治疗及护理的目标是：缓解椎间盘的刺激和压迫，解除神经根的粘连与水肿；缓解腰背肌紧张；治疗软组织劳损，恢复腰椎稳定性。正确的体位是腰椎病治疗的基础，使膝、髋关节保持一定的屈曲，以免腰部过后伸，同时可使肌肉充分放松，以降低腰椎间隙压力，减轻腰椎间盘后突。

1. 正确的站姿　两眼平视，下颌稍内收，腰背挺直，膝关节微屈，两足距离与双肩宽度相等。

2. 正确的坐姿　坐有靠背的椅子，椅子不宜过高，腰部紧贴靠背，上身挺直，双下肢并拢，膝关节略高于髋关节。坐下时，上身微前倾，缓缓坐下；站立时，上半身微向前倾，一足放在另一足的后面，轻轻用力蹬地，使上身离位。

3. 正确的睡姿　仰卧位时，在腰下间隙垫一薄垫，使膝、髋关节保持一定的屈曲，可使肌肉充分放松，并使腰椎间隙压力明显降低，促进恢复腰椎前凸的生理曲度。侧卧位时以右侧卧位最好，屈膝屈髋，并在双上肢和双下肢之间各放置一软枕，在其后背放置硬枕，以稳定脊柱的受力。另外，右侧卧位可以不压迫心脏，不影响胃肠蠕动功能。

4. 正确的劳动姿势　尽量避免腰部过度屈曲，减少腰部的负担。下蹲拾物时，应先屈髋屈膝，避免弯腰动作；抱物时，膝关节微屈，双臂抱紧物体，贴于胸腹壁，以减少腰背肌负担。

第三节　体位转移技术

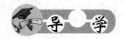

　　患者，女性，62 岁，被车撞伤头部，当时意识不清，急送至当地医院。CT 示"脑出血"。术后第 3 天患者意识转清，能够言语，但伴有左侧肢体活动不利。Brunnstrom 偏瘫肢体运动功能分级，左上肢、手为 Ⅱ 级、左下肢为 Ⅲ 级，肌张力略低，左侧肢体腱反射亢进，左下肢 Babinski 征（＋），Chaddock 征（＋）。左侧肢体浅感觉略减退。患者卧床，需家属协助方能坐起，不能单独从床边站起，并转移到轮椅上。

![重点与难点]

　　重点：体位转移的方式、方法。
　　难点：体位转移的要求及方法。

定期的体位转移，可以促进血液循环，有助于预防因长期制动和卧床导致的各种并发症，如坠积性肺炎、压疮、肌肉萎缩、关节挛缩和深静脉血栓等。体位转移对于保证康复治疗的顺利进行和实现康复目标具有极其重要的意义。

【概述】

（一）概念

体位转移是指人体从一种姿势转移到另一种姿势的过程，包括翻身法，起床法，移向床头法，从卧位到坐位、从坐位到站位、轮椅与床、轮椅与坐厕之间的转移等。这对于正常人来说是非常容易完成的，但对于患者来说则是不能顺利或完全不能进行的。

（二）方式

根据体位转移完成过程中主动用力程度，可将体位转移分为三种方式：主动体位转移、助动体位转移、被动体位转移。

1. 主动体位转移　是指患者不需要任何外力帮助，能够按照自己的意志和生活活动的需要，或者根据治疗、护理以及康复的要求，通过自己的能力转换移动，使身体达到并保持一定的姿势和位置。

2. 助动体位转移　是指患者在外力协助下，通过患者主动努力而完成体位转变的动作，并保持身体的姿势和位置。

3. 被动体位转移　是指患者完全依赖外力搬动变换体位，并利用支撑物保持身体的姿势和位置。外力通常来自于康复人员或患者家属，也可由康复器材提供。支撑物可以是软枕、小棉被、浴巾、沙袋等。

（三）体位转移的注意事项

1. 根据病情、康复治疗和护理的需要，详细评估，选择患者应采取的适当体位及转移的方式、方法、范围等。

2. 体位转移前，应向患者及家属说明体位转移的要求和目的，以取得患者及家属的理解和最大限度的配合。

3. 体位转移操作中，应做到动作协调轻稳，不可拖拉，并鼓励患者尽可能发挥自己的残存能力，同时给予必要的指导和协助。要避免碰伤、擦伤，同时还应对患者全身的皮肤状态进行观察，有无红斑或出血点，局部压红或破溃，以及观察皮肤的颜色、温度和肢体血液循环等情况，一旦发现异常应及时对症处理。对使用导尿管和各种引流管的患者，应先固定好导管，防止脱落，并注意保持导管通畅。

4. 体位转移后，一定要确保患者感觉舒适、稳定和安全，并保持肢体的功能位。必要时使用软枕、海绵垫或其他辅助具支持或固定。

5. 患者能够独立转移时则尽量不要帮助，能提供少量帮助时则不要提供大量帮助，被动转移应作为最后选择的转移方法。

6. 患者残疾较重或存在认知障碍时不要勉强训练其进行独立转移活动。

7. 转移距离过远时，难以依靠一个人的帮助完成；转移频繁时，不便使用升降机。

【体位转移的基本原则】

1. 独立转移的基本原则

（1）水平转移时，相互转移的两个平面的物体应稳定并尽可能靠近，高度应尽可能相等。

（2）床垫和椅面应有一定的硬度。

（3）应当教会患者利用体重转移。

（4）转移过程中应注意安全。

（5）注意选择恰当的时机让患者学习独立转移。

（6）有多种转移方法可供选择时，以最安全、最容易的方法为首选。

2. 辅助转移的基本原则

（1）辅助者应熟知患者病情，并与患者之间应互相信任。

（2）转移前辅助者应准备好必要的空间与设施。

（3）辅助者必须穿防滑的鞋子或赤脚，指令应简单、明确，应用技巧实施辅助。

（4）转移过程中，辅助者应注意患者突然或不正常的动作，以免意外的发生。

（5）随着患者功能的恢复，帮助应逐渐减少。

3. 被动转移的基本原则

（1）患者应放松自己，对帮助者要有信心。

（2）搬运时患者应向前看，保持转移开始的姿势，不再改变。

（3）若搬运过程需要两个以上帮助者，则每一位帮助者都应清楚地了解整个转移程序及方向。

（4）利用机械搬运时，转移前应检查器械是否完好，并保证空间通畅、无障碍。

（5）转移以不增加患者的痛苦，不影响或加重病情为宜。

【应用】

由于患者体重及病情不同，可采用让患者独立完成或康复护理人员协助的方式，其中协助转移法又分为一人协助转移法（适用于体重较轻、有一定移动能力的患者）或者二人协助转移法（适用于体力较差或肥胖等患者）。

（一）床上翻身法

1. 独立翻身法

（1）偏瘫患者从仰卧位到患侧卧位：患者仰卧位，双侧髋、膝关节屈曲，双上肢 Bobath 握手伸肘，肩上举约 90°，健侧上肢带动患侧上肢先摆向健侧，再反方向摆向患侧，借助摆动的惯性使身体翻向患侧。

（2）偏瘫患者从仰卧位到健侧卧位：患者仰卧位，健足置于患足下方，双手 Bobath 握手上举约 90°，然后向左、右两侧摆动，利用躯干的旋转和上肢摆动的惯性向健侧翻身（图3-24）。

（3）脊髓损伤患者独立翻身：C_6 完全性损伤患者由于缺乏伸肘、屈腕能力，手功能丧失，躯干和下肢完全瘫痪。患者只能利用上肢甩动引起的惯性，将头颈、肩胛带的旋转力通过躯干、骨盆传到下肢完成翻身动作。而 C_7 完全性损伤患者由于肱三头肌有神经支配，故较 C_6 损伤患者容易完成

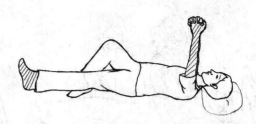

图3-24 偏瘫患者从仰卧位到健侧卧位

翻身动作。其具体方法为：①患者仰卧位，头、肩屈曲，双上肢伸展上举、对称性摆动，产生钟摆样运动。向左侧甩动，使右上肢越过身体左侧，以获得下一步向右翻转所需的动力。②然后屈曲头、肩，双上肢迅速从左侧甩向右侧。③借助于上肢甩动的惯性使躯干和下肢翻成俯卧位。④将左前臂支撑于床面并承重，右肩进一步后拉，使两侧前臂同等负重。⑤最后将双上肢置于身体两侧。胸、腰段脊髓损伤的截瘫患者的翻身训练可以直接利用肘部和手的支撑向一侧翻身。

2. 一人协助患者翻身法

（1）从仰卧位到侧卧位：①偏瘫患者仰卧，两手放于腹部或 Bobath 握手上举约 90°，双膝屈曲，康复护理人员先将患者两下肢移向近侧的床缘，再移动肩和臀部。协助翻身时康复护理人员将手扶于患者肩部、膝部，轻轻推患者转向对侧。此方法适用于体重较轻的患者。②康复护理人员站在病床一侧，先将患者双下肢移向近侧床缘，再将患者肩部移向近侧，然后一手扶住肩部，一手扶住髋部，轻推患者向对侧呈侧卧位，使患者背向康复护理人员（图3-25）。

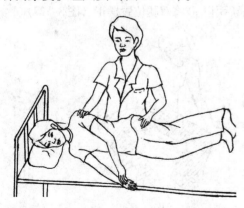

图3-25 一人协助患者从仰卧位到侧卧位

（2）从仰卧位到俯卧位：偏瘫患者仰卧，健手交叉握住患手上举于胸前，健腿放置在患腿下呈交叉状（同独立翻身法），康复护理人员站在患者一侧，一手扶患侧肩部，另一只手托于下肢腘窝后，同时将患侧下肢稍抬起缓慢推患者转向一侧卧位，然后将患者上肢置于头的上方，将身体转移成俯卧位，协助患者取良肢位。

（3）从俯卧位到仰卧位：偏瘫患者俯卧，健手交叉握住患手上举于头上方，康复护理人员站于患者健侧，一手扶患侧肩部，另一只手扶于患者髋部，嘱患者抬头缓慢向健侧转移，并尽力举手。康复护理人员缓慢移动患者肩和髋部，带动患者下肢转移至健侧卧位，再帮助患者转移身体呈仰卧位，并协助患者取良肢位。

3. 二人协助患者翻身法 患者仰卧，双手置于腹部或身体两侧，两名康复护理人员站立在床的同一侧，一人托住患者颈肩部和腰部，另一人托住患者臀部和腘窝部，两

人动作一致同时抬起患者并轻推患者，使其转成侧卧位（图3-26）。

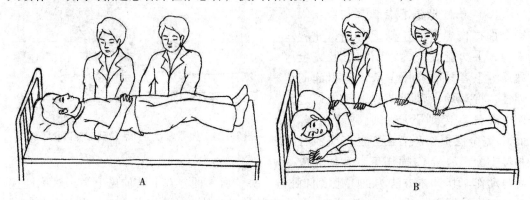

图3-26 二人协助患者翻身法

（二）床上移动法

1. 床上横向转移

（1）独立床上横向转移法

1）偏瘫患者床上横向转移法：①患者仰卧位时，健足置于患足下方；健手将患手固定在胸前，利用健侧下肢将患侧下肢抬起向一侧移动。②利用健足和肩支起臀部，将臀部移向同侧。③将肩、头向同方向移动。

2）截瘫患者床上横向转移法：以向左移动为例：①患者取长坐位，右手半握拳置于床面，紧靠臀部，左手放在与右手同一水平，离臀部约30cm的位置，肘伸直，前臂旋后或中立位。②躯干前屈使头超过膝部，上抬臀部，同时头和肩转向右侧，带动左肩向前移动、右肩向后移动，同时拉动骨盆移向左手处。③最后用上肢将双腿位置摆正（图3-27）。

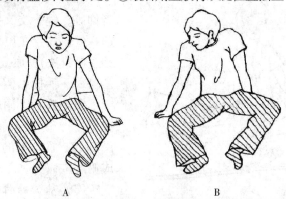

图3-27 截瘫患者独立床上横向转移

（2）一人辅助床上横向转移法：患者取仰卧位，双膝关节屈曲，双足平放在床面上。康复护理人员一手将患膝下压，并向床尾方向牵拉，另一手扶持患者髋部稍下处，嘱患者抬臀，并向一侧移动，然后患者移动肩部使其身体成直线（图3-28）。

2. 床上纵向转移

（1）单人移动法：患者取坐位，双手交叉前伸，在康复护理人员帮助下，将重心先转移到一侧臀部，抬起对侧臀部并前移，然后重心移至前移的臀部，再抬起另一侧臀部并前移。康复护理人员可以站在偏瘫侧，用手扶住患侧大腿根部，帮助患者转移重心。向后方移动可按同样方式进行（图3-29）。

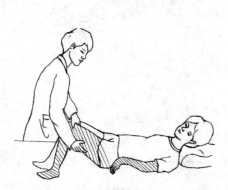

图3-28　一人辅助床上横向转移

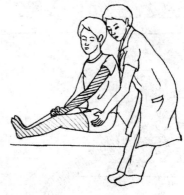

图3-29　床上纵向单人移动法

（2）双人移动法：患者取平卧位，双手置于腹部，两位康复护理人员各站一侧，单腿跪于床上，一手拉住患者腰带，一手拉住肩部衣服将肩膀稍提起，两人同时用力将患者向上或向下移动。

（三）卧位与坐位转移法

1. 从卧位到坐位

（1）独立坐起

1）偏瘫患者独立从健侧坐起：①患者取健侧卧位，健足置于患足下方。②用健侧前臂支撑自身体重，头、颈和躯干向上方侧屈。③用健腿带动患腿移到床缘下，改用健手支撑，使躯干直立（图3-30）。

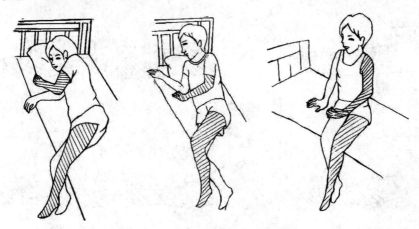

图3-30　偏瘫患者独立从健侧坐起

2）偏瘫患者独立从患侧坐起：①患者取患侧卧位，用健手将患臂置于胸前，利用健手做支撑点。②头、颈和躯干向上方侧屈，健腿跨过患腿，在健腿帮助下将双腿置于床缘下，用健侧上肢横过胸前置于床面上支撑，侧屈抬起躯干、坐直（图3-31）。

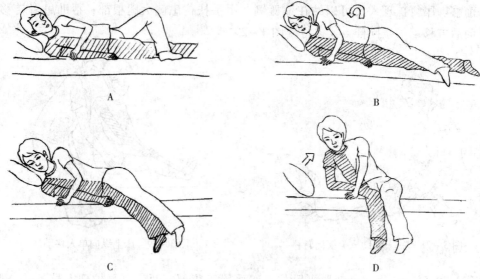

图3-31　偏瘫患者独立从患侧坐起

3）C$_6$完全性脊髓损伤患者独立由仰卧位到平坐位：①患者上举双臂，用力左右摆动躯干，利用惯性将右上肢甩过身体左侧，并翻向左侧。②先用左侧肘关节支撑床面，然后变成双肘支撑，抬起上身。③将体重移到右侧肘关节上，然后将左肘移近躯干。④保持头、肩前屈，将右上肢撤回身体右侧，并用双肘支撑保持平衡。⑤再将身体转向左侧肘关节支撑，同时外旋右上肢，在身体后伸展，右手支撑床面。⑥调整身体位置使重心向右上肢转移，同样外旋左上肢，在身体后伸展，用左手支撑床面。⑦慢慢交替将双手向前移动，逐渐将体重移到双下肢上，完成坐起动作（图3-32）。

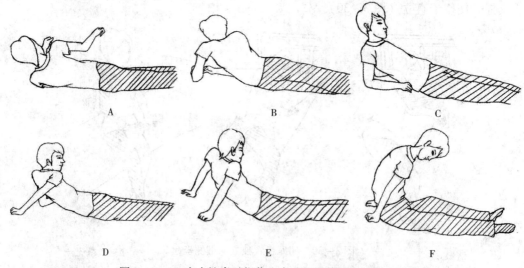

图3-32　C$_6$完全性脊髓损伤患者独立由仰卧位到平坐位

4）胸、腰段脊髓损伤的截瘫患者独立由仰卧位坐起：患者可以利用向两侧翻身，完成双侧肘关节支撑，再将身体重心左右交替变换，同时变成手支撑，最后完成坐起动作。

（2）一人协助坐起：①患者呈仰卧位，双上肢置于身体两侧，双臂肘关节屈曲支撑于床面上，康复护理人员站在患者侧前方，以双手扶托患者双肩并向上牵拉。②嘱患者利用双肘的支撑抬起上部躯干后，逐渐改用双手掌撑住床面，支撑身体坐起；调整坐姿，保持舒适坐位（图3-33）。脑瘫患儿从俯卧或仰卧位坐起时，康复护理人员一手扶住其胸部或背部，一手转动其髋部成侧卧位，然后向下向后按髋部，使患儿能用一侧上肢支撑身体坐起。随着患儿控制能力的增加，康复护理人员可以抓住一侧手向上推，以巩固平衡能力。

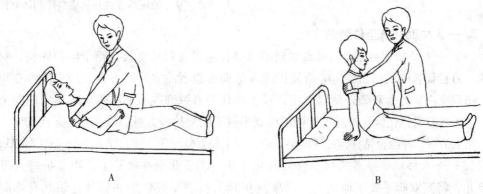

图3-33 一人协助坐起

2. 从坐位到卧位

（1）独立从坐位到卧位

1）偏瘫患者独立从患侧躺下：患者坐于床边，患手放在大腿上。健手从前方横过身体，置于患侧髋部旁的床面上。患者将健腿置于患腿下方，利用健腿将患腿抬到床面上。当双腿放在床上后，逐渐将患侧身体放低，最后躺在床面上。

2）偏瘫患者独立从健侧躺下：患者坐于床边，患手放在大腿上，健腿置于患腿后方。躯干向健侧倾斜，健侧肘关节支撑于床上，利用健腿将患腿抬到床面上。当双腿放在床上后，逐渐将身体放低，最后躺在床面上。

3）C_6完全性脊髓损伤患者独立从坐位到卧位：患者在床上取长坐位，双手在髋后支撑，保持头、肩向前屈曲。身体向右后侧倾倒，用右侧肘关节支撑。屈曲左上肢，将一半体重转移至左侧肘关节。仍然保持头、肩屈曲，交替伸直上肢直到躺在床面上。

4）胸、腰段脊髓损伤的截瘫患者独立从坐位到卧位：与由仰卧位坐起的顺序相反。

（2）一人协助从坐位到卧位：①偏瘫患者坐于床边，患手放在大腿上，健腿置于患腿下方。②康复护理人员站在患者患侧（以右侧为例），用左上肢托住患者的颈部和肩部。③康复护理人员微屈双膝，将右手置于患者的腘窝处，当患者从患侧躺下时帮助其将双下肢抬到床面上。④康复护理人员转到床的另一侧，将双侧前臂置于患者的腰及大腿下方。⑤患者用健足和健手用力向下支撑床面，同时康复护理人员向床的中央拉患者的髋部。⑥最后帮助患者调整好姿势，取舒适的患侧卧位。

（四）椅坐位与站立位转移法

1. 独立从椅坐位到站立位 ①偏瘫患者坐于床边，双足分开与肩同宽，双侧足跟落后于双侧膝关节，患足稍后，以利负重及防止健侧代偿。②双手 Bobath 握手，双臂前伸；躯干前倾，使重心前移，患侧下肢充分负重。③臀部离开床面，双膝前移，双下肢同时用力慢慢站起，立位时双下肢同等负重（图 3 - 34）。

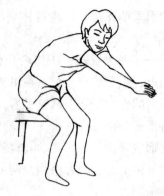

图 3 - 34　偏瘫患者独立从椅坐位到站立位

2. 一人协助从椅坐位到站立位

（1）一人协助偏瘫患者从椅坐位到站立位：①患者取椅坐位，躯干向前倾斜，双足着地，力量较强的足稍靠后。②康复护理人员面向患者站立，双下肢分开于患者双腿两侧，用双膝夹紧患者双膝外侧以固定，双手托住患者臀部或拉住腰带，将其向前向上拉起。③患者双臂抱住康复护理人员颈部或双手放于康复护理人员肩胛部，一起向前向上用力，完成抬臀、伸腿至站立位。④调整重心，双下肢直立承重，维持站立平衡（图3-35）。

（2）一人协助脑瘫患儿从坐位站起的方法：①患儿坐在椅子上，康复护理人员面向患儿，将其双脚平放于地面上。②康复护理人员一手按住患儿膝部，使其身体向前倾，另一手放在患儿臀部稍稍向上托起。③当患儿臀部抬离椅面时，康复护理人员扶住患儿肘部，保持其身体向前倾，并协助患儿伸直髋部站立。④患儿站起后，康复护理人员扶着患儿胸部和膝部，避免其向后倾倒。

3. 脑瘫患儿从跪位站起方法 ①患儿先由双膝跪位变为单膝跪位，康复护理人员跪坐于患儿身后，固定患儿一侧下肢，使其重心转向固定的一侧下肢，抬起另一侧下肢使该侧足平放于地板上，成单跪位。②康复护理人员协助患儿身体前倾，并把重心移至前腿，一手扶着患儿下胸部帮助站立。③当站立后，康复护理人员一手固定患儿双膝，另一手固定患儿腰骶部，保持髋部伸直，并使患儿重心前移，保持平衡。

4. 站立位到椅坐位

（1）独立从站立位到椅坐位：①偏瘫患者背靠床站立，双下肢平均负重，双手 Bobath 握手，双臂前伸。②躯干前倾，同时保持脊柱伸直，两膝前移，屈髋、屈膝。③最后慢慢向后、向下移动臀部，坐于床面上。

（2）一人协助从站立位到椅坐位：患者站立位，康复护理人员立于患者正前方，双手拉住患者两侧裤腰带，

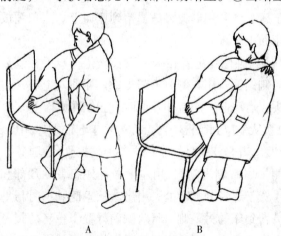

A　　　　　　　　B

图 3 - 35　一人协助从椅坐位到站立位

使患者大腿靠于床沿，屈曲双侧膝关节，使其坐于床面上。另一种方法是康复护理人员立于患者的一侧，一手抓住患者后正中裤腰带，另一手扶住靠近康复护理人员一侧的肩背部，将身体向床边轻拉，待大腿靠近床沿，嘱患者屈膝，坐于床面上。

（五）床与轮椅之间的转移法

1. 床到轮椅的转移

（1）独立从床到轮椅转移法

1）偏瘫患者独立从床到轮椅转移法：患者坐在床边，双足平放于地面上。轮椅置于患者健侧，并与床成45°夹角，刹住车闸，卸下近床侧扶手，移开近床侧脚踏板。患者用健手支撑于轮椅远侧扶手，患手支撑于床上，患足置于健足稍后方，向前倾斜躯干，健手用力支撑，抬起臀部，以双足为支点旋转身体直至背靠轮椅。确认双腿后侧贴近轮椅后正对轮椅坐下。

2）截瘫患者独立从床到轮椅侧方转移法：以从右侧转移为例，患者坐于床边，轮椅置于床右侧，与床成20°~30°夹角，刹住车闸，卸下靠床侧扶手，移开靠床侧脚踏板。患者右手扶住轮椅远侧扶手，左手支撑床面，同时撑起躯干并向前、向右侧方移动到轮椅上。

3）截瘫患者独立从床到轮椅正面转移法：轮椅正面紧靠床边，与床边成直角，刹住车闸，患者背对轮椅，用双手支撑身体移到床边，再用力把臀部移到坐垫上，双手向后紧握轮椅两侧扶手，用力把臀部移到坐垫适当部位，摆正坐位。用手把两侧车闸松开，轮椅向后移40cm，再刹住车闸，放下脚踏板，把双脚从床上移至脚踏板上，最后摆正身体，把车闸松开（图3-36）。

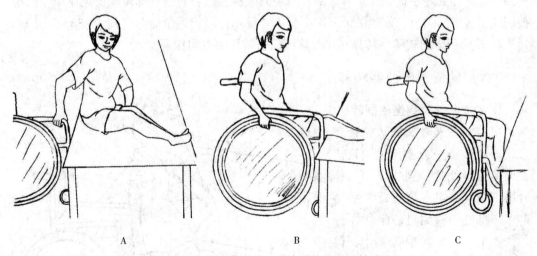

A　　　　　　　　B　　　　　　　　C

图3-36　截瘫患者独立从床到轮椅正面转移法

（2）一人协助从床到轮椅转移法

1）一人协助截瘫患者从床到轮椅转移法：①轮椅正面紧靠床边，与床边成直角，刹住车闸，康复护理人员帮助患者取床上坐位，背对轮椅，躯干前屈，臀部靠近床沿。②患者一手或双手向后伸抓住轮椅扶手，康复护理人员站在轮椅一边，一手置于患者大腿根部，另一手扶住患者对侧肩胛部。③两人同时用力，患者尽可能将躯体撑起并将臀部向后上方移动，康复护理人员协助患者将躯干向后方托起，使其臀部从床上转移到轮椅上。④打开车闸，移动轮椅离开床缘，使患者足跟移至床沿，刹住车闸，双足放于脚踏板上（图3－37）。

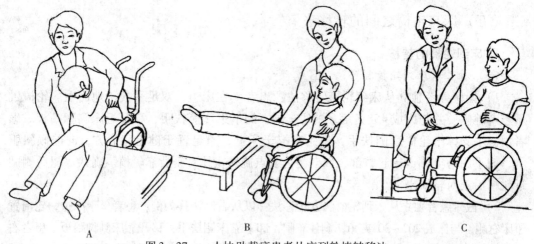

图3－37　一人协助截瘫患者从床到轮椅转移法

2）一人协助偏瘫患者从床到轮椅转移法：①患者坐在床边，双足平放于地面上，轮椅放在患者左侧。②康复护理人员面向患者，采用髋膝屈曲、腰背伸直的半蹲位，用自己的双脚和双膝抵住患者的双脚和双膝的外侧，双手抱住患者的臀部，同时患者躯干向前倾，将下颌抵在康复护理人员的一侧肩部。③康复护理人员用力将患者向上提起，呈站立位，然后左手仍扶住患者臀部，右手向上移至患者肩胛骨部位以稳定躯干，同时控制住患者的膝关节，使髋关节屈曲，将患者臀部轻轻放到轮椅上（图3－38）。

2. 轮椅到床的转移　转移动作与床到轮椅转移的方向相反。

（六）轮椅到坐便器转移法

1. 独立从轮椅到坐便器转移法

（1）偏瘫患者独立从轮椅到坐便器转移法：①患者驱动轮椅正面接近坐便器，刹住车闸，移开脚踏板，双手支撑轮椅扶手站起。②将健手移到对侧坐便器旁的扶栏上，健腿向前迈一步，健侧上下肢同时支撑，向后转身，背向坐便器。③患手置于轮椅另一边扶手上，然后再移到坐便器旁的另一侧扶栏上。④脱下裤子，然后坐下（图3－39）。

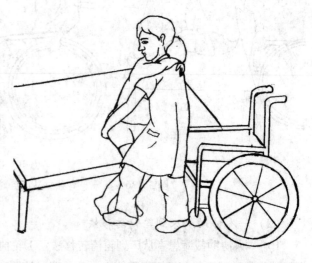

图3－38　一人协助偏瘫患者从床到轮椅转移法

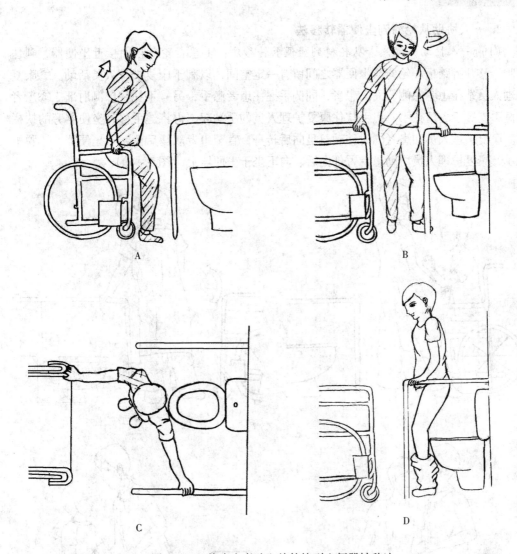

图 3 - 39 偏瘫患者独立从轮椅到坐便器转移法

（2）截瘫患者独立从轮椅到坐便器侧方转移法：以从右侧转移为例：①转移前应先脱裤子，轮椅与坐便器成45°夹角并刹住车闸，双足平放于地面上，卸下轮椅右侧扶手。②将左手置于轮椅左侧扶手，右手置于坐便器旁边墙上的扶手上，双手支撑并上抬躯干同时向右侧转身。③将左手移到轮椅的右侧大轮上，右手支撑于墙上的扶手，进一步上抬躯干并向后移坐于坐便器上。

（3）截瘫患者独立从轮椅到坐便器正面转移法：将轮椅正对坐便器，患者双下肢分开，双手置于坐便器旁边的扶手上，支撑上抬躯干从轮椅转移至坐便器上，像骑马一样骑在坐便器上。

（4）截瘫患者独立从轮椅后方到坐便器转移法：患者驱动轮椅从后方靠近坐便器，拉下轮椅靠背上的拉链，一手置于坐便器旁边墙上的扶手上，另一手置于坐便器的坐垫上，向上撑起躯干并向后移坐于坐便器上。

2. 一人协助从轮椅到坐便器转移法

（1）一人协助偏瘫患者从轮椅到坐便器转移法：①患者轮椅正面接近坐便器，刹住车闸，移开脚踏板。轮椅与坐便器之间留有一定空间，以利于康复护理人员活动。②康复护理人员站在患者患侧，面向患者，同侧手握住患者患手，另一手托住患侧肘部。③患者用健手支撑于轮椅扶手，患手拉住康复护理人员的手站起，再将健手移到坐便器旁的扶栏上。康复护理人员和患者同时移动双足向后转身，直至患者双腿后侧贴近坐便器。④脱下裤子，康复护理人员协助患者臀部向后、向下坐于坐便器上（图3-40）。

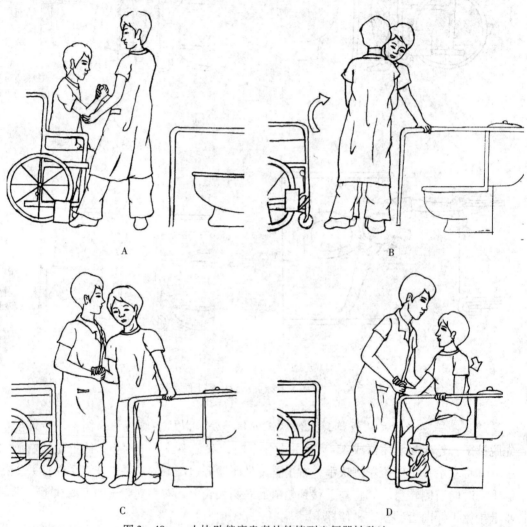

图3-40   一人协助偏瘫患者从轮椅到坐便器转移法

（2）一人协助截瘫患者从轮椅到坐便器转移法：①轮椅正面接近坐便器，刹住车闸，移开脚踏板。轮椅与坐便器之间留有一定空间，以利于康复护理人员活动。②康复护理人员协助患者坐于轮椅边沿，其双足置于患者双足外侧，双膝、双足抵住患者的双膝、双足。③康复护理人员双手从患者腋下穿过扶住其肩胛骨，患者双上肢抱住康复护理人员肩部。④康复护理人员双腿用力帮助患者站起，以双下肢为支点，帮助患者缓慢向后转身。⑤当患者双腿的后方贴近坐便器后，康复护理人员左手仍扶住患者肩胛骨，右手脱下患者裤子，然后向后、向下推压患者髋部，协助患者坐于坐便器上。

（七）轮椅到浴盆转移法

1. 独立从轮椅到浴盆转移法

（1）偏瘫患者独立从轮椅到浴盆转移法：①轮椅靠近浴盆，并与浴盆成45°夹角，健侧邻近浴盆。轮椅与浴盆之间留有一定空间，以便放置浴板。②刹住轮椅车闸，卸下靠近浴盆侧扶手，移开脚踏板，双足平放于地面。浴盆中注满水，然后脱下衣裤。③患者健手支撑于浴板，患手支撑于轮椅扶手，同时用力撑起上身，以下肢为支点转动身体，直至双腿后侧碰到浴板，先将患手移动浴板一端，然后向下坐到浴板上。④患者先将健腿跨进浴盆，然后再将患腿跨进浴盆，逐渐移到浴盆中央上方坐好。⑤最后患者将身体置于浴盆中（图3-41）。

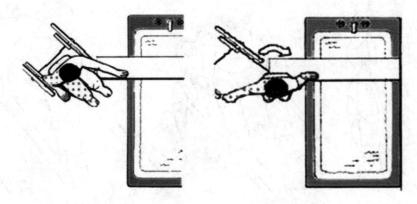

图3-41 偏瘫患者独立从轮椅到浴盆转移法

（2）截瘫患者独立从轮椅到浴盆的一端转移法：①患者驱动轮椅接近浴盆一端，与浴盆有一定距离后刹住车闸，以便双脚能上抬够到浴盆。②用上肢帮助双下肢置于浴盆的边沿上，移开脚踏板。③打开手闸，驱动轮椅直到轮椅完全贴近浴盆再刹住车闸。④患者右手置于浴盆边沿，左手置于轮椅左侧扶手上，在轮椅中上抬臀部向前移动，双腿滑入浴盆中。⑤将左手移到浴盆边沿上，双手支撑，躯干充分屈曲。⑥患者双手沿着浴盆边沿向前移动，先上抬躯干越过边沿，然后将身体放低进入浴盆中（图3-42）。

（3）截瘫患者独立从轮椅到浴盆的侧方转移法：以从右侧转移为例：①轮椅从右侧接近浴盆，并与浴盆成30°夹角。卸下轮椅右侧扶手，移开右侧脚踏板，刹住车闸。②用双上肢帮助双下肢上抬置于浴盆中，屈曲躯干，右手置于浴盆远侧边沿，左手置于浴盆近侧边沿，双手用力支撑上抬躯干越过浴盆边沿。③双手支撑并转动身体面向浴盆一端，慢慢放低身体进入浴盆中。由于进出浴盆需要患者的上肢有较大的支撑力量，故只有 C_7 及以下脊髓损伤的患者才可独立完成由轮椅向浴盆的转移。转移前应注意浴盆注满水，离开前排空水；浴盆底部需放置防滑垫；浴盆周围的墙上必须安装扶手。

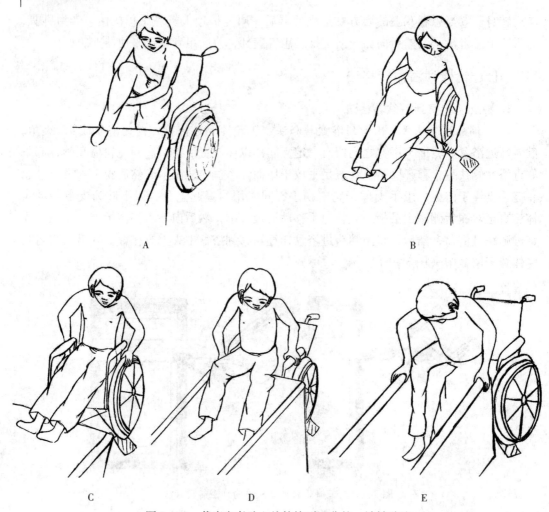

图 3-42　截瘫患者独立从轮椅到浴盆的一端转移法

2. 一人协助从轮椅到浴盆转移法

（1）一人协助偏瘫患者从轮椅到浴盆转移法：①轮椅与浴盆成 45°夹角，刹住车闸，竖起脚踏板。康复护理人员站在患者患侧，面向患者，用同侧手握住患者患手，另一手托住患侧肘部。②患者健手支撑于浴板，同时患手拉住康复护理人员的手站起。③患者以下肢为支点转动身体，直至双腿后侧碰到浴板，然后移到浴盆中央上方坐好。患者自行将健腿跨进浴盆，康复护理人员帮助患者把患腿放入浴盆。然后移到浴盆中央上方坐好（图3-43）。

（2）一人协助截瘫患者从轮椅到浴盆转移法：①轮椅从侧面接近浴盆，刹住车闸，移开脚踏板。②康复护理人员帮助患者脱下衣裤，半蹲，双足置于患者双足外侧，其双膝、双足抵住患者的双膝、双足，以免患者膝、足向前滑动及屈曲。③康复护理人员双手从患者腋下穿过扶住其肩胛部，患者双上肢抱住其肩部。④康复护理人员双腿用力帮助患者站起（患者协同用力），以双下肢为支点，帮助患者缓慢向后转身。⑤当患者双腿的后侧贴近浴板后，康复护理人员帮助患者坐于浴板上。⑥康复护理人员协助患者将双腿放进浴盆，帮助患者坐到浴板中间。

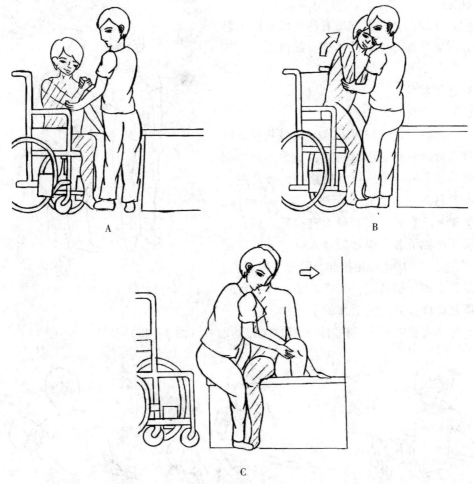

图 3-43 一人协助偏瘫患者从轮椅到浴盆转移法

（八）立位转移法

1. 独立步行

（1）步行前训练：患者在扶持站位下，患腿前后摆动、踏步、屈膝、伸髋练习；患腿负重，健腿向前向后移动及进一步训练患腿的平衡。

（2）扶持步行训练：康复护理人员站在患者偏瘫侧，手握住患侧的手，另一手放在患者腰部，与患者一起缓缓向前步行，训练时要按照正确的步行动作行走或在平行杠内步行（图 3-44）。

（3）复杂步行训练：如高抬腿步、弓箭步、绕圈走、转换方向、跨越障碍、上下斜坡、各种速度和节律的步行。

2. 扶拐行走

（1）双拐站立：双拐置于足趾前外侧 15~20cm，双肩下沉，双肘微屈，双手抓握拐杖横把，使上肢支撑力落于横把上。肌力较差者，可取三点位站立，即两支拐杖置于足前外方 20～25cm，此时患者的足及两支拐杖呈三点支撑身体。

（2）扶拐行走：根据患者的残疾和肌力情况，分别指导练习不同的步态，如摆至步、摆过步、四点步等。

3. 上下楼梯

（1）上楼梯

1）偏瘫患者上楼梯：①健手轻扶扶栏，康复护理人员站在患者患侧后方，一手协助控制患侧膝关节，另一手扶持健侧腰部，帮助患者将重心转移至患侧，健侧足先上第一个台阶。②当健侧下肢在高一层台阶上支撑时，重心充分前移于健侧下肢，康复护理人员一手固定患者腰部，另一手协助患足抬起，髋膝关节屈曲，将患足置于高一层台阶。③患者健足再上台阶时，康复护理人员固定腰部的手不动，另一手上移至患侧大腿向下压，并向前拉膝部至足的前方（图3-45）。

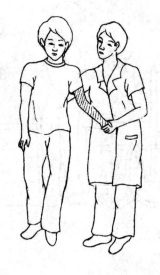

图 3-44 患侧扶持步行

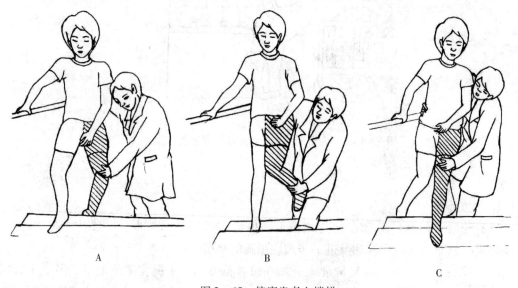

A   B   C

图 3-45 偏瘫患者上楼梯

2）截瘫患者上楼梯：使用双拐上楼梯：可采用后退法上楼梯，患者背对楼梯，在离楼梯最低一级台阶数厘米处平衡站立，双拐向后置于上一级台阶上，通过伸肘压低肩关节撑住双拐，把双脚提上台阶，最后重新获得站立平衡（图3-46）。

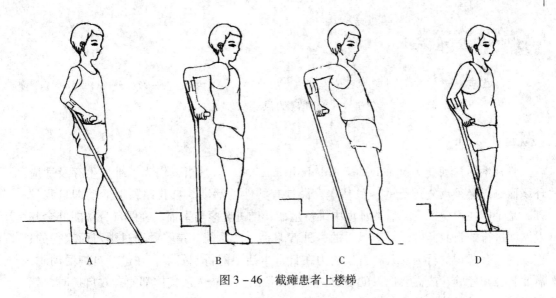

图 3－46　截瘫患者上楼梯

（2）下楼梯：①偏瘫患者健手轻扶扶栏，康复护理人员站在患侧，患足先下第一层台阶，护理人员一手置于患膝上方，稍向外展方向引导，协助完成膝关节的屈曲及迈步，另一手置于健侧骨盆处，用前臂保护患侧腰部，并将其身体重心向前方移动。②健足下第二个台阶时，康复护理人员位于患侧的手保持原位，另一手继续将骨盆向前推移（图3－47）。

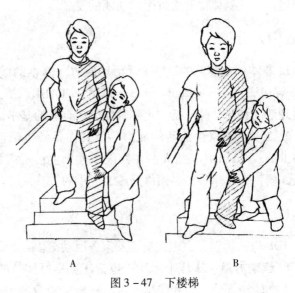

图 3－47　下楼梯

第四节　自我照顾性日常生活活动能力训练

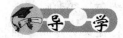

　　患者，女，68 岁。因脑梗死经住院给予药物治疗后病情稳定，目前左侧肢体活动不利（左侧上下肢肌力均为Ⅲ级），日常生活部分自理，需要他人帮助。饮食、睡眠、二便均正常，情绪乐观，能积极配合治疗和护理工作。

重点与难点

重点：掌握自我照顾性日常生活能力训练技术（穿衣、修饰、进食）。

难点：引起穿衣、修饰、进食障碍的原因。

【概述】

日常生活活动能力（activities of daily living，ADL）是指人们为了维持生存及适应环境而每天必须反复进行的，最基本、最具有共性的活动。自我照顾性活动即自我护理，是个体在稳定或变化后的环境中维持生命、增进健康与幸福、确保自身功能健全和发展而进行的自我照顾活动，是人的一种普遍存在的本能，是一种通过学习而获得的、连续的、有意识的行为。人的自护能力在日常生活中能得到发展，在进行自护活动时，需要智慧和经验，或需要他人的参与、指导及帮助。当个人或集体都能有效自护时，就可以维持人的整体性并促进个体功能的发展。

（一）分类

1. 基本的或躯体的日常生活活动能力 基本的或躯体的日常生活活动能力（basic or physical activities of daily living，BADL or PADL）是指每日生活中与穿衣、进食、洗漱等自理活动和坐、站、行、走等身体活动有关的基本活动。

2. 工具性日常生活活动能力 工具性日常生活活动能力（instrumental activities of daily living，IADL）是指人们在社区中独立生活所需关键性的较高级的技能，如家务、做饭、购物、驾车等，必须借助或大或小的工具进行。

（二）范围

ADL 包括运动、自理、交流及家务活动等。

1. 运动方面 ①床上运动：包括床上良好体位的摆放；床上体位的转移及床上移动等。②轮椅上的运动和转移：包括乘坐轮椅及座位与轮椅之间转移；熟练使用轮椅。③室内和室外行走：包括借助助行器或单独室内或室外行走；上下台阶和楼梯（有扶手或无扶手的）等。④交通工具的使用：包括自行车、助动车、摩托车、驾驶汽车及上下汽车等。

2. 自理方面 ①更衣：包括穿脱衣裤、鞋袜，穿脱假肢支具，扣纽扣，拉拉链，系腰带等。②进食：包括使用碗筷、调羹、刀叉，以及咀嚼，吞咽能力等。③如厕：大小便及便后的清洁等。④洗漱：洗手、洗脸、刷牙、洗澡等。⑤修饰：梳头、修面、刮脸、化妆及修剪指（趾）甲等。

3. 交流方面 包括打电话、阅读、书写、应用计算机、识别指示牌及交通信号灯等。

4. 家务劳动方面 包括购物、清洁、洗衣、做饭等。

（三）训练的环境与常用设备

进行 ADL 训练时可以设计一间专门的训练室，室中模拟典型的家庭环境布置，配备床、椅、衣柜、个人卫生用品、坐便器、浴盆、厨房用具、卫生工具等家具和日常生活常用设施，同时考虑本地区、本部门的发展水平、经济能力等因素，遵循因地制宜、就地取材的原则，如在经济发达地区可配置环境控制系统用以训练重度残疾患者。

（四）ADL 训练的方法与步骤

1. ADL 评价　确认患者能完成哪些作业活动，进行这些活动时是否安全，患者自己是否能够找出相应的解决办法。

2. 建立训练目标　训练目标由患者提出，由患者和康复护理人员共同协商决定。

3. 选择教学方法　根据不同的损伤，选择适当的教学方法。如类风湿性关节炎患者应学习能量保存技术，可采用视、听教学；偏瘫患者学习穿衣动作，可按照运动学习的步骤分阶段进行。开始学习一项活动时起点不宜过高，以免引起焦虑。为使患者能够逐步体验进步，训练内容应当预先设计。如训练患者用改造的勺吃饭，开始选用黏稠的食品，使食物不易从勺子上滑落；随后可增加难度，挑选面条等滑溜食品。

【训练原则】

在训练过程中，要遵循反复实践的原则，在适当的时机提供有益的反馈以鼓励患者，并在实际应用环境中检验训练效果。

1. 针对性原则　严格按照患者疾病特点、病程、评定的结果等制定康复治疗方案，根据患者功能状况的改变及时调整治疗方案。

2. 渐进性原则　训练强度由小到大，训练时间由短到长，动作的复杂性由易到难，休息次数和时间由多到少、从长到短，重复次数由少到多。

3. 持久性原则　训练时间越久，效果越佳，因此需要患者长期坚持。

4. 综合性原则　在训练中，常只重视局部的训练，而忽略了身体的全面训练，应该局部和全身兼顾。在许多情况下，当全身健康状况改善后，局部的功能改善更为容易。

5. 安全性原则　不论采取什么方式的训练，都应以保证患者安全为前提，训练中密切观察患者反应。避免因训练方法不当造成损伤或加重病情。

【实施】

（一）穿上衣障碍的训练

1. 训练条件

（1）患者应具有坐位和控制平衡的能力。

（2）患者健侧具备基本的活动能力，有一定协调性和准确性。

2. 训练方法

（1）躯干关节活动受限、肌力低下者可选择以下方法

1）适应或代偿方法：穿轻便、宽松的上衣；穿前开襟的衣服；穿前开襟上衣时不解开衣服下部的扣子，按套头衫的方式穿、脱；躯干肌力弱，坐位平衡不稳定时给予支持。

2）适应性辅助用具及设备：在接近衣领处安一个环或袢，用于挂住手指或衣钩，脱衣时，将环拉起协助将衣服上提过头；用衣钩将衣袖上提至肩部或在腋窝水平协助将袖子脱下；用尼龙搭扣替代扣子、拉链等；在拉链上加上拉环，使手指对捏无力或不能者能够开关拉链；使用系扣器（图3-48）；胸罩在前面开口，开口处用尼龙搭扣。

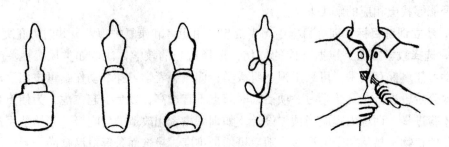

图3-48　系扣器

（2）上肢和躯干协调障碍者可选用以下方法

1）适应或代偿方法：穿着宽松的服装；提倡穿套头式上衣，前开襟上衣按套头式服装穿脱；必要时选用大扣子或按扣；手工操作时，上肢应尽量靠近身体。

2）适应性辅助用具：使用尼龙搭扣；使用手柄加粗、增加重量的纽扣牵引器；使用拉链拉环。

（3）一侧上肢或身体障碍者可选择以下方法

1）适应或代偿方法：穿着轻便、宽松的上衣，坐位平衡较差时予以支持。

穿、脱开身上衣：穿衣时应用健侧手找到衣领，将衣领朝前平铺在双膝上，将患侧袖子垂直于双腿之间，先将患手伸入袖内，再将衣领拉到肩上，健手转到身后将另一侧衣袖拉到健侧，然后穿入健侧上肢，最后系好扣子。脱衣时应将患侧脱至肩以下，再拉健侧衣领到肩下，使两侧自然下滑并甩出健手，再脱患手（图3-49）。

穿、脱套头上衣：穿衣时患手先穿好袖子拉到肘以上，再穿健手侧的袖子，最后套头（图3-50）。脱时先将上衣脱至胸部以上，再用健手将衣服拉住，在背部从头上脱出，然后脱出健手，最后脱患手。

2）适应性辅助用具：纽扣牵引器；用尼龙搭扣替代扣子、挂钩、拉链等。

（二）穿裤子、鞋、袜子障碍的训练

1. 训练条件

（1）患者应具有坐位和控制平衡的能力。

（2）患者健侧具备基本的活动能力，有一定协调性和准确性。

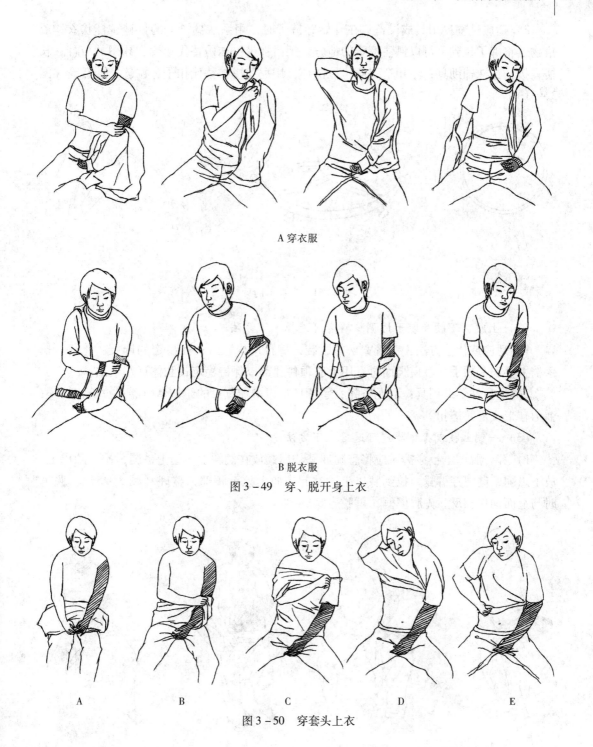

A 穿衣服

B 脱衣服

图 3-49 穿、脱开身上衣

A   B   C   D   E

图 3-50 穿套头上衣

2. 训练方法

（1）下肢关节活动受限、肌力低下者可选择以下方法

1）适应或代偿方法：穿轻便、宽松的裤子；穿松紧口鞋或有尼龙搭扣的鞋；避免穿高帮鞋或靴子。

2）适应性辅助用具或设备：在开始穿裤子时，用系在裤子上的拉袢、杆状衣钩或拾物器将裤子拉到手可以抓住裤腰的地方；用吊裤带、袜吊替代穿裤、袜用的拉袢；长柄鞋拔；穿袜辅助具；纽扣牵引器；拉链环；用尼龙搭扣替代扣子、拉链、鞋带等（图3－51）。

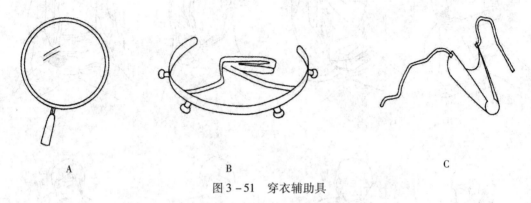

A   B   C

图3－51　穿衣辅助具

（2）上肢、下肢和躯干协调障碍者可选择以下方法

1）适应或代偿方法：穿着宽松的服装，裤腰用松紧带；在稳定的床上、轮椅、扶手椅上穿衣；用手去触摸脚面时，用上肢顶住腿部以保持稳定；肢体远端负重。

2）适应性辅助用具：尼龙搭扣；手柄加粗、增加重量的纽扣牵引器；拉链、拉环；弹力鞋带或尼龙搭扣。

（3）一侧上肢或身体障碍可选择以下方法

1）穿、脱裤子：穿裤时应将患腿屈膝、屈髋放在健腿上，套上裤腿，拉至膝以上，放下患腿，健腿穿裤腿，拉到膝以上，站起来向上拉至腰部，整理（图3－52）。脱裤时与上面动作相反，先脱健侧，再脱患侧。

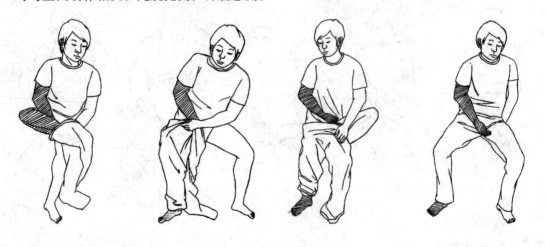

图3－52　穿裤子

2）穿、脱袜子和鞋：穿袜子和鞋时患者双手交叉将患侧腿抬起置于健侧腿上，再用健手为患足穿袜子或鞋，将患侧下肢放回原地，全脚掌着地，重心转移至患侧，再将

健侧下肢放在患侧下肢上方,最后穿好健侧的袜子或鞋。脱袜子和鞋,顺序相反。袜子和鞋应放在身边容易拿到的地方,并且位置要固定。鞋子大小要合适,不得过紧,鞋带要改成尼龙搭扣或是带环的扣带。

(三) 修饰障碍的训练

修饰活动包括洗手、洗脸、拧毛巾、刷牙、梳头和做发型、化妆、刮胡子、修剪指甲等。

1. 训练条件

(1) 患者血压、脉搏、体温等全身症状稳定。

(2) 患者具有坐位平衡和转移的能力 (在轮椅上坐位能坚持30分钟以上)。

(3) 健侧肢体肌力恢复到可独立进行修饰。

2. 训练方法

(1) 上肢和颈部关节活动受限、肌力低下者可选择以下方法

1) 适应或代偿方法:健手辅助患手进行梳头;将前臂置于较高的平面上以缩短上肢移动的距离;用嘴打开盖子;用双手握住杯子、牙刷、剃须刀、梳子等;使用按压式肥皂液。

2) 适应性辅助用具或设备:使用抗重力辅助上肢支持设备 (活动性前臂支持板、悬吊带) 辅助患者移动上肢至头面部;假肢;机械式抓握-释放矫形器;多功能固定带 (万能袖带);手柄加粗的牙刷、梳子;手柄加长或成角的牙刷、梳子;带有吸盘的刷子或牙刷固定在水池边刷手或刷假牙;带有固定板的指甲刀。

(2) 上肢和颈部协调障碍者可选择以下方法

1) 适应或代偿方法:增加肢体重量;一侧上肢固定另一侧上肢或同时使用双上肢;在洗脸、刷牙以及梳头时,将躯干、肘、腕部靠在水池边以保持上肢稳定;使用按压式肥皂液。

2) 适应性辅助用具:使用增加阻力的用品、用具或设备;使用电动牙刷、电动剃须刀;刷子固定在水池边,用于洗手和洗指甲;饮水设备安装在轮椅上或床旁。

(3) 一侧上肢或身体障碍者可选择以下方法

1) 适应或代偿方法:开瓶盖时,将容器夹在两腿之间;可将毛巾绕在水龙头上,用健手拧干。

2) 适应性辅助用具:刷子和牙刷固定在水池边,用于洗手、洗指甲和刷假牙;将大号指甲刀固定在木板上修剪健侧手指的指甲。

(四) 进食障碍的训练

合理的饮食和营养可以保证机体正常生长发育,促进组织修复,满足营养需求,提高机体免疫力,促进患者尽快恢复。

1. 训练条件

(1) 患者在不受刺激时也处于清醒状态。

（2）全身症状稳定。

（3）能产生吞咽反射、咳嗽反射。

2. 训练方法

（1）口腔颌面部关节活动受限、肌力低下及协调性障碍者：①端正头、颈及身体的位置以利于吞咽。②改变食品的硬度或黏稠度。③借助于设备帮助维持进食的正确体位：头中立位稍前屈、躯干直立、髋关节屈曲90°，双脚着地。

（2）上肢关节活动受限和肌力低下者可选择以下方法

1）适应或代偿方法：健侧上肢辅助患侧上肢送食品入口；将肘关节放置在较高的台面上以利于手到达嘴边，利于食品送入口中；用叉、勺代替筷子；将餐具（勺）绑或夹在手指间；用双手拿杯子；利用肌腱固定式抓握（腕关节背伸时手指屈肌紧张）拿起玻璃杯或棒状食品。

2）适应性辅助用具或设备：抗重力的上肢支持设备，如用活动性前臂支持板、悬吊带辅助患者移动上肢将食物送到口中；假肢；腕关节背伸固定夹板，用于腕关节伸展及手指屈曲受限者；多功能固定带（万能袖带），用于握力减弱或丧失者；勺、刀、叉的手柄加粗，用于握力减弱者；勺、刀、叉的手柄加长或成角，用于肩肘关节活动受限者；筷子加弹簧，用于手指伸肌肌力低下者；勺、刀、叉手柄转动式，用于取食过程中食物滑落者；防滑垫，用于不能单手固定餐具或食物者；盘挡，用于不能单手固定餐具或食物者，防止食物被推到盘子以外。

（3）上肢协调障碍者可选择以下方法

1）适应或代偿方法：增加肢体重量；一侧上肢固定另一侧上肢，躯干、肘、腕部靠在桌子上以保持上肢稳定。

2）适应性辅助用具：使用增加阻力设备；使用增加重量的餐具；使用防滑垫；使用加盖及有饮水孔的杯子，或用吸管喝水；饮水设备安装在轮椅上或床旁；双手使用前后滚动式刀具切割食物。

（4）一侧上肢或身体障碍者可选择以下方法：使用防滑垫、吸盘等辅助用品固定碗或盘子；使用盘挡防止饭菜被推出盘外。

（五）个人卫生及入浴训练指导

1. 训练条件

（1）患者血压、脉搏、体温等全身症状稳定。

（2）患者具有坐位平衡和转移的能力（在轮椅上坐位能坚持30分钟以上）。

（3）健侧肢体肌力恢复到可独立进行洗澡。

（4）浴室的环境（温度、设施等）适用于患者，并有安全措施。

2. 训练指导

（1）洗脸、洗手、刷牙、修剪指甲

1）把脸盆放在患者前方中间，用健手洗脸、洗手。可将毛巾绕在水龙头上或将毛巾绕在患侧前臂上，用健手将其拧干。洗健手时，需将脸盆固定住，患手贴在脸盆边放置（或将毛巾固定在水池边缘），擦过香皂后健手及前臂在患手（或毛巾）上搓洗。

2）旋牙膏盖时，可借助身体将物体固定的方法（如用两膝夹住）用健手将盖旋开。

3）剪指甲时可将指甲剪固定在木板上，木板再固定在桌上，一端突出桌沿，剪柄处系上小绳并穿过木板，绳端系上一小环。一手伸入环中用力一拉即可剪去伸入指甲剪刀口内的指甲。

（2）洗澡

1）盆浴时，患者坐在浴盆外椅子上（最好是木制椅子，高度与浴盆边缘相等），先用健手把患腿置于盆内后，再用健手握住盆沿，健腿撑起身体前倾，患者移至盆内椅子上，再把健腿放于盆内。另一种方法是患者将臀部移向浴盆内横板上，先将盆外的健腿放入盆内，然后帮助患腿入盆内。

2）淋浴时，患者可坐在椅子上或轮椅上，先开冷水管，再开热水管调节水温。洗澡的方法可用健手持毛巾擦洗或用长柄的海绵刷擦后背。如果患侧上肢肘关节以上有一定控制能力，可将毛巾一侧缝上布套，套在患臂上协助擦洗。拧干毛巾的方法是将其压在腿下或将毛巾绕在患侧前臂上或将毛巾夹在患侧腋下，再用健手拧干。

注意：洗澡水温一般在38℃～42℃；出入浴室时应穿防滑的拖鞋，并要有人在旁保护；浴盆内的水不宜过满，患者洗澡的时间不宜过长。

第五节　放松训练

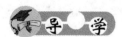

李某，男，58岁，因"头痛，夜间尤甚，失眠，烦躁易怒1个月"就诊。患者半年前因"脑梗死"出现左侧肢体无力，言语困难，经住院治疗后好转。查体：BP 160/90mmHg，神志清楚，眼球活动欠灵活，左侧鼻唇沟、额纹变浅，口角右偏。神经系统检查：左侧肢体肌力Ⅲ级，左侧肢体肌张力偏高，左侧肢体痛、温、触觉减弱。辅助检查：头颅CT未见明显异常。

重点与难点

重点：胸腹式呼吸法、意念性呼吸法和按摩式呼吸法以及渐进性放松疗法训练的具体方法。

难点：意念性呼吸法和肌肉放松法。

【概述】

放松训练（relaxation training）又称松弛疗法、放松疗法，是指在医生指导下，患者通过各种固定程序进行反复训练，使自己的思想、情绪及全身肌肉处于完全放松、宁静状态的一类重要行为治疗方法。它是使有机体从紧张状态放松下来的一种练习过程。放松训练的方法很多，常用的主要有以下几种：呼吸调节法、肌肉放松法、意象放松训练、冥想放松训练、自主放松训练等。本节重点介绍呼吸调节法和肌肉放松法。

【训练原则】

放松训练其核心在于"静"、"松"二字。"静"是指环境要安静，心理要平静；"松"是指在意念的支配下，使情绪轻松，肌肉放松。

1. 在整个放松过程中，禁止说话，切忌吸烟、吃零食、嚼口香糖等，以免破坏放松过程，导致情绪紧张，影响放松效果。

2. 放松练习的时间一般应安排在午饭后 1 小时或晚上临睡觉之前。起初练习时，最好每天练习两次，每次 30 分钟；随着动作熟练化程度的提高，每次练习的时间可缩短为 20 分钟左右或更少一些。每日练习的次数，也可由两次减少为 1 次。

3. 放松训练通常需经数周乃至数月的时间方能收到明显的效果。因此，训练时患者必须克服急躁情绪，要有恒心和耐心，切忌时断时续。

【实施】

（一）放松前的准备

首先，找一处安静的场所，最好是单人房间，房间内配置一把软椅或单人沙发。然后，松开紧身衣物（如领带、皮带等），脱掉鞋帽，摘下妨碍放松的物品（如首饰、眼镜等），以便减少触觉刺激。

（二）放松时的姿势

最适宜、最基本的姿势是使患者轻松地坐在软椅或沙发上，双臂和手平放于扶手之上，双腿自然前伸，头和上身轻轻地靠在椅背或沙发后背上。基本要求是，肌肉不必用力但能支撑身体。

（三）具体方法

1. 呼吸调节法　是运用特殊的呼吸方法，以控制呼吸的频率和深度，提高吸氧的水平，改善大脑的供氧状况，增强身体的活动能力，从而达到改善心理状态，提高身心健康水平的目的。实验证明，有节奏、有规律的呼吸，可以增强大脑的灵敏度。如果能在吸气和呼气的间隙，屏息几秒钟，就可以使大脑稳定，注意力集中。缓慢的深呼吸，除可以主动地控制身体的活动，减慢脉搏的跳动，还可以改变人的意识状态，从而使人感到心理轻松，心情舒畅。

临床常用的呼吸调节法有三种：胸腹式呼吸法、意念性呼吸法和按摩式呼吸法。三种呼吸调节法在进行训练时均应选择安静无干扰的治疗室，光线柔和，尽量减少无关的刺激，松开系在身上的物品，如皮带、领带等，以保证呼吸训练的顺利进行。姿势可采取坐位或仰卧位。

（1）胸腹式呼吸法

1）准备：端坐于椅子或仰卧床上，调整姿势，让全身放松。

2）呼吸：吸气时，意念停留在胸部以上，使胸腔尽量充气。吸气时间根据习惯逐渐延长，吸足气，稍停顿一段时间后，用鼻孔缓缓呼气，使腹腔逐渐收缩，待气彻底呼出后，再开始吸气。一呼一吸大约 15 秒钟左右，呼吸节奏以吸∶停∶呼为 1∶4∶2 效果最好。

（2）意念式呼吸法

1）准备：站立位，面朝前，双手自然垂于身体两侧；两脚后跟并拢，脚尖叉开，相距约 15cm 左右。

2）呼吸：吸气时，双臂缓缓抬起与地面平行，想象新鲜空气自 10 个手指进入，并随手臂、经肩部到达头部、颈部、胸部、腹部，7 秒钟后，缓缓地把气呼出来；呼气时，想"平静"二字和相应的情景，想象着体内的空气正沿着两条大腿向下运行，最后从 10 个脚趾排出。同时，双臂缓缓放下，自然垂于身体两侧。

（3）按摩式呼吸法

1）准备：站立，双脚叉开，约 20cm 左右，双手自然垂于身体两侧。

2）呼吸：吸气时，缓缓向前举起双臂，同时握拳、挺胸，双脚踮起，直到双臂举过头。呼气时，双臂握拳，慢慢伸向身体两侧，与躯体呈十字状，然后，脚跟着地，双手松开，自然垂于身体两侧。

3）按摩：深呼吸后，改为平静呼吸状。同时，两手手掌分别放在左、右胸大肌上，做上下按摩，最后，左手放在右肩上，右手放在左肩上，分别做由肩向臂、再由臂向肩的按摩。按摩结束后，继续深呼吸，然后再按摩，如此循环往复进行。

（4）基本要领：呼吸调节训练的基本要领是自然、均匀、缓慢、连续呼吸。

2. 肌肉放松法　肌肉放松是运动治疗的重要方法之一，是指非药物性的积极的肌肉放松。根据 Jacobson 定义，肌肉放松是指骨骼肌纤维完全无收缩，处于伸长状态。渐进性肌肉放松疗法是从一个肌群向另一个肌群有意识地、反复地练习肌肉的紧张和放松，使全身逐渐进入放松状态的疗法。为此，在肌肉紧张时，首先要让患者积极的感受到所产生的紧张感，然后再让患者去领会什么也没有的消极而放松的感觉，最后要求患者排除自我暗示。该方法要求患者具有很强的耐性，坚持长期训练，才能逐渐领会，掌握完全的肌肉放松。肌肉放松属于一种深度放松，其放松的要点是：先紧张，后放松，在感受紧张之后，再充分地体验到放松的效果。临床上常用的肌肉放松方法有两种：一种是自律性训练，它是从心理性弛缓出发，进而消除生理性紧张的方法。另一种是渐进性肌肉放松训练，也被称为 Jacobson 放松疗法，是通过训练肌肉放松，继而达到心理上的放松。具体操作就是反复练习骨骼肌的收缩和放松，从而提高肌肉的感觉，使肌肉进入更深的放松状态之中。在临床康复训练中渐进性放松疗法比较常用。二者虽然在出发点、目的、手段方面有所不同，但通过精神和肉体两者的相互作用，最终都可以获得精神和肉体两个方面的放松。康复医学专家指出，在患者精神严重紧张时，在强迫性、完全强迫观念非常严重时使用自律性训练法和渐进性肌肉放松疗法最有价值。在此重点介绍渐进性肌肉放松疗法。

（1）准备：选择安静无干扰的治疗室，光线柔和，尽量减少无关的刺激，松开系在身上的物品，如皮带、领带等，以保证放松练习的顺利进行。姿势开始取仰卧位，熟练后端坐在有靠背和扶手的椅子上也可进行。两下肢分开，双上肢掌心向下内旋位伸直，并稍与身体分离，手和足都不要交叉（图 3-53）。放松的顺序依次是：手臂部，头部，躯干部，腿部。

（2）局部肌肉放松训练：开始时让患者在上述姿势下闭眼安静休息 3~4 分钟。将腕关节保持背屈数分钟，前臂背侧肘关节感觉到一种模糊、部位不明确的紧张感（如果不能体会到这种肌肉的紧张感，就不能做到以后的放松）。当体会到紧张感后，一旦停止背屈，手掌就会自然下落，紧张感就会减弱甚至消失，这种紧张感的消失也就是肌肉放松。总之，肌肉放松的结果是自然产生的，而不是积极地进行放松。再次强烈背屈腕关节，然后反复进行放松；在松弛状态下放松 30 分钟。第二天除反复训练前日腕关节伸肌放松以外，要做腕关节掌屈，进一步体会屈肌的紧张，进行屈肌放松训练。

上述训练需每天进行 1 次，每次 1 小时，反复练习。

（3）全身肌肉放松训练：在局部肌肉放松训练的基础上，逐渐增加关节的屈肌放松训练；然后是伸肌放松训练，并逐渐扩展到左上肢、左下肢、右上肢、右下肢、胸部、颈部、面部等。如果放松训练适应了，那么一部分肌肉进行放松时，已经受过训练的其余部分也可同时得到放松。虽然局部的训练可以达到局部放松目的，但是康复训练最好是达到全身松弛。

（4）确认放松的肌肉：通过训练，完全松弛的肌肉在被动运动时完全没有阻力，将上下肢抬起后，一松手就会沉甸甸地下落。

3. 肌肉放松体操　适用于肌紧张严重、无法进行肌肉放松的患者。多用于颈部、肩部、胸部、背部的肌肉，训练前最好先进行局部热敷和按摩（以轻按摩为主）。肌肉放松体操可以采取仰卧位、椅坐位、立位、步行立位等各种姿势。训练时应配合呼吸运动，吸气时收缩，呼气时放松。

（1）仰卧位：消除身体的力量，轻松仰卧闭眼。双上肢放松，平放在身体的两侧，然后轻

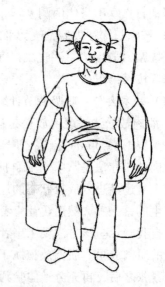

图 3-53　渐进性肌肉松弛疗法的姿势

握拳，握拳，紧握拳，放松（单侧、交替、双侧）；在床上伸展上肢，用力下按，放松（单侧、交替、双侧）；将上肢放松，平放在身体的两侧，手指伸展，紧张抬起，放松落下；抬起前臂，放松落下；伸展上肢，紧张抬起，放松落下（单侧、交替、双侧）；稍抬起头，放松躺下；抬起上半身，放松躺下。

注意：训练中不要将双上肢抬得过高，否则上肢下落时，可能会因肘关节无力，出现严重的防御性弯曲反跳。上述训练方法同理可以用于下肢肌肉放松。

（2）端坐位：①掌心向下，向上伸展双上肢，放松落下（单侧、交替、双侧）。②将腰挺起来（端坐），再如平常将背弓起，放松。③将腰挺起来，伸上肢，上举，放松腰部，放松上肢，落下（单侧、交替、双侧）。④端坐，抬头，放松，全身重力向下，向前垂头。⑤端坐，抬高、伸展双上肢，上举，全身放松，向前下垂头和落下上肢（单侧、交替、双侧）。⑥用手抓住椅座，伸展下肢，以足跟为轴，内旋，外旋。

注意：第②～③项训练时如果能配合呼吸运动同时进行，效果更好，即全身重力向下时呼气，放松，端坐、伸展上肢时吸气，收缩。

（3）站立位：①直立，面朝前，双手自然垂于身体两侧，抬头，向前垂头。②掌心向下，伸展双上肢，上举，放松落下（单侧、交替、双侧）。③上半身放松、前倾，再重新直立。④抬上肢，伸展，上半身和上肢放松，上肢自前方落下。⑤上肢放松，使其随意摆动2～3次。

注意：第①～④项训练时配合呼吸运动同时进行。

（4）步行位：正步行走，掌心向下，伸展双上肢，抬起，落下，摆动（单侧、交替、双侧）；正步行走，抬上肢，伸展不动，足尖站立，行走，上肢放松下落，重新如平时行走（单侧、交替、双侧）；正步行走，抬上肢，伸展上肢，上半身放松，下落，侧臂自由摆动。

注意：训练时应配合呼吸同时进行。对缺乏自信心的患者进行步行位训练时，在要求其放松的同时可使用已经习惯的运动形式。

（5）四肢爬行位：这种姿势训练时可以使脊椎和肩部得到充分的放松。

第六节　节省体能技术

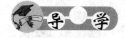

患者，男，71岁，7年前诊断为冠心病，一直保守治疗。近2年患者感觉活动能力明显减退，进行日常活动时会出现疲乏、心悸、呼吸困难等症状，只能步行0.5～1km，经常卧床，不能工作。对家属和患者进行节省体能技术训练，患者日常活动时乏力、心悸、呼吸困难等症状明显缓解。

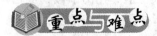

重点：节省体能技术的原则及应用。

难点：节省体能技术的应用。

【概述】

节省体能技术（energy conservation technology）是指利用人体功效学原理，结合身体的功能状态，通过使用合适的姿势、正确的活动方法或辅助器具和辅助技术，以减少体能消耗和预防并发症的技术和方法。

【节省体能的原则】

节省体能其实是尽量避免无谓的体能消耗，要想节省体能需要记住以下五项原则，并且在日常生活和工作中多加应用，养成良好的习惯。

1. 合理地安排活动

（1）提前做准备：提前安排好每日的工作，如把工作安排先后顺序，将费力的工作分几次做，最好与轻松的工作交替进行；减少不必要的活动；在开始活动前，先准备好活动所需的物品，并放在容易拿到的地方，避免不必要的身体前倾和旋转。

（2）适当的休息：每办完一件事，都要适当休息后再做下一件事；尽管不疲劳，仍要注意休息；一般每工作 1 小时至少休息 10 分钟，最好躺下来休息，因为卧位与坐位的体能消耗比是 1：3。

2. 利用工具简化活动　利用现代化家居产品简化活动，如使用吸尘器、微波炉、自动洗衣机等。利用辅助器具简化活动，如使用长柄工具以减少弯腰、爬高、蹲下等活动；使用手推车搬运比较重的物品等。

3. 调整工作节奏　放慢工作节奏，给自己充足的时间去完成工作，不要急躁。在感到疲乏前，应放慢工作速度或适时停止工作。

4. 采用省力的姿势　避免双手提举过高，肘不要放在高于肩膀的位置；尽量不要用单手工作，最好使用双手，工作时双臂紧贴躯干；将手肘承托于桌面工作（如使用电脑），会使工作变得较轻松；避免拿或推重物；避免站立过久、蹲着或弯腰工作，尽量坐着工作；工作时要挺直腰背。

5. 活动时调整呼吸　控制呼吸节奏，用鼻轻吸气约 2 秒，然后用口慢慢将气呼出，时间约为 4~6 秒。挺胸、扩胸时吸气，还原时呼气。活动时调整呼吸，准备用力时吸气，用力时呼气。

【实施】

（一）正确的工作姿势

1. 工作台或工作平面的高度及范围　坐位工作时，所有物品应放在坐位所及范围内，上肢尽量在 15cm 范围的平面内完成工作。立位工作时，工作平面的高度，女性在 95～105cm 之间，男性在 100～105cm 之间。

2. 保持正确的工作姿势 坐位工作时，上臂应垂直放于体侧，肘屈曲不超过 70°～90°，腕和手放松；需进行重复或持续性工作时，避免肘部在超过头部的位置维持过长时间；避免肘部过度屈曲；避免前臂持续旋前或旋后；避免腕部反复向尺侧或桡侧偏移；避免持续抓握或拧捏。避免立位工作。

（二）日常生活中的应用

1. 进食

（1）进食时要注意坐姿，不宜弯腰或半卧。

（2）将拿碗筷的手、肘承托于桌面上，菜碟尽量靠近自己。

（3）使用加粗手柄的勺子、叉子和弹性筷子；使用防洒碗、碟；使用防滑垫。

2. 梳洗

（1）洗头和化妆要花费较多时间，最好坐下来完成。

（2）如果梳洗需要 5 分钟以上，应将肘部置于桌面上进行或将双肘支撑在洗漱池边缘支持双手进行。

（3）洗脸时用轻便的小毛巾，而不要用手，因为用手要花费更多的力气；拧毛巾时配合正确的呼吸方法；擦脸时，不要将鼻及口同时掩盖。

（4）留短发可节省沐浴时间和活动量，洗发与沐浴同时进行。

（5）选用电动牙刷、电动剃须刀、长柄或成角的梳子等，以减少上肢的活动。

3. 穿脱衣裤、鞋袜

（1）将衣服放在随手可及的地方。

（2）采取坐位（坐下来）穿脱衣裤、鞋袜。

（3）穿衣时，先穿患侧，再穿健侧，脱衣时则相反。

（4）避免穿紧身及纽扣或拉链在背后的衣裤；选择没有鞋带的鞋，以免弯腰系鞋带。

（5）使用穿衣钩和长柄鞋拔。

4. 如厕

（1）使用坐厕或坐便器；留意坐厕高度，需要时，加以改装或使用坐厕加高垫。

（2）养成良好的排便习惯；大便时，分几次用力，保持呼吸均匀，避免过度喘气或憋气；平时多吃蔬菜、水果以防便秘。

5. 洗澡

（1）选择身体及精神状况最佳时洗澡。

（2）提前准备好洗澡用品，放在靠近自己的地方。

（3）坐下来洗澡或使用浴缸洗澡；洗头需用水盆时，可将水盆放高，避免弯腰或下蹲。

（4）保持浴室空气流通，可使用抽气扇或打开窗；洗澡时蒸汽不要太多。

（5）清洁背部时可用长柄海绵刷或长毛巾。

（6）若洗澡中途需要休息，可用大毛巾包着身体保暖，如先洗上半身，围着毛巾休息后，再洗下半身。

（7）洗澡完毕，用大毛巾包着身体，抹干水分，保持正确的呼吸并放松休息一会，然后穿好衣服。

（8）使用手柄、扶手及放置防滑垫。

6. 做饭

（1）要保持厨房空气流通，可使用抽油烟机或排风扇。

（2）提前准备好所需材料及用具。

（3）做饭时，不应心急或贪快而同时处理几项工序，例如不要同时炒菜及蒸鱼，这样容易使人紧张。

（4）尽量少用煎炸的烹饪方法，因为会造成烟熏，容易引起气喘。

（5）在厨房放置椅子，以便中途休息；择菜、削皮、调味等工作可坐下来进行。

（6）使用辅助器具，如用长汤匙打开锅盖，使用开瓶器或放一块布在瓶盖上将瓶盖打开等。

7. 洗、熨衣服

（1）尽量使用洗衣机及干衣机。

（2）坐下来洗、熨和折叠衣物，不要蹲在地上洗衣服。

（3）如衣物太多，可分数次洗。

（4）若要将衣物晾干，应先坐下，把衣物逐件挂在衣架上，再慢慢配合呼吸，将衣架挂起。如距离较远，晾衣服时把衣服放在推车里运输。

8. 清洁及打扫

（1）安排好每日做一项家务，如周一扫地，周三洗衣，避免过于劳累；粗重家务找他人帮助。

（2）如室内多尘，可使用吸尘器并戴上口罩。

（3）使用辅助器具，如使用长柄垃圾铲或拾物器从地上拾起物品，减少弯腰动作。

（4）用小推车装清洁用具。

9. 购物

（1）预先计划购物路线，所需时间及所到地方是否有斜坡或楼梯，对自己的体力有正确的估计。

（2）使用购物推车，避免使用手提袋。

（3）购买重的物品，尽量使用送货服务，或找家人及朋友帮助购买，必须自己买时则分开每日买1件。

10. 长途旅行

（1）准备充足药物，以备紧急时使用。

（2）旅途中要考虑定时休息，避免过度疲劳。

（3）行李最好简单、轻便或由家人代提。

（4）多使用交通工具，避免步行。

（三）不同障碍者的应用

1. 运动障碍者 偏瘫等单侧上肢运动功能障碍者可训练其单手完成扣纽扣、系鞋带、穿脱衣服等日常活动；截瘫或四肢瘫者可对环境和用具进行改造，并通过训练使患者适应在轮椅上进行部分日常活动。此外，还可以采用以下方法来适应日常生活：

（1）穿衣：用大纽扣代替小纽扣；魔术贴代替纽扣；用弹性鞋带。

（2）卫生：提高坐厕；安装扶手；用长柄镜子检查身体皮肤状态。

（3）进食：使用加重量的餐具以减少手抖；用单柄/双柄杯；把碗碟放在湿毛巾上防滑。

（4）家务：使用杠杆门锁；使用轻金属厨具以减少手腕用力；使用稍重的厨具防止手抖；使用张力剪刀；开关安装在正面以方便轮椅使用者操作；使用高度可调的桌子。

2. 感觉障碍者 主要采用感觉替代方法以适应感觉缺失：

（1）听觉障碍者：对于听力障碍者可用计算机进行交流或利用计算机进行口语与书面语的转换；用地毯和窗帘减少噪音；家具应放置整齐；说话时注视对方，这样才能引起听者的注意；学习通过口型和肢体语言猜出说话者的意思，并反复询问来确认。

（2）视觉障碍者：可以利用听觉或触觉替代视觉。放大物品，把物品放在中间或将物品靠近身体；增强光线，减少反光，形成强烈对比，如将浅色的东西放在黑色背景中；将发光颜料涂在楼梯的边缘等，以提高警觉。

（3）触觉障碍者：利用视觉代偿，戴手套保护手部免受伤害；食物、饮料或沐浴时用温度计测温；不使用尖锐的工具和物品。

3. 认知障碍者 对于认知功能障碍者可以修改某些认知活动，计算机辅助是最省力而又能提供反馈的方法。

（1）在患者房间内挂大的钟，大的日历，并利用卡片提醒要做的活动。

（2）将每日经常要进行的活动，分步骤地写成清单或画成图画放在床边。

（3）门上贴患者的家庭合影或患者本人的照片帮助他找到自己的房间。

（4）让患者常带记事本，本中记有家庭地址、常用电话号码、生日等，并让他经常做记录和查阅。

（5）使用闹钟提醒需要进行的活动。

4. 言语障碍者

（1）放慢讲话速度，多进行重复。

（2）用简短句子或只说关键词进行交流。

（3）多使用手势语和表情交流。

（4）利用文字或图画进行交流。

第七节　康复辅助器具的使用指导

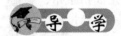

患者，男，54岁，身高170cm，体重67kg，因车祸造成右侧骨盆骨折，躯干皮肤剥脱，右侧下肢毁形伤，左侧踝关节内翻、浮肿，送医院抢救即行"右侧大腿截肢术"。1年后安装假肢，目前生活基本自理。

重点与难点

　　重点：康复辅助器具的种类。
　　难点：康复辅助器具的使用指导。

【概述】

　　康复辅助器具（assistive devices of rehabilitation）是指能够有效防止、补偿、替代或减轻因伤病造成的功能减退或丧失的医疗产品、器械、设备或技术系统的总称。换句话说，凡是能有效克服或减少伤病的影响，提高患者生活质量和社会参与能力的器具，高级到植入式电子耳蜗，普通到树杈做成的拐杖，都属于康复辅助器具的范畴。本节主要介绍助行器、假肢和矫形器。

【辅助器具配置原则】

　　配置辅助器具的目的在于实现康复，即能否有助于恢复身体的机能或潜能，因此应避免对辅助器具的盲目依赖。有些患者通过治疗和训练可望获得康复，应用辅助器具只是暂时地为了在康复过程的某一阶段及早实现日常生活自理；而有些患者则可能因为功能已无法恢复，需要永久使用。因此，辅助器具的配置必须遵循必要的原则和最少限度的原则：

　　1. 辅助器具能用简单的就不用复杂的　如能用拐杖就不用配轮椅，能用手杖不用腋杖，经过康复训练，有时甚至可以不借助拐杖行走。

　　2. 能用自身力源的辅助器具，就不要配置体外力源辅助器具　如需配置轮椅者能配置普通轮椅就不用电动、机动或者自动的轮椅。使用轮椅时，不可过分依赖陪护人员推行，更不要去片面追求电动、机动或者自动的轮椅。科学而正确使用普通轮椅，可以锻炼上肢的肌力和灵活性，对日后的康复治疗和再就业是有益的。

　　3. 能临时使用，就不要永久使用　辅助器具是体外装置，不可能完全代偿身体原有的机能。装配的目的是通过装配矫形器进行康复训练，恢复自身的能力。

　　4. 统筹兼顾，合理配置　在充分评估患者的病残情况及康复需求后，合理配置助器具的品种、材料和性能等，保证康复效果。

【分类与使用指导】

（一）助行器

1. 概念　助行器（walking aids）是指辅助人体支撑体重、保持平衡和行走的工具。

2. 种类　根据助行器的结构和功能不同，可分为杖和步行器两大类。广义的助行器还包括轮椅。

（1）杖（crutch）：是最简单、最方便的助行器。根据其结构不同，分为手杖、前臂杖、腋杖和平台杖四大类（图3-54）。

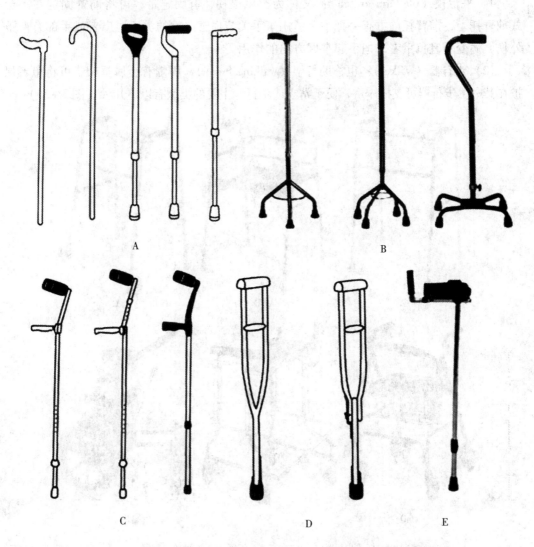

A. 单足手杖　　B. 多足手杖　　C. 前臂杖　　D. 腋杖　　E. 平台杖

图3-54　各种杖

1）手杖（stick）手杖为一只手扶持以助行走的工具，有单足和多足两种。单足手杖适用于握力好、上肢支撑力强的患者，如偏瘫患者的健侧、老年人等。多足手杖有三足和四足之分，支撑面广且稳定，多用于平衡能力欠佳、用单足手杖不够安全的患者。

2）前臂杖（forearm crutch）：常成对使用，把手的位置和支柱的长度可以调节，夹住前臂的臂套为折叶式，有前开口和侧开口两种。适用于握力差、前臂力量较弱但又不必用腋杖者。优点为美观、轻便，而且手仍可自由活动。缺点是稳定性不如腋杖。

3）腋杖（axillary crutch）：可单用也可成对使用。双拐同时使用可减轻下肢承重，获得较大支撑力，提高行走的稳定性。适用于支撑能力较差者，如截瘫或外伤较严重的患者。

4）平台杖（platform crutch）：又称为类风湿拐，有固定带，可将前臂固定在平台式前臂托上，前臂托前方有一把手。适用于手关节损害严重的类风湿患者或手部有严重外伤、病变不宜负重者，把手起掌握方向的作用。

（2）步行器（walker）：也称助行架（walking frame），周围有金属框架，可将患者保护在其中。步行器可支撑体重，便于站立或步行。主要的类型有以下几种（图3-55）：

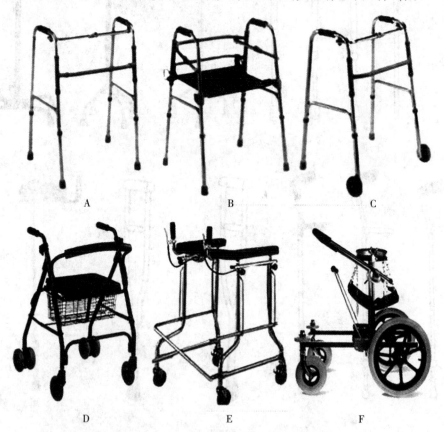

A. 框式步行器　　B. 交互式步行器　　C. 两轮步行器
D. 四轮步行器　　E. 平台式步行器　　F. 儿童用腋窝支持型步行器

图3-55　各种步行器

1）框式步行器：框架式结构，具有很高的稳定性，需要双手提起步行器前行。适用于上肢功能健全，下肢平衡能力差的患者。

2）交互式步行器：使用时先向前移动一侧，然后再移动另一侧向前，如此交替移动前进。适用于立位平衡差，下肢肌力差的患者或老年人。

3）两轮步行器：前面装有固定脚轮，后面的支脚垫有防滑功能。适用于下肢肌力低下、慢性关节炎患者，也可用于长期卧床者的步行训练。

4）四轮步行器：有四个活动脚轮，具有转弯半径小，移动灵活的特点。适用于步行不稳的老年人，但使用时要注意身体保持与地面垂直，否则易滑倒。

5）平台式步行器：带有前臂支撑平台和两个活动脚轮的步行器。使用时不用手握操纵，而是将前臂平放于支撑平台上推动前进。适用于全身肌力低下、慢性关节炎患者，也可用于长期卧床者的步行训练。

6）特殊类型步行器：如腋窝支撑型步行器，用两腋窝支撑体重而步行，有四个脚轮，体积较大。适用于上肢肌力差的患者。

（3）轮椅（wheelchair）：是一种代步工具，常用于使用各种助行器仍不能步行或步行困难者。轮椅也是医院或康复机构内转移或搬运患者的常用工具。轮椅的种类很多，按照驱动方式不同可分为普通轮椅和电动轮椅。虽然轮椅的种类很多，但其基本结构是相同的，主要由轮椅架、轮（大车轮、小脚轮）、刹车装置、椅坐和靠背组成。

1）普通轮椅：装有两个驱动轮和两个小脚轮，脚踏板高度可调，乘坐者需用手驱动或陪伴者推动前进，适用于大多数体弱病残者（图3－56）。

2）电动轮椅：电力驱动的轮椅。以蓄电池提供动力源，乘坐者可以用手或头部或呼吸系统等操纵控制器，完成前进、后退、转向、站立、平躺等多种活动，适用于双上肢均无力，不能驱动轮椅者和高位截瘫的残疾患者（图3－57）。

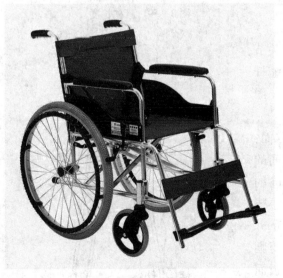

图3－56　普通轮椅

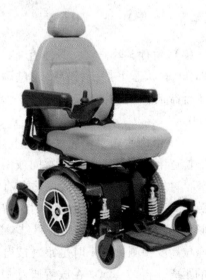

图3－57　电动轮椅

3. 助行器的选用 在选用助行器时，主要考虑两个方面：一是助行器的类型（上文已介绍），二是助行器尺寸。下面主要介绍根据患者的身体条件对助行器的尺寸进行选择。

（1）手杖的长度：患者穿上鞋或下肢支具站立。肘关节屈曲呈 25°～30°，腕关节背伸，足小趾前外侧 15cm 处至背伸手掌面的距离即为手杖的长度（图 3-58）。

（2）腋杖的长度：确定腋杖长度最简单的方法是：将身长减去 41cm 的长度即为腋杖的长度，站立时大转子的高度即为把手的位置。测定时患者应穿鞋站立。若患者下肢或上肢有短缩畸形，可让患者穿上鞋或下肢支具仰卧，将腋杖轻轻贴近腋窝，在足小趾前外侧 15cm 与足底平齐处即为腋杖最适当的长度，把手高度同手杖长度的测量方法（图 3-59）。

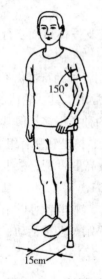

图 3-58 手杖长度

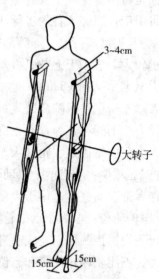

图 3-59 腋杖长度

（3）步行器的高度：身体直立，以肘关节屈曲 30°的状态下持步行器，通过调节伸缩杆使步行器的高度与大转子保持水平位置（图 3-60）。

（4）轮椅的选用：应注意以下几个方面：①座位宽度：测量坐下时两臀间或两股之间的距离，再加 5cm，即坐下后两边各有 2.5cm 的空隙。②座位深度：测量坐下时后臀部至小腿腓肠肌之间的水平距离，将测量结果减 6.5cm。③座位高度：测量坐下时足跟（或鞋跟）至腘窝的距离，再加 4cm。在放置脚踏板时，板面至少离地 5cm。④坐垫：为了舒适和防止压疮，座上应放坐垫，可用泡沫橡胶（厚度 5～10cm）

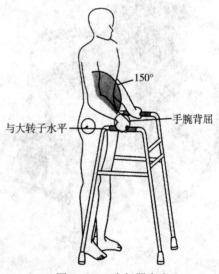

图 3-60 步行器高度

或凝胶垫子。为防止座位下陷，可在坐垫下放一张厚度0.6cm的胶合板。⑤靠背高度：靠背越高，越稳定；靠背越低，上身及上肢的活动范围就越大。低靠背：测量坐面至腋窝的高度，将测量结果减10cm。高靠背：测量坐面至肩部或后枕部的实际高度。⑥扶手高度：坐下时，上臂下垂，肘关节屈曲90°，测量椅面至前臂下缘的高度，再加2.5cm。⑦轮椅其他辅助件：为了满足患者的特殊需要而设计，如增加手柄摩擦面、车闸延伸、防震装置、防滑装置、轮椅桌，方便患者吃饭、写字等（图3-61）。

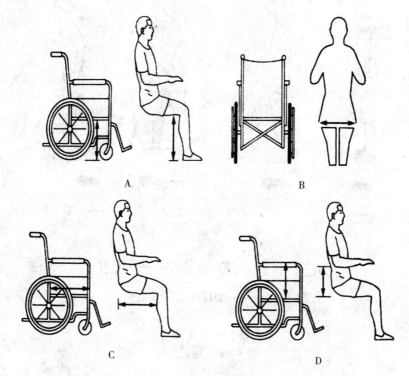

A. 座高的测量　　B. 座宽的测量　　C. 座深的测量　　D. 扶手高度的测量
图3-61　轮椅的选用

4. 使用指导

（1）杖的使用指导

1）手杖步行（图3-62）：①三点步：步行顺序：先伸出手杖，后迈出患腿，最后迈出健腿。由于步行时至少有两个点在支撑，故稳定性较高。偏瘫患者大多数使用这种步行方式。②两点步：步行顺序：先同时伸出手杖和患腿，再迈出健腿。该方式步行速度快，适合于瘫痪程度较轻、平衡功能较好的患者。

2）腋杖步行（图3-63）：①摆至步：开始步行时常用的方法。步行顺序：左右腋杖同时向前伸出，支撑，然后向前摆动身体使双足摆至腋杖附近，不超过腋杖支撑点。该步行法稳定，在不平路面上也可进行，但步行速度较慢。②摆过步：常在摆至步成功后开始使用。步行顺序：左右腋杖同时向前伸出，支撑，然后向前摆动身体使双足摆过腋杖支撑点，再将腋杖向前取得平衡。该步行法步幅大、速度快，但患者躯干和上肢的控制力必须好，否则容易跌倒。③四点步：步行顺序：伸出左腋杖，迈右腿，伸出右腋杖，迈左腿。该步行法在上提骨盆肌有足够的肌力时可进行，接近自然走路，稳定性好，但速度慢。④两点步：步行顺序：一侧腋杖和对侧腿同时迈出，然后迈出另一侧腋杖和腿。该步行法常在四点步成功后使用，步行速度比四点步快，但稳定性比四点步差。⑤三点步：步行顺序：先伸出双侧腋杖，后迈出患腿，最后迈出健腿。该步行法主要用双侧腋杖支撑体重，避免或减少患腿的负重。

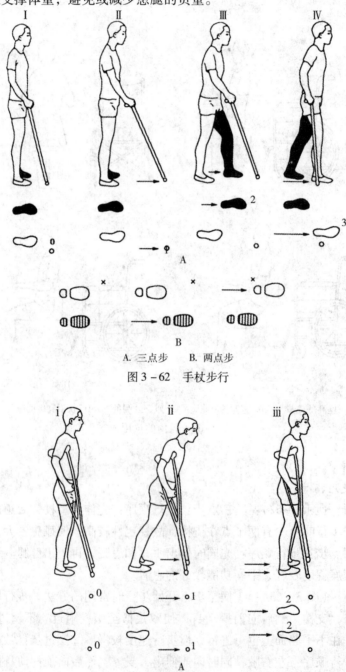

A. 三点步　　B. 两点步

图 3 - 62　手杖步行

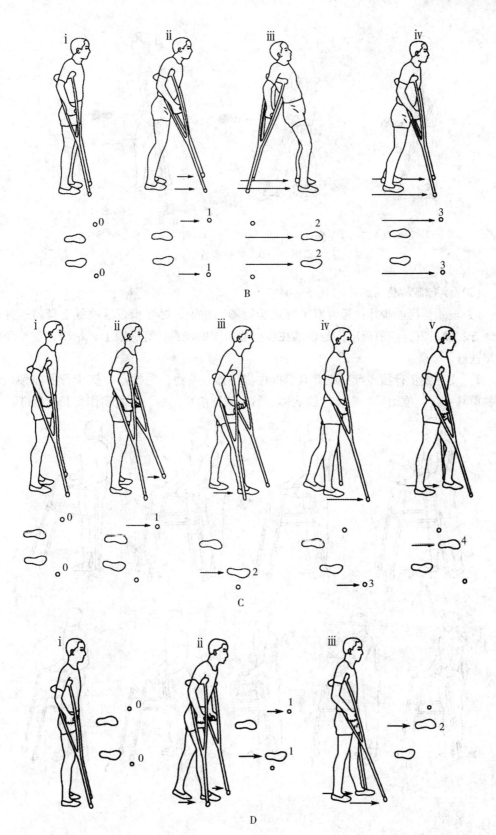

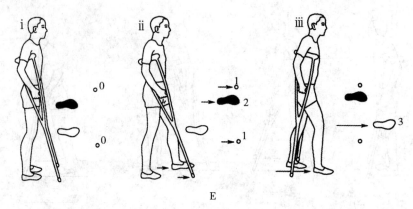

A. 摆至步　　B. 摆过步　　C. 四点步　　D. 两点步　　E. 三点步

图 3 - 63　腋杖步行

（2）步行器的使用指导（图 3 - 64）

1）框式步行器步行：患者双手握住步行器，站稳，提起步行器放置于身前一臂远的地方，然后患腿向前迈出，足跟落在步行器后腿的位置，健腿跟上，站稳。重复动作稳步前进。

2）交互式步行器步行：患者双手握住步行器，站稳，先推动一侧步行器前移，对侧腿前移一步；推动另一侧步行器前移，另一侧腿前移一步，重复动作交互式前进。

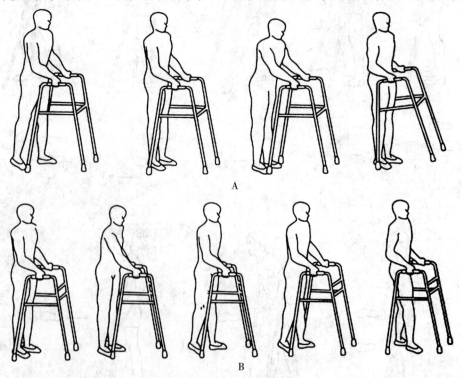

A. 框式步行器步行　　B. 交互式步行器步行

图 3 - 64　步行器步行

（3）轮椅的使用指导

1）打开与收起：打开轮椅时，双手分别放在坐位两边的横杆上（扶手下方），同时向下用力即可打开。收起轮椅时，先将脚踏板翻起，然后双手握住坐垫两端，同时向上提拉即可收起。

2）操纵轮椅：向前推时，身体向后坐下，眼看前方，先将刹车松开，然后双上肢后伸，肘稍屈，双手紧握轮环的后半部分。推动时，上身前倾，双上肢同时向前推并伸直肘关节，当肘完全伸直后，放开轮环，如此重复进行。对一侧肢体功能正常，另一侧功能障碍的患者（如偏瘫），可以利用健侧上下肢同时操纵轮椅。方法如下：先将健侧脚踏板翻起，健足放在地上，健手握住轮环。推动时，健足在地上向前踏步，与健手配合，移动轮椅向前。

上斜坡时，保持上身前倾，重心前移，其他方法同平地推轮椅。如果上坡时轮椅后倾，很容易发生轮椅后翻。

（二）假肢

1. 概念 假肢（prosthesis）是指用于弥补截肢者肢体缺损和代偿其失去的肢体功能而制造、装配的人工肢体。

2. 种类 目前，国内假肢的品种繁多，约有150多种。根据截肢部位不同，假肢可分为上肢假肢和下肢假肢两大类：

（1）上肢假肢：常用的上肢假肢有：

1）补缺假指：手指是外露的肢端，易发生损伤。残缺后不仅影响功能，更加重患者精神负担。手指缺损的形式有多种，如果拇指、示指大部分残缺，即失去了手的主要功能。补缺假指的装配，应根据残缺的不同情况和患者的要求设计，尽可能做到美观与功能相结合。

2）前臂假肢：由机械手、腕关节机构、残肢接受腔及固定牵引装置构成，适用于残肢长度保留35%～80%前臂的截肢患者。由于残肢有很好的杠杆力量，假肢装配后，比较容易获得满意的功能，腕关节可以被动地屈伸和旋转。前臂假肢是一种装配数量最多、代偿功能较好的上肢假肢。目前，我国有3种可动性结构的假手：肌电前臂假手、前臂电动假手和前臂机械假手。

3）上臂假肢：适用于残肢长度保留50%～80%上臂的截肢患者。由于上肢功能丧失严重，上臂假肢效果远不如前臂假肢。上臂假肢的肘关节增设了带锁的屈肘机构，可实现主动屈肘，但牵引装置较复杂。在上臂假肢中，若残肢过长，则无法安装人工肘关节；若残肢过短，缺乏足够杠杆力来控制假肢的活动，则只能安装弥补外观缺陷的装饰性假肢。

4）肩关节离断假肢：适用于肩关节离断、肩胛骨切除等高位截肢的患者。对这类残肢装配外动力假肢难度很大，目前只能安装弥补外观缺陷为主的装饰性假肢。

（2）下肢假肢：常用的下肢假肢有：

1）踝部假肢：适用于踝关节附近截肢的患者。有假半脚，适用于拇趾、全部足趾、跖关节离断或跖骨关节面截肢的患者；赛姆假肢适用于踝离断和跗部截肢的患者。

2）小腿假肢：适用于膝关节间隙下 8cm 至内踝上 7cm 范围内截肢的患者。小腿假肢的品种较多，如 TSB（total surface bearing）全接触式小腿假肢，适用于各部位小腿截肢患者；PTK（prosthese tibiale kegel）小腿假肢是综合了髌韧带承重小腿假肢和全接触式小腿假肢的特点衍变而来的，承重合理，悬吊力强，适用于小腿残肢过短者。

3）大腿假肢：适用于坐骨结节下 10cm 至膝关节间隙上 8cm 范围内的截肢患者。有外壳式大腿假肢和骨骼式大腿假肢两类。后者在内部装有支撑件和人工关节，承重合理，不用悬吊装置，穿脱方便。ISNY 大腿假肢是在骨骼式大腿假肢的基础上装上弹性接受腔，穿着舒适。

4）膝关节离断假肢：适用于膝关节离断、大腿残肢过长（距膝关节间隙 8cm 以内）和小腿残肢过短（距膝关节间隙 4cm 以内）的患者。这种假肢与大腿假肢有同样的功能。目前，膝关节离断假肢有传统式和骨骼式两种。

5）髋关节离断假肢：适用于大腿高位截肢（股骨粗隆以上）、髋关节离断和半侧骨盆切除的患者。这种假肢没有残肢来控制和支配假肢活动，主要依靠腰部肌肉的收缩和骨盆的带动。目前，髋关节离断假肢有传统型加拿大式、骨骼型加拿大式和回转台式髋部假肢 3 种。

3. 使用指导　假肢装配后，必须学会使用，才能发挥其替代功能。

（1）穿戴假肢：先在残肢上涂上滑石粉，然后套上残肢袜，注意不要有皱褶，如有衬套的假肢应先穿上内衬套，再将残肢穿进假肢接受腔内。骨骼式假肢或吸着式假肢在穿戴时，先用布带或丝带绕在残肢上，一端伸出阀门口外，边拉残肢套，边将残肢伸入接受腔，然后压上通气阀门。如果用悬吊和固定装置的大腿假肢，先束紧腰带，然后将吊带的松紧调整到适当拉紧的位置，走几步，逐步调整吊带至合适位置。

（2）上肢假肢的使用指导：上肢假肢功能的发挥是受残肢控制的，截肢的部位和残肢的功能是假肢装配后能否发挥作用的关键。因此，截肢后早期就要注意残肢的锻炼，防止残肢肿胀、疼痛、肌肉萎缩、关节挛缩畸形等并发症的发生，为使用假肢创造条件。训练的重点是保持残存关节的活动范围和增强肌肉力量。如对掌骨截肢，训练腕关节活动；前臂截肢，训练肘关节屈伸和前臂旋转活动；上臂截肢，训练肱二头肌、肱三头肌及肩关节活动。上肢假肢安装后，应紧接着进行功能性操作训练和生活、劳动操作训练。

（3）下肢假肢的使用指导：下肢假肢安装后，应及时开始正确的训练，一般训练的内容包括站起和坐下训练、平行杆内训练及行走训练等。

1）站起和坐下训练：①站起：假肢在前，健肢在后，双手压大腿下部，以健侧支撑体重，站起。②坐下：假肢靠近椅子或凳子，身体外旋45°，以健侧支撑，屈膝时假肢侧的手扶椅子或凳子坐下。

2）平行杆内训练：①假肢内、外旋运动：健肢支撑身体，假肢伸向前方，以足跟为轴心，做内旋、外旋假肢的动作。②重心转移：立正姿势站立，重心由健侧移到假肢侧，再移到健侧，交替进行。要求肩胛、骨盆平行移动。③交替膝关节运动：假肢从地面抬起时，要控制膝的屈曲；当健肢屈膝时，要防止假肢突然屈膝。④向前步行、站稳：重心移向假肢一侧，假肢负重，健肢向前迈一步，此时假肢必须保持直立；重心转向健肢负重，假肢开始向前迈步，此时先屈曲假肢侧髋关节，使假肢侧的膝关节自由屈曲摆动，带动小腿向前。假肢向前后，足跟落在健足旁。此时，残肢应抵压接受腔后壁，待膝充分伸直后，重心逐步移至假肢侧。⑤侧方步行：假肢负重，健肢向外伸展，重心移到健侧，假肢跟着靠近健肢。

3）实用训练：①在地面坐下、站起训练：坐下时健侧负重，假脚置于健脚后半步处，弯腰屈髋，健肢承重，两手下垂撑于地面，然后坐下；站起时先使假肢在上，两手横向触地，屈健腿，两手支撑体重，手和健腿用力向上，假肢向前站立。②跪下、站立训练：健肢置于假肢前，屈髋，屈膝，假肢的膝关节也慢慢屈曲，当假肢屈膝到90°以上时，即可支撑体重；重心移到健肢，向前弯腰，健肢即可带动假肢站立。③上、下坡训练：上斜坡时，假肢在前，步幅要大些，残肢屈髋后，假肢再迈步，躯干尽可能前倾。下斜坡时，假肢在后，步幅要小些，身体要倾向假肢，健肢要快步向前跟上。④上、下台阶训练：上台阶时，健肢先上，健肢膝关节伸直带动身体向上，假肢跟上；下台阶时，假肢先下，假足稍微横一些，再下健肢，注意假肢足跟部要靠近台阶。⑤跨越障碍物训练：前后跨越：假肢负重，健肢先跨越，然后健肢负重，身体前倾，假肢髋关节屈曲，带动假肢向前跨过障碍物；横向跨越：健侧靠近障碍物站立，假肢负重，健肢先跨过障碍物，然后健侧负重，假肢跟上跨越障碍物。⑥从地上拾物训练：有两种方法，一种是健肢在前，假肢膝伸直，健肢屈膝弯腰拾物；一种是假肢屈曲，弯腰拾物。

4. 假肢的维修和保养

（1）接受腔内部容易因汗液弄脏，发出异味，因此要经常清洁。树脂型或木质接受腔可用肥皂擦洗，皮革或其他软衬垫，需要经常擦洗晾干。

（2）膝、踝假肢的轴、螺丝、皮带固定扣、铆钉等要定期检查，及时拧紧。

（3）金属关节不灵活或有响声，要及时加油或更换新轴。

（4）接受腔感到有松动时，先采用增加残肢袜的方法解决，如仍过松，可在接受腔内壁黏一层软性物垫，必要时，更换接受腔。

（5）残肢某处受压疼痛时，可挖空压痛部位的衬垫或用毛毡填在压痛部位的周围，以减轻或消除疼痛。

（6）适合穿平跟鞋的假肢，如要更换高跟鞋，可用皮革将前缓冲器垫高，或拆下踝轴后调整前后缓冲器即可。

（三）矫形器

1. 概念　矫形器（orthosis）是指装配于人体四肢、躯干等部位，用以预防或矫正畸形，治疗骨关节及神经肌肉疾患并补偿其功能的体外装置。

2. 种类　根据装配部位不同，矫形器可分为上肢矫形器、下肢矫形器和脊柱矫形器三大类。

（1）上肢矫形器：主要作用是固定不稳定的肢体于功能位，提供牵引力以防止挛缩，预防或矫正上肢畸形，补偿失去的肌力及帮助无力的肢体运动等。上肢矫形器按其功能分为固定性（静止性）和功能性（可动性）两类。前者没有运动装置，用于固定、支持、制动。后者有运动装置，可允许肢体活动，或能控制、帮助肢体活动，促进肢体运动功能的恢复。上肢矫形器有：

1）手指矫形器：主要作用是预防或矫正手指挛缩、变形。常用的手指矫形器有掌指关节和指间关节伸展矫形器、屈曲矫形器和固定矫形器（图3－65）。

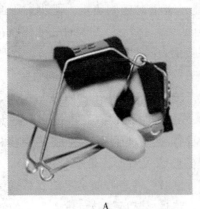 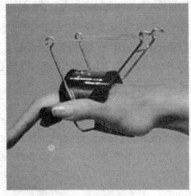

A   B

A. MP 屈指器   B. MP 伸指器

图3－65 手指矫形器

2）腕手矫形器和手矫形器：适用于腕骨骨折及术后固定、桡骨下端骨折及术后固定、偏瘫引起的腕部下垂、正中神经麻痹、臂丛神经麻痹的患者。常用的腕手矫形器有固定型腕手矫形器、对掌矫形器和夹持型矫形器（图3－66）。

3）腕矫形器：适用于腕下垂、腕关节炎症，舟状骨骨折迁延愈合等腕部疾患。常用的腕矫形器有支撑型护腕、固定型腕矫形器和邦内尔型腕矫形器（图3－67）。

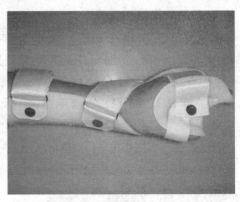

图3－66 固定型腕手矫形器

4）肘矫形器：适用于肘关节不稳定或上臂、前臂骨折不连接的患者。常用的肘矫形器有支条型、铰链型和固定型（图3－68）。

5）肩矫形器：主要有两种，一种是肩关节外展矫形器（图3－69），主要用于肩关节融合术后、臂丛神经修补术后短期固定肩关节，其特点是可将肩关节固定在外展、前屈、内旋位，腕肘关节固定在功

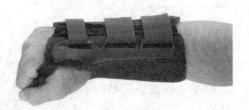

图3－67 支撑型护腕

能位。患者在卧床或站立时，患肢总处于抬高位，利于消炎、消肿。另一种是翼状肩胛

矫形器，适用于前锯肌麻痹的患者。

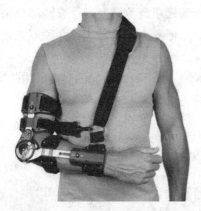

图 3 - 68　铰链型肘矫形器

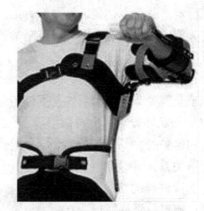

图 3 - 69　肩关节外展矫形器

（2）下肢矫形器：主要作用是支撑体重，辅助或替代肢体功能，限制下肢关节不必要的活动，保持下肢的稳定性，改善站立和步行时的姿态，预防或矫正下肢畸形。下肢矫形器有：

1）踝矫形器：主要用于踝部软组织损伤和足踝关节不稳的患者。常用的踝矫形器有弹性护踝和韧带型踝矫形器两种（图 3 - 70）。如果足踝损伤较重，则需要配踝足矫形器。

2）踝足矫形器：是最常用的下肢矫形器。主要作用是纠正足下垂、足内翻。常用的踝足矫形器有金属支条式踝足矫形器、塑料踝足矫形器、髌韧带承重式踝足矫形器（图 3 - 71）。

3）膝踝足矫形器：亦称长支具。主要作用是稳定膝、踝关节，辅助患者站立。有金属制和塑料制两种，又可分为固定用、矫正用等类型。

4）膝矫形器：亦称护膝，主要作用是控制膝关节的活动，用于治疗各种膝关节的病变（图 3 - 72）。膝矫形器较膝踝足矫形器结构简单，重量轻，穿脱方便，但缺点是使用时容易向下滑脱。

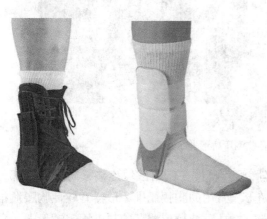

A. 弹性护踝　　B. 韧带型踝矫形器

图 3 - 70　踝矫形器

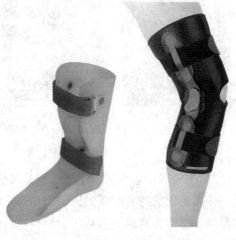

图 3 - 71　塑料踝足矫形器　图 3 - 72　膝矫形器

5）髋膝踝足矫形器：一般由骨盆带、髋关节金属铰链和膝踝足矫形器构成。主要作用是稳定下肢关节，辅助站立和行走。适用于脑瘫或高位截瘫者伴有髋部肌肉广泛瘫痪，髋关节松弛不稳定或有内外旋畸形者。这类矫形器由于重量大，穿脱不方便，多用于步行训练。

6）髋矫形器：主要作用是控制髋关节的活动，用于脑瘫引起的髋关节内收畸形者，也可用于全髋关节置换术后恢复期保持髋关节的正确位置。

（3）脊柱矫形器：主要作用是固定和保护脊柱，矫正脊柱的异常力学关系，减轻脊柱的局部疼痛，支持麻痹的肌肉，预防或矫正脊柱畸形。脊柱矫形器有：

1）颈椎矫形器：主要作用是稳定或牵引颈部，适用于颈椎失稳症、颈椎病、颈椎间盘突出等疾患。常用的颈椎矫形器有颈托、颈椎矫形器、颈胸椎矫形器、颈椎牵引带等（图3-73）。

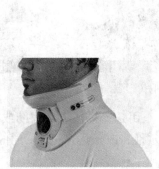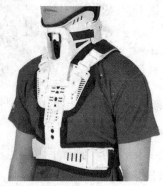

A. 颈托　　B. 颈胸椎矫形器

图3-73　颈椎矫形器

2）脊柱侧弯矫形器：适用于脊柱侧向弯曲或伴有回旋变形者。常用的脊柱侧弯矫形器有密尔沃基型矫形器、波士顿型矫形器、大阪医大型矫形器、色努型矫形器、软性脊柱侧弯矫形器等（图3-74）。

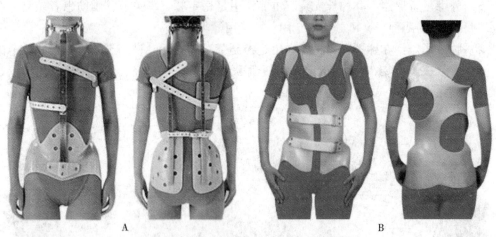

A. 密尔沃基型矫形器　　B. 色努型矫形器

图3-74　脊柱侧弯矫形器

3）胸腰骶椎矫形器：主要作用是减轻胸椎、腰椎、骶髂区域疼痛，防止病变部位进一步损伤，支持麻痹肌肉，预防和矫正畸形。常用的胸腰骶椎矫形器有软性胸腰骶椎矫形器、模塑夹克式矫形器、泰勒型矫形器、脊柱过伸矫形器、胸腰椎固定矫形器、背姿矫正带等（图3-75）。

4）腰骶椎矫形器：主要作用是稳定腰骶部，减轻腰椎前凸，限制腰椎各方向的活动。常用的腰骶椎矫形器有奈特型矫形器、威廉斯型矫形器、硬性矫形器、软性腰围、腰椎牵引带等（图3-76）。

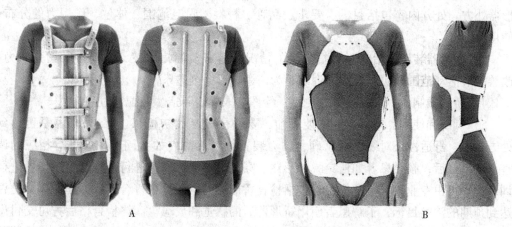

A. 模塑夹克式胸腰骶椎矫形器 　　B. 脊柱过伸矫形器

图3-75 胸腰骶椎矫形器

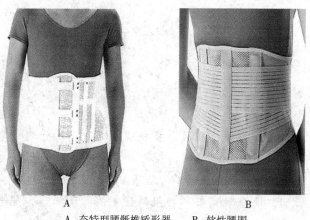

A. 奈特型腰骶椎矫形器 　　B. 软性腰围

图3-76 腰骶椎矫形器

3. 使用指导

（1）装配矫形器的适应证：当使用其他治疗手段，治疗效果不佳时，可考虑装配矫形器。装配矫形器的适应证有：①需要对某个或数个关节加以制动。②需要对身体某种畸形加以矫正。③代偿失去的功能，如双下肢瘫痪者通过使用膝踝足矫形器辅助站立。④改善异常步态。⑤减免肢体承重。⑥骨折愈合不良。

在使用矫形器时，应将矫形器的应用视为整体治疗的一部分，明确矫形器在不同治疗阶段所起的作用。若患者缺乏治疗信心，不能主动配合或身体特别虚弱时不宜使用矫形器。

（2）矫形器的使用程序：为了保证矫形器的正确使用，达到预期的治疗效果，矫形器在使用之前，要经过以下几个程序：

1）检查及诊断：包括患者的一般情况、病史、体格检查，拟穿戴矫形器部位的关节活动范围和肌力情况，是否使用过矫形器及其使用情况等。

2）矫形器处方：根据患者的身体情况和各类矫形器的结构原理及其适应证开出矫形器处方。处方内容包括目的、要求、品种、材料、固定范围、体位、作用力的分布、使用时间等。

3）矫形器装配前治疗：根据患者的情况制定康复治疗方案，主要进行增强肌力，改善关节活动范围和协调能力的训练，为使用矫形器创造条件。

4）矫形器制作：包括设计、测量、绘图、取模、制造、装配等过程。

5）训练和使用：矫形器正式使用前，要进行试穿（初检），了解矫形器是否达到处方要求、舒适性及对线是否正确、动力装置是否可靠，如有问题，应进行相应的调整。调试好后，教会患者如何穿脱矫形器、穿上矫形器后如何进行活动。穿矫形器进行训练后，再由专业人员负责终检，包括检查矫形器的装配是否符合生物力学原理，是否达到预期的治疗目标，了解患者使用矫形器后的感觉和反应等。终检合格后方可交付患者正式使用。对长期使用矫形器的患者，应每 3 个月或半年随访 1 次，以了解矫形器的使用效果及病情变化，必要时进行修改和调整。

第八节　康复心理护理

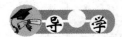

患者，男，28 岁，因车祸致双下肢截肢 7 个月。现患者行动不便，情绪不稳，烦躁不安，易怒，自卑自责，担心日后生活不能自理，对前途失去信心。对于该患者必须首先采取正确的心理康复护理，消除或控制一切不利于患者身心的消极影响，使患者克服一切阻碍康复的心理障碍，配合康复治疗与护理。

重点与难点

重点：伤、病、残的心理特征，心理康复护理方法。

难点：常用的心理康复护理技术。

康复不仅需要改善残疾躯体的功能，还应重视个体的心理及行为的康复。病、伤、残者由于功能丧失或者本身的原因多存在身心双重障碍，而心理康复对康复治疗具有十分重要的作用，心理变化明显影响康复过程及结果，也常改变残疾的结果，所以从某种意义上说，心理康复将决定康复的疗效，有着其他治疗不可替代的作用。

【概述】

心理康复护理是康复护理人员运用康复心理学的理论与方法，研究康复患者的心理和社会问题，对患者心理进行评估、诊断与护理，以提高患者心理健康水平的技术。其目的是通过心理学的手段，协助病、伤、残者应对和处理身体的、情绪的、家庭的、职业的、社会的问题，从而帮助各类残疾者达到理想的心理状态、身体状态和社会功能状态。

（一）康复对象的心理特点

1. 伤残与心理因素的相互关系　伤残与心理因素之间存在着复杂的相互关系。

（1）心理问题和不良的行为模式导致躯体伤残：众所周知，重度抑郁症患者常有自杀或蓄意自伤行为。这种自杀或自伤行为包括跳楼、跳江、上吊、开煤气、服毒等。有些患者虽获救，却留下严重残疾。不健康的行为方式也是导致伤残的重要原因，如吸毒、斗殴等可造成身心伤害；吸烟、酗酒是导致癌症、慢性酒精中毒的危险因素；高盐饮食会导致高血压和脑卒中发病率增加；高脂饮食会导致肥胖，易诱发脑血管病、糖尿病。这些慢性病可伴有严重并发症，导致肢体、语言、智力等残疾。行为医学表明：人们的行为方式与其人格、信念、习惯等有关。因此，从小培养健康的人格，树立珍惜健康的信念，养成健康的行为习惯，对预防伤残的发生有重要意义。

（2）躯体伤残导致心理问题：伤残对患者而言是一种功能丧失。患者部分或全部丧失了自由行动的能力或/和语言交流能力等，必然体验到严重的"丧失感"。这种感觉与患者对功能丧失的认知与评价、人格的健全程度、应对机制、社会支持等诸多因素有关。随着伤残的发展患者会出现不同的心理反应：

1）在残疾认同的过程中会出现的心理问题：①依赖性增加，被动性增加，行为幼稚化，要求别人关心自己。②对身体内脏器官活动的信息特别关注，常有不适感，主观感觉异常。③易激惹，情绪波动，常易伤感，常因小事发脾气，事后又后悔不已。④焦虑、恐惧反应及抑郁情绪。⑤害怕孤独，特别思念家人，希望有人陪伴，不能独处，夜间睡觉不敢关灯。⑥猜疑心加重，常对医护人员及家人察言观色，推断是否有严重病情被隐瞒。⑦自卑感加重。

2）病、伤、残者的心理特点：①认知方面：由于伤残，不同患者存在的认知缺陷各异，并影响其认知方式与认知能力。如盲人因丧失视觉而缺乏空间概念，形象思维不发达，但同时因为没有视觉干扰而爱思考，抽象思维发达。②感情方面：孤独与自卑感强烈。生理上的残疾可导致心理缺陷，自卑加重表现为人际交往中不被理解；敏感、强烈且不稳定的情绪反应使自尊心受打击时表现较为强烈的愤怒情绪，极易产生极端情绪，甚至出现报复性行为。③性格方面：因为社会交往少，社交范围小，性格内向、自卑、孤僻。

3）某些特定疾病的心理问题：①脑部受损的患者常因损坏脑部结构的完整性而出现一些特殊的心理行为问题。如脑血管意外引起情感失控，表现为情绪不稳定、情感脆弱。脑瘫患儿的性格多内向，存在多种行为障碍。颅脑损伤者，因其损伤部位不同导致不同心理行为问题，颞叶损伤可引起性失控；额叶损伤可引起攻击、情感淡漠、丧失主动性。②躯体残疾患者一方面由于生理的缺陷，心理适应发生障碍，不愿与人交往，有自卑心理和孤独感；另一方面，为改变自己的现状和待遇，往往有强烈的康复意志，有实现价值与尊严的意志行为。③老年人对病情较悲观；对治愈的信心不大，往往在住院后孤独感和疏远感加重，情绪易波动。

2. 残疾适应模式

（1）分阶段模式（stage model）：无论患何种疾病，当一个人察觉到自己失去健康，面对疾病尤其是严重损害功能或威胁生命的疾病时，会产生不同程度的心理反应或精神症状。该模式认为人们经历生活剧变后按照可预言的、有顺序的情感反应过程发展，即心理休克期、冲突期及重新适应期3个阶段。

1）心理休克期：这是一个对突发的严重打击没来得及整合的阶段。在意外事件突发后，患者变得茫然失措，不知该做什么，出现与现实的分离感，甚至出现下意识的动作与行为，患者本人也不知自己曾经做了什么。此期可持续数天或数周。

2）心理冲突期：由于残疾来得突然，超出患者的承受能力，患者多用否认机制来减轻心理反应，把已经发生的而且令人悲痛的现实和预后完全否定。表现为思维混乱、丧失感、无助感、感到绝望、抑郁、焦虑、遇事易激惹、性情暴怒，对未来完整的生活计划变得不确定，不知如何面对现实，如何有效地解决或改善环境，没有勇气带着残疾去独立面对生活。患者变得惶惶不可终日，此期可持续数周到数月。

3）退让或重新适应期：经过以上阶段后，患者逐渐认识到残疾的现实，不得不开始面对现实，开始调整自己的心理状态与行为来适应病情和社会，焦虑、抑郁、悲观、愤怒等情绪好转。患者降低原来的生活期望，搁置原来的生活计划，开始主动争取生活自理，回归社会。

尽管如此，残疾后的心理反应及适应存在下述特点：个体差异性和情感反应多变性。残疾发生后，情感反应并不是遵循同一种方式，人们处理危机的机制亦存在多变性，并不是所有残疾人都能够进入重新适应阶段。

（2）行为模式（behavior model）：该模式强调外在因素在决定适应过程中的重要作用，重视可观察到的行为，对患者认知的功能强调不多。它认为新近残疾者有四项任务，包括必须留在康复环境中；消除与残疾有关的不适应行为；获得残疾的适应行为；最终取得残疾适应行为的结果。

（3）应付技术模式（coping skill model）：既强调认知因素，也强调行为因素。该模式建立在危机理论基础上。危机理论认为：人需要社会和心理相平衡的感觉，人在遇到外伤事件后产生了危机和无组织状态。在适应危机过程中，一个人的特征行为模式对建立平衡是无效的，这种失衡状态是短暂的，新的平衡在几天或几周内建立。

了解残疾的心理适应理论与模式，对我们进行康复工作具有指导意义：①发生残疾对大多数人意味着惩罚，所以人们常出现躲避及攻击行为，患者的敌对也是普遍的，作为康复护理人员应当无敌意地对待，增加患者继续留在康复环境中的可能性。②大多数残疾行为最初是低频率、低强度的，增强残疾人适应行为的强化因子，可帮助减少不适应行为，获得适应行为。③取得残疾适应的结果是将在康复机构中学到的行为应用到患者家庭环境中，医护工作人员可指导患者寻找新的有意义的职业，帮助其制定家庭计划，使其学到的行为在家庭中发挥作用。

（二）影响病、伤、残者心理反应的主要因素

1. 个体生物因素 包括伤残的类型与程度、伤残者的年龄。伤残患者的心理状况受所患疾病类型、躯体残障程度影响。伤残对躯体功能、生活能力及社会能力的影响程度不同，引起的心理反应也会不同。不同年龄对伤残的反应也不同，儿童因发生伤残，其生长发育、社会环境和教育将受到影响，其个性、认知、情感及智能等方面的发展也会受到不同程度的影响。青、中年人是社会的中坚力量，他们同时扮演多种社会角色，一旦发生伤残，其恋爱、婚姻、职业等方面都会受到较大的影响，心理变化也最为复杂。老年因其生理功能明显衰退，社会地位变化以及各种生活事件的影响，对病情估计多比较悲观，康复信心不大，产生"老朽感"和"末日感"，引起情绪波动、烦躁、焦虑和抑郁，甚至产生"一死了之"的念头。

2. 个体心理因素 患者的个性不同，对待残障的态度也会不同。人生观和价值观不同，患者对各种事物的看法和态度也不同。有人可因残障而心理崩溃，一蹶不振，变得自私自利或自暴自弃；有人却不被残障和困难所压倒，变得更加坚强，还可以对社会作出贡献。

3. 家庭因素 家庭成员对伤残者的态度对患者心理有影响，患者的父母、配偶、子女是患者最亲近的人，他们如果不关心患者，患者就会有被抛弃感。康复早期，家人一般会同情患者，对患者照顾周到，协助求医，患者对家人的依赖心理较强；如果医治无效，有些家人可能开始绝望，对患者康复失去信心，采取放弃态度，甚至把家庭的一切不幸和苦恼都怪罪于患者，缺乏应有的照料和经济上的支持，甚者遗弃伤残者。

4. 社会因素

（1）社会对患者和伤残者的态度：同情和爱护伤残者，伤残者感觉温暖，康复信心增强；怜悯虽无恶意，但可能伤害伤残者的自尊心。如果社会对伤残者不闻不问，甚至厌恶、嫌弃、嘲弄、侮辱，伤残者会产生愤懑、屈辱、悲观、抑郁等消极情绪。

（2）社会支持系统和社会保障系统：社会积极为伤残者提供政策、物质、情感和经济等方面的支持，营造良好的社会助残意识和氛围，伤残者生活信心会增强，对社会充满感恩；反之，伤残者无助感会增强，对社会充满失望，甚至憎恨。

（3）医源性因素：医源性因素对患者的心理也会产生影响。这些因素包括：①医护人员的道德品质：医护人员工作认真负责，尊重患者，同情和理解患者，对患者心理会产生积极影响，有利于康复；反之，会对患者的心理产生消极影响，不利于康复。②医护人员的语言：医护人员的语言必须准确规范，通俗易懂，避免使患者产生疑惑、误解，引起患者焦虑、恐慌、悲观等消极情绪，要避免使用伤害性语言，以免产生消极的暗示作用；要避免在患者面前窃窃私语，以免引起或加重患者的猜疑，带来不良心理

反应。③技术操作水平：医护人员的各种技术操作要做到认真负责、精益求精、沉着冷静，使患者感到放心、有安全感。如果医护人员在医疗操作中粗暴、不认真、不熟练，会使患者对医疗操作产生恐惧心理，怀疑康复训练效果，不利于患者的康复。④治疗不良反应：某些治疗和康复训练可能给患者造成的痛苦和副作用大，患者难以忍受，会产生恐惧、抑郁等不良情绪。⑤治疗费用：医疗费用过高会给患者造成很大的经济压力和心理压力，患者会内疚或自责，产生悲观、绝望的情绪，甚至放弃康复治疗。

【心理康复护理原则】

1. 以人为本　根据患者的需要，康复护理人员要充分调动其主观能动性，尽可能发现并发挥患者的功能潜能，以患者功能的恢复为最终目标，一切护理措施只要是患者需要的，并征得其同意，都应尽可能满足。

2. 多交往与沟通　康复护理人员通过与患者的交往与沟通来实现心理护理，真诚友好地交往与沟通是增进护患之间感情的纽带。康复护理人员要运用人际交往的技巧，耐心倾听患者内心所想，稳定患者情绪，取得患者的信任，让患者感到安全、安慰和心理放松，减轻其内心的痛苦。

3. 公平与平等　充分尊重患者的人格，不论患者职务高低、年龄大小、贫富与否都要一视同仁，公平对待，为患者创造良好和谐的社会环境和心理环境。

4. 全面照护　人与社会、人与自然、人体内外之间是相互影响和协调的。由于残疾的影响，这种协调会受到破坏，使残疾者对社会和自然的适应性下降，影响患者回归社会。因此，康复护理人员要为患者重建身心平衡，不仅要提高患者的生活能力，更重要的是要提高患者对社会与环境的适应能力，使他们重新回归社会。

5. 因人施护　不同的患者有着不同的心理问题，同样的心理问题在不同的患者身上又会有不同的反应，康复护理人员要针对这些情况，用不同的方法去了解患者的心理反应，采用不同的心理措施去护理患者，做到有的放矢。

6. 保密性　心理护理过程中可能涉及患者的隐私，要对其隐私进行保密，不得作为工作以外的话题到处谈论，以维护患者的尊严和权力，这也是康复护理工作中一项重要的职业道德要求。

【实施】

在帮助病、伤、残者获得康复的过程中，首先必须消除或控制一切不利于患者身心的消极影响，使患者克服一切阻碍康复的心理障碍，形成一种积极的心理调节机制，保持心理健康，积极参与社会活动，提高生存质量。

（一）营造积极向上的情绪环境

消极的情绪使患者意志丧失，积极的情绪可帮助患者克服困难，从而战胜疾病，促进机体康复。对待患者要理解他们的心理状态，给予患者真诚的安慰和鼓励。在病房和床位的选择上要针对不同年龄、性别、疾病性质、残疾情况以及心理状态的不同合理地安排，把性格开朗、情绪稳定、积极向上、勇于战胜疾病的患者和悲观失望、缺乏动机、情绪低落、消极对待疾病的患者安排在一个病房，通过同室病友相互间的情感交流，互帮和互相激励，去影响、感染或改变对方，即情境感染，使他们重新认识自己的价值，以增强患者的信心和勇气，唤起患者对生命质量的追求，激发他们康复的信心。

（二）建立良好的护患关系

康复护理人员要主动加强与患者的接触和交谈，交往过程中态度要和蔼可亲，给予患者真诚的关爱与理解，增强护患彼此间的信任。康复护理人员要学会交谈的技巧，学会引导对方的思路并控制话题和抓住主题。要用患者容易理解的、通俗的语言进行交流，对患有语言障碍的患者，要善于理解对方情感表达的内容和方式，不可急于求成，当听不明白的时候，康复护理人员要善于运用不同方式陈述给患者，让其理解，如用"点头"、"摇头"，或发出某个简单的音节来表示确认。不同年龄、性别、职业和知识水平的患者沟通交流方式、语言方式和内容应有所差异，应区别对待。

（三）理解和尊重患者

伤、残患者在心理上比正常人更脆弱和易受到伤害。在为患者进行各项康复护理操作和功能训练前，要给予患者耐心的鼓励和指导，尊重和理解患者，以平等的方式商讨对策，有的放矢地进行科学讲述和解释。针对其心理状态给予建议和指导，征得患者的同意后才能为其进行各项护理操作和功能训练。

（四）正确运用各种心理疗法

耐心地倾听患者的心理感受，结合患者的具体情况，正确运动各种心理疗法，鼓励患者进行内心伤痛的宣泄，并给予同情、理解等情绪上的支持，帮助患者树立战胜伤残的信心，指导患者重新修订生活的目标、处理好人与人之间的关系，以积极的心态去参加康复训练。

1. 支持疗法　是一种基础性心理疗法，是通过指导、疏导、劝解、鼓励、安慰、环境改造和培养兴趣等方法给患者以精神上的支持，帮助其面对现实处理问题，渡过心理危机。当伤病发生后，患者通常处于焦虑、易怒、恐惧和悲观之中，康复护理人员通过倾听患者陈述，在恰当的时机为患者分析、解释发病及症状迁延的主客观因素，把康复的结局实事求是地告诉患者，指出患者实现愿望的途径，利用医护人员对患者的影响力，向患者坚定地提出有关方面的保证，使患者建立信心，解除疑虑。在普通的医疗过程中，医护人员的态度、语言、权威性的解释均可影响患者的感受、认知、情绪和行为，构成广义的支持性心理治疗。这种方法临床运用最广泛。

2. 暗示疗法　是利用语言、动作或其他方式、治疗方法，使患者在不知不觉中受到积极暗示的影响，从而不加主观意志地接受治疗者的某种观点、信念、态度或指令，解除心理上的压力和负担，实现消除不良心理目的的方法。暗示疗法有很多，如言语暗示、药物暗示、手术暗示、情境暗示等。患者还可以进行积极的自我暗示，如反复强化

"一定能战胜疾病"、"吃药能治好病"、"医生能治好我的病"、"我能睡好觉"等意识，从而树立战胜疾病的信心。每个人接受暗示的感受性不同，这种差别与性格、气质、思维类型、年龄、性别、智力、文化水平、社会经历等都有关系，在使用中要注意这些因素的影响。

3. 行为疗法　是以行为学习理论为指导，按一定的治疗程序消除或纠正人的不良行为的一种心理治疗方法。行为疗法理论认为：人的行为，不管是功能性的还是非功能性的、正常的或病态的，都经学习而获得，而且也能通过学习而更改、增加或消除。学习的结果是受奖赏的、获得令人满意结果的行为，容易学会并且能维持下来；相反，受处罚的、获得令人不愉快结果的行为，不容易学会或很难维持下来。因此，掌握了操作这些奖赏或处罚的条件，就可控制行为的增减或改变其方向。行为疗法的基本原则包括：①要有适当进度，所涉及的问题应由浅入深、由表及里。②有适当的奖励和处罚机制。③训练的目标要恰当。④要调动患者的积极性，培养其改变行为的动机。常用的治疗方法有系统脱敏疗法、厌恶疗法、强化疗法、处罚消除法、放松疗法等。

（1）**系统脱敏疗法**：是诱导患者缓慢地暴露出导致焦虑或恐惧的情境，并通过心理的放松状态来对抗这种焦虑或恐惧情绪，从而达到消除焦虑或恐惧的方法。系统脱敏疗法的治疗原理是逐渐加大刺激的程度，当某个刺激不会再引起患者焦虑或恐惧反应时，向处于放松状态的患者呈现另一个比前一刺激略强一点的刺激。如果一个刺激所引起的焦虑或恐惧状态在患者所能忍受的范围之内，经过多次反复的呈现，患者便不再会对该刺激感到焦虑和恐惧，治疗目标也就达到了。这种方法适用于焦虑和恐惧症的治疗。

（2）**厌恶疗法**：是将欲戒除的目标行为（或症状）与某种不愉快的或惩罚性的刺激结合起来，通过厌恶性条件作用，达到戒除或减少目标行为的方法。民间断奶时在乳头上涂些黄连一类的苦味剂或在乳房上涂难看的颜色，儿童在吸吮一两次后，就不敢再吮乳，这本质上就是一种厌恶疗法。

（3）**强化疗法**：又称操作条件疗法，是指系统地应用强化手段去增加某些适应性行为，减弱或消除某些不适应行为的心理治疗方法。一般分为四种类型：①正强化：指运用奖励的方式，使有利的行为模式重复出现，并保持下来。例如言语治疗时，患者有进步，马上给予表扬和肯定。②负强化：即去掉一个坏刺激。是为引发所希望的行为的出现而设立。例如患者如果对家人的关心视而不见，甚至殴打亲人，康复护理人员看到即指责，但一旦患者改变这种状态，就停止对他的指责。③正惩罚：即施加一个坏刺激。这是当不适当的行为出现时，给予患者一种感到不快的刺激的方法。如随地吐痰，当即罚款。实行这种惩罚方式时意义要明确，时间要及时。④负惩罚：即去掉一个好刺激。当不适当的行为出现时，不再给予原有的奖励。如脑瘫儿童不坚持主动运动，则推迟当日见妈妈的"权利"。这种类型比正惩罚更为常用。

4. 认知疗法　是根据认知过程影响情感和行为的理论假设，通过认知和行为技术改变患者不良认知或认知过程来达到减弱或消除情绪障碍和其他不良行为的心理疗法。此疗法的理论基础是心理障碍的产生是由于错误的认知，错误的认知导致异常的情绪反应（如抑郁、焦虑等）。此疗法的目的就是通过挖掘患者的错误认知，对其加以分析和矫正，代之以合理的、现实的认知，从而解除患者的痛苦，使之更好地适应现实环境。认知疗法中比较有代表性的是 20 世纪 50 年代由艾里斯创立的合理情绪疗法（rational – emotive therapy，RET）和贝克的认知治疗（cognitive therapy）。

（1）合理情绪疗法：艾里斯认为，任何人都不可避免地具有或多或少的不合理的思维与信念，合理的、有理性的思维产生愉快的情绪，不合理的、非理性的思维产生情绪困扰。合理情绪疗法就是以理性治疗非理性，帮助患者以合理的思维方式代替不合理的思维方式，以合理的信念代替不合理的信念，最大限度地减少不合理信念给患者带来的不良影响。治疗过程中，与不合理的信念辩论是主要方法。

（2）贝克的认知治疗：贝克认为，有机体在谋求生存过程中，有一种适应性的信息加工过程，这个过程如出现偏差即会出现认知过程中的推理错误，如任意推断、选择性提取、过分夸大或缩小、两极式思维等。认知治疗的目标就是要改变这种错误的信息加工过程，矫正那些使情绪和行为失调的信念或假设。

5. 认知行为疗法 认知行为疗法又称理性情绪疗法，它既采用认知心理疗法，又采用了行为治疗的一些方法。此疗法认为：人的情绪和行为反应不是由某一诱发事件引起的，而是由个体对诱发事件的认知、信念和解释所决定的。这一理论又称为 ABC 理论。A（activating event）即诱发事件；B（belief）即个体在诱发事件后产生的相应信念；C（consequence）即个体产生的情绪反应和行为后果。ABC 理论认为，诱发事件 A 只是引起情绪及行为的间接原因，而人们对诱发事件所持的信念 B 才是引起情绪及行为反应的直接原因。心理行为障碍的产生根源在于非理性信念。常见的非理性信念有三大特点：①绝对化：如患者认为"我必须是健全的"，"我一定得靠我自己的脚走路"，这些信念使患者不能接受残障的现实。②过分概括化：即以偏概全的思考方式。患者往往夸大自己的残障伤害，把自己的部分失能或残障看作"什么都完了"，"我活着没用了"，导致出现严重的抑郁和消极行为。③极端观念：患者将发生的不幸事件看成是"没有比这更糟糕的事了"，"我是世界上最倒霉的人"，这些极端观念常常和绝对化的要求相联系，使患者陷入情绪绝境，难以自拔。认知行为疗法就是在建立良好的医患关系后，向患者指出存在的非理性信念，并解释其对情绪困扰的影响，通过辩论的方式，帮助患者以合理的思维方式和信念替代非理性信念，从而解除心理行为障碍。也可请一些因同样原因导致伤残但恢复较好的患者进行现身说法。

6. 精神分析疗法（psychoanalysis therapy） 又称为心理分析疗法、分析性心理治疗，它是奥地利精神科医师弗洛伊德在 19 世纪末创立的，此疗法是使患者在无拘束的会谈中领悟到心理障碍的症结所在，并逐步改变其行为模式，从而达到治疗的目的。这种方法在心理治疗发展史上具有非常重要的作用，主要由自由联想、阻抗分析、移情和释梦四部分组成。心理分析治疗的适宜对象是癔病、强迫症和恐怖症患者，它耗时长、效率低、花费昂贵，治疗范围受到局限，康复护理人员少用。

7. 个人中心疗法 其主要观点为：心理障碍是因为满足个体基本需要的能力缺乏，现实自我和理想自我发生矛盾所致。主要技术有情感回应、情感阐明、治疗者情感表达。

这些技术常可以减轻患者在治疗情境中的恐惧，帮助他们无防御地正视自我，让以前的否定情感显露出来，并开始接纳，同时将这些情感与自我建立联系，及时对自我作出总结。随着防御心理的减弱，患者会进一步剖析自我，接受从前感到恐惧的情感，不依赖与别人价值观念保持一致而获得安全感。随着治疗的进行，患者学会信任自己的情感和行为倾向，逐步接受真实自我。此疗法强调自我概念的重要性，认为人自身具有恢复健康的潜能，治疗时主要在于调整患者现实自我和理想自我的差距，调动患者的潜能。

8. 家庭疗法　家庭疗法是指将家庭作为一个整体进行心理治疗的方法，治疗人员通过与患者家庭中全体成员有规律地接触与交谈，促使家庭发生变化，并通过家庭成员影响患者，使症状减轻或消失。家庭治疗将家庭视作一个系统整体，认为所有个人心理问题的形成源于过去的"家庭问题"，是目前家庭问题的表现，而家庭问题的产生是对"个人心理问题"的反应，两者共存，相互影响。因此，在治疗过程中，通过角色扮演等具体的操作技术显示家庭的结构关系、人际关系，帮助改变认知看法，改善和促进家庭成员之间的交流，维护家人的亲密感情，从而解决患者和家庭的心理行为问题，重建正常健康的家庭功能。实施时，通常需要一名以上的治疗人员和所有家庭成员参加。由于我国传统文化影响和客观条件限制，常以家庭作为治疗和康复的主要环境，因此可进行重点研究，发展出适合我国社会文化背景的家庭治疗方法。

9. 顺情从欲法　是指顺从患者的意愿、意志、情绪，满足患者心身需要的一种治疗方法。患者在患病过程中，情绪多有反常，先顺其情，从其意，积极鼓励并引导患者将郁闷的情绪诉说或发泄出来，以排除心理障碍，达到恢复正常的心理活动的目的。对患者心理上的欲望，只要是合理的，条件又允许，就应尽力满足其需求；动员患者家属、亲朋好友以及社会相关组织爱护、关怀和帮助患者，多理解体贴患者，在生活上给予无微不至的关怀和照顾，使患者心境达到最佳状态，使其早日康复。当然，对有些患者一些不切实际的欲望，不能一味迁就，应善意而诚恳地说服教育。此外，哭泣宣泄也是化解悲伤、忧郁的方法之一，对确有悲伤、忧郁之情的患者，不要压抑其感情，应允许甚至引导其哭诉倾泻苦衷，使其得以发泄。

10. 中医"以情胜情"法　是有意识地采用另一种情志活动去战胜和控制因某种情志刺激而引起的疾病，从而达到治愈疾病的心理治疗方法。中医认为，喜、怒、忧、思、悲、恐、惊七种情志过激往往直接损伤相应的内脏，认为"怒伤肝，悲胜怒；喜伤心，恐胜喜；思伤脾，怒胜思；忧伤肺，喜胜忧；恐伤肾，思胜恐"。基本原理是"以偏纠偏"。古代医家常用情志相胜的方法治疗心理疾病，如华佗用激怒疗法治郡守之病。现在同样可运用这种方法，如对于因过喜而致的心理疾病，可用"恐胜喜"法，通过恐惧因素来克制大喜伤心，稳定情绪。

（五）尊重患者，保护隐私

患者心理障碍的产生与残疾的发生有关，康复护理人员一定要有耐心、爱心，关心残疾者的心理变化和心理感受，不能歧视、嘲笑他们，要把他们当正常人看待。尊重残疾者的人格，保护其隐私，让他们享有做人的权利。

第九节 康复营养支持

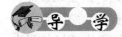

患者，男，62岁，既往有高血压病病史，因"突发左侧肢体无力、言语不清3小时"入院。经降颅压、活血消肿及针灸治疗后，现患者病情稳定，右侧上下肢体僵硬，活动不利，言语含糊不清，吞咽轻度障碍，时有呛咳。康复过程中，康复护理人员给予合理的营养支持，包括给予低盐、低脂肪、低糖、富含维生素、膳食纤维、矿物质的半流质饮食，混合奶等，有效地促进了患者的功能康复。

重点与难点

重点：病、伤、残者进行营养调配、指导，营养指导在不同疾病康复中的运用。

难点：各种营养素的功能，康复营养指导在具体疾病中的应用。

【概述】

营养支持是现代医学发展中的一门新课题，它对维持机体的正常生理功能，增强免疫力，提高机体防御外来有害物质侵入的能力，以及构成和修复组织，恢复身体健康，有着极为重要的作用。对于不能摄入食物营养素或摄入不足的患者或因手术前后禁食以及吸收功能较差的患者，是一种积极的支持疗法。

营养支持治疗是20世纪临床医学中重大发展之一，已经成为危重患者治疗中不可缺少的重要内容。目前的营养支持方式，可分为肠外营养及肠内营养两种。胃肠外营养支持（parenteral nutrition，PN）即通过静脉将人体所必需的营养素输入到机体中。胃肠内营养支持（enteral nutrition，EN）即经口或通过营养输入管将营养素输入到机体的胃肠道，使机体吸收利用。肠内营养支持具有以下几个优点：肠内营养制剂经肠道吸收入肝，在肝内合成机体所需的各种成分，整个过程符合人体生理；肝脏可以发挥解毒作用；食物的直接刺激有利于预防肠黏膜萎缩，保护肠屏障功能；食物中的某些营养素可直接被黏膜细胞利用，有利于其代谢及增生；肠内营养无严重并发症。凡胃肠道功能正常或存在部分功能者，营养支持时应首选胃肠内营养支持（EN）。

营养支持所供给营养素，首先应补给正常人体每天所必需的供给量，同时再根据异常因素而增、减营养素的量和质，如患者体温每超过正常体温1℃，则需多补充12%的热量；低蛋白血症患者，则需增补氨基酸和蛋白质；体温超过38℃以上者，体温每升高1℃时，成人补液要增加600ml左右，小儿要每千克体重增加20ml。

当机体受到损伤、极度疲劳或处于高度紧张状态时，人体对于营养的吸收和利用也会有一定的障碍，而给予合理的营养对于机体的恢复有极大的帮助，这里指的合理营养主要包括膳食营养和营养强化剂。合理的膳食营养主要指给予有营养、易消化的食物，如牛奶、蛋类、鱼、水果、蔬菜等；营养强化剂指给予氨基酸、维生素、微量元素等物质。从膳食中补充合理营养，如肌酸、谷氨酰胺、精氨酸、肉碱等主要来自鸡、鸭、鱼和牛肉之中；牛磺酸来自海产品，如海带等；人奶、鸡蛋是已知营养价值最好的蛋白质。为了弥补膳食中的不足可以直接补充营养强化剂，以达到快速恢复的目的。

【营养调配的原则】

病、伤、残者在患病及康复过程中，由于对营养素的额外消耗（需求量增加）以及对营养素的摄取不良（患病时病理因素、心理因素、环境因素以及应用药物的影响），常有不同程度的代谢变化和营养不良，不利于其疾病治疗和康复。因此，合理的饮食和营养是治疗疾病和促进康复的重要措施。

1. 营养充足　在康复治疗的过程中，患者需要消耗大量的能量和营养物质，应给予足量的补充。

（1）高热量、高蛋白的饮食：每天摄取的热量应不低于 12.6KJ，最好在 14.7～16.8KJ，其中应含有较多的蛋白质，每天蛋白质的含量不少于 150g，可以参考一些有关营养学的书籍，进行饮食的搭配。食物中的含钙量应尽量少，以免尿钙过多，易形成泌尿系统的结石。由于蛋白质内含有相当数量的钙，故钙剂的补充应限制在每天 600mg 左右。

（2）富含维生素、矿物质：维生素具有维持骨骼、血管、肌肉的正常生理功能，促进人体新陈代谢，增强机体耐力与疾病抵抗力，维持正常循环功能，促进组织愈合的作用。矿物质如钙、铁、磷、钾、钠、锌等，具有维持机体组织正常生理功能和代谢，保证骨骼强度，协调肌肉收缩与舒张等作用，有利于康复治疗的完成。

（3）适量的膳食纤维：膳食纤维可以减少病、伤、残者在康复过程中所产生的有毒物质被机体吸收，促进排泄，防止肠道疾病，预防一些并发症如糖尿病、冠心病的发生，促进机体康复。

2. 合理的膳食　根据病、伤、残者的康复需求，通过对患者的营养评定，因人而异地建立合理的膳食制度，即合理地安排一日的餐次、间隔时间及每餐的数量和质量，使膳食营养与病、伤、残者的日常生活规律、生理病理状况、消化过程协调一致，以满足康复过程的需求。

（1）合理安排餐次：根据康复需求，规律进餐时间，一般每日三餐比较合理，也可根据不同的康复过程适当调整餐次，以提供足够的营养和能量。

（2）合理分配能量：各餐营养和能量数量的分配要根据病、伤、残者的生理需求和病理状况，以及康复过程的需要。一般情况下是午餐较多，早餐和晚餐较少，比较合理的分配如下：早餐占全天总热能 25%～30%，中餐占全天总热能 40%，晚餐占全天总热能 30%～35%。但要根据实际康复过程中，机体的需求和消耗进行适当的调整。

（3）合理选择食物：①根据病、伤、残者的生理病理状况，分别不同地提供流质、半流质、软食、固体饮食等，以满足营养素和能量的摄取。同时食物应色、香、味俱全，以增进患者食欲。②根据病、伤、残者的不同年龄和生理病理状况选择食物种类。中青年的饮食中要适当限制动物脂肪及胆固醇含量高的食物，烹调应选用植物油，防止肥胖等疾患。保证蛋白质供应量，增加吸收率，保证机体代谢及组织康复的需要。老年人应以低热量、低脂肪、低动物蛋白、多蔬菜、多水果为主，矿物质的供应中，应注意补充钙、锌和铁，降低钠的摄入量，还可以补充维生素 E 与硒，抗衰老。此外，经常补充维生素 C 和 B 族维生素，可增强机体耐受力和免疫功能。多食益智、健脑、养护血管的食物，可促进患者的思维和记忆力的恢复，增强毛细血管弹性，有利于降血压，防止血管硬化，减少机体退化性疾病。

3. 平衡营养饮食 饮食中要有丰富的谷类、蛋白质、蔬菜、水果等，用植物油烹调，做到粗细搭配、荤素结合、品种多样、营养全面。

（1）谷类：谷类是机体热能的重要来源，每日所进谷类最好是粗粮和细粮多样搭配，混合食用。

（2）蛋白质类：包括各种畜禽肉类，鱼、虾、蟹等海产品，蛋类、乳类、大豆及豆制品等。动物蛋白质的数量最好能达到机体需要蛋白质量的 1/3。如不足，可用植物蛋白如豆制品来补充代替动物性蛋白质。

（3）蔬菜、水果类：蔬菜、水果是机体的矿物质和维生素的重要来源，所以在日常的饮食中，蔬菜、水果必不可少，否则矿物质、维生素摄入将不足。成人每天应摄入 400～500g 的蔬菜。由于颜色鲜艳的蔬菜含有相对丰富的矿物质和维生素，建议在每天饮食中多加以食用。

（4）烹调油类：饮食中的脂肪一部分是来自食物本身所含的脂肪，另一部分来自烹调油。烹调油在膳食中可供给一部分热能和必需脂肪酸，促进脂溶性维生素的吸收，还能增加菜的香味而增进食欲。但为了促进病、伤、残者的康复，要防止过量食用饱和脂肪酸，少用动物脂肪，多用植物油，同时要防止脂肪总量摄入过多。

4. 特殊机体组织的营养支持

（1）神经恢复的营养支持：采用口服维生素 B_1、维生素 B_6、维生素 C、ATP 或肌酸、牛磺酸等，配合补肾阴、壮肾阳，活血化瘀的中药，有利于神经的恢复，一般服用 3～6 个月为 1 个疗程。

（2）肌肉恢复的营养支持：应用高蛋白饮食，同时服用多种氨基酸、维生素及肌酸，其中适量增加谷氨酰胺的服用量，并配合健脾胃补肝肾的中药，有利于肌肉的康复，服用 3～6 个月为 1 个疗程。

（3）骨骼恢复的营养支持：在饮食中注意多饮用骨头汤、鱼汤，以增加饮食中钙、磷和胶原蛋白的摄入量，同时服用钙制剂，以氨基酸钙最容易吸收，而氨基酸又是人体所需要的营养素，如天门冬氨酸钙（每天 1～2g）、甘氨酸钙等。同时配合滋补肾阴、壮肾阳、补肝血的中药制剂，有利于骨骼的康复，服用 3～6 个月为 1 个疗程。

（4）过度劳累及易疲劳人群的营养支持：适当应用中医药方法，以补气血、健脾胃。可加服肌酸、肉碱、牛磺酸、精氨酸、B 族维生素（如维生素 B_1、B_2 及 B_6）、烟酰胺、泛酸钙、蜂蜜、蜂王浆等，均会取得满意的效果。

【应用】

病、伤、残者在疾病康复过程中，需要多种营养物质，以保证机体生理功能的需要，并可配合治疗方法的实施，促进机体功能恢复和组织愈合。但也要防止营养物质的过量摄入，减少其副作用的发生。

（一）脑卒中患者

脑卒中患者由于疾病原因，常常导致肢体活动不利，卧床，甚至神志不清，进食障碍；由于生理及心理因素，致使患者食欲下降；患病后能量消耗增多，处于负氮平衡状态而致营养不良，发生率在8%～35%之间。所以，在脑卒中患者康复过程中，营养支持至关重要。

1. 脑卒中患者饮食的一般原则　餐次以一日三餐为主，每餐之间间隔5～6个小时，消化能力差的患者可酌情晚上加餐。进食量每日主食为300～500g，也可以根据个人体质、活动强度、性别等因素来决定。饮食以易消化（汤类、粥类），富含膳食纤维、维生素及微量元素（蔬菜、水果），高蛋白（豆制品、瘦肉、海产品）饮食为主；少食刺激性（酒、雄鸡、鲤鱼等）食物，限制脂肪、糖类、盐的过量摄入，每日食盐量不超过6g，戒烟戒酒。多食健脑食品，其常存在于含卵磷脂丰富的食物中，如坚果类包括核桃仁、松子、豆制品、花生、瓜子等，也可选用羊肉、鱼肉、牛肉等含膳食纤维多的健脑食品。

2. 脑卒中患者的营养支持　目的是支持并协助康复治疗，促进神经细胞的修复和神经功能的康复，保护脑功能。饮食上强调个性化，根据脑卒中的不同时期和患者的不同情况决定进食方法和膳食。

（1）急性期：经静脉与经口营养支持相结合，给予混合奶、蛋白质、脂肪。昏迷时间较长者，可给予高热量、高蛋白混合奶，具体为：每日给予蛋白质90～110g，脂肪100g，糖类300g，总热量10.46KJ，总液体量2500ml，每次300～400ml，每天6～7次。不宜食用可引起肠胀气的食物。

（2）恢复期：要注意纠正营养失调。体重正常者，提供常规热量，低盐、低脂肪、高维生素、高膳食纤维的饮食；身体肥胖者，应提供低热量、低盐、低脂肪、高膳食纤维饮食。适当进食补气养血、滋补肝肾的食物及滋养之品，如鸡蛋、蜂蜜、兔肉、甲鱼、羊肝、猪蹄、鹅肉、黑豆、松子、芝麻、梨及菠菜等，促进功能恢复和防止复发。禁用可兴奋神经中枢的食物，如咖啡、浓茶、酒及刺激性强的调味品，为保护心脑血管系统及神经系统，应少食鸡汤、肉汤，忌暴饮暴食。

（二）脊髓损伤者

脊髓损伤可导致患者部分肢体功能障碍及截瘫的发生，患者活动能力下降，再加上生理、心理及生活环境的变化，可致食欲不佳，营养不良。此时，如果有过多的脂肪摄入引起体重增加，同时瘫痪肢体的肌肉组织萎缩，将严重影响患者日常生活动作的完成，并增加压疮和便秘的发生率。因此，脊髓损伤者饮食要多样化，营养平衡，防止肥胖和压疮的发生及加强排便功能的调节。应多摄取富含膳食纤维及维生素类的食品（如蔬菜、水果），维生素具有调整身体功能状态的作用，尤其是维生素 A 和维生素 C 可以保护皮肤健康，对预防压疮的发生是不可缺少的，同时可预防便秘。蔬菜类多选用胡萝卜、菠菜、萝卜、甘蓝、葱、黄瓜、莴苣等，每天最少摄取 300g。摄取食物要多样化，低盐、低脂肪，维持理想的体重。摄取淀粉、非精制的谷物面包或馒头、蚕豆等适宜的碳水化合物，提供身体需要的能量，预防排便异常。多喝水、多排尿，预防结石的发生。适量摄入蛋白质，多选用鱼、肉、蛋、奶制品、豆制品等，最好是将动物的蛋白质（鱼、肉、蛋、奶制品等）和植物性蛋白质（豆制品等）搭配摄取，但要注意由于此类食物的热量也较高，勿过多服用。同时要注意有规律地一日三餐，勿过多，亦勿过少，适当改变脊髓损伤者进食时的体位，对纠正营养不良及便秘也有一定的作用。

（三）康复功能训练运动量大的患者

运动量较大的康复训练常常是有氧运动，高代谢、大量汗出、消耗机体内大量的能量，并且由于机体处于高度的紧张状态、缺氧等，人体神经、肌肉骨骼系统容易发生疲劳，易出现副损伤。所以既要合理安排康复运动时间和强度，还应补充营养素，尤其要着重补充因流汗而损失的水分、电解质及运动中消耗的能量。应给予充足的营养，包括丰富的碳水化合物、蛋白质、脂类、钠、氯、钙、钾、维生素 C、维生素 B_6 等，并补充水分，以保证机体血红蛋白和呼吸酶维持在较高水平，增强体力，消除疲劳。必要时适当补充营养强化剂，如肉碱、肌醇、牛磺酸、谷氨酰胺、精氨酸等，其主要食物来源有畜禽肉类、鱼类，如鸡、鸭、鱼、牛肉等。

（四）高龄者

全世界正在进入老龄化社会，合理的营养有助于延缓衰老，而营养不良或营养过剩、紊乱，则会加快衰老的速度。重视高龄者的营养，维护老年人身体健康，有着极大的社会意义。老年人的生理特点是基础代谢及合成代谢降低，分解代谢增高，身体水分、骨组织中的矿物质和骨基质减少，内脏功能下降，营养素不能很好地吸收、转化、利用，食欲下降。所以对各种营养素的需求，有其不同的特点。

1. 蛋白质　老年人的每日蛋白质需要量比一般成年人略高，占每日总热量的比例可适当提高12% ~14%。

2. 脂肪　脂肪的摄入量不宜过多，占总热量的20% ~30%为宜，以富含不饱和脂肪酸的植物油为主。

3. 碳水化合物　由于脂肪的摄入量减少，可适当增加碳水化合物摄入量，应占总能量的50% ~60%。宜选择复合碳水化合物的淀粉类为主食，且多选择粗杂粮，宜多食水果、蔬菜等富含膳食纤维的食物，增加肠蠕动，防止便秘。

4. 矿物质和维生素　应给予充足的矿物质和维生素，需要量比成年人高。钙每天

1~2g，铁每天15mg；多食富含维生素C的水果、蔬菜，以利于铁的吸收；维生素D每天10μg；维生素E每天30mg；维生素C每天130mg；水给予充足，每天每千克体重30ml。

（五）呼吸困难者

以慢性阻塞性肺疾病（chronic obstructive pulmonary disease，简称COPD）的患者为例，COPD患者的营养代谢具有高代谢、高消耗、负氮平衡、体重进行性下降等特点，其中主要原因是COPD患者机体能量要求与饮食摄取不平衡。由于营养方面因素的影响，患者病情的恶化往往表现为反复的肺部感染而引起肺呼吸功能下降。所以COPD患者营养支持要合理分配，即三大供能的营养素的成分配比应根据COPD的病理生理特征进行补充。由于碳水化合物的呼吸商最高，如果作为能量主要来源，会消耗大量的氧气并产生大量的二氧化碳，而增加通气负担。近年来的研究表明，降低膳食中碳水化合物比例，可减少机体内二氧化碳的产生。而脂肪具有较低的呼吸商，较少增加呼吸负担，对改善肺组织结构及免疫功能有益。故主张供给COPD患者高不饱和脂肪酸、低碳水化合物的饮食。同时COPD患者常伴有蛋白质营养不良，适当增加蛋白质的摄入量可增强呼吸肌的收缩力，增加通气功能，从而降低体内二氧化碳的产生。此外，COPD患者呼吸肌负担加重，能量消耗大，磷和镁的消耗增加，呼吸肌易疲劳，容易发生低磷、低镁、低钙及低钾血症，这都将影响呼吸肌的功能，所以适时补充微量元素也是非常必要的。总之，对COPD患者的营养支持应在控制总摄入量的同时，少量多餐，增加鱼、肉、蛋、奶及水果、蔬菜的摄入，将有助于提高机体的抗病能力，改善通气功能，促进肺功能的康复，延缓病程的发展。

（六）长期卧床者

长期卧床的原因常常是年老体弱或久患疾病。因其久卧，运动量减少，精神及食欲欠佳，机体抵抗力下降，影响机体的营养代谢，骨质流失，维生素摄入不足，而易发生营养不良。因此，合理的营养供给对促进机体康复及增强的抵抗力是至关重要的。同时，由于患者长期卧床，活动量小，肠蠕动减少，容易造成便秘。所以营养支持的总原则是高蛋白、低脂肪、高维生素、丰富的矿物质及微量元素、充足的水分、低盐饮食。在补充营养的同时，要注意粗纤维食物的补充，多吃一些蔬菜、瓜果和粗粮以增加膳食纤维的摄取，增进肠蠕动，防止便秘。由于长期卧床容易发生压疮，适当补锌有助于防止压疮的发生并可促进压疮的愈合。每天饮水要充足，食物水加上饮水一般每天应在2500~3000ml，不要因为增加患者的大小便而限制食量和水量。饮食烹调方法应采用少油、清淡、易消化，少用或不用油炸食品，脂肪过多易造成吸收不良，可造成腹泻。如果老年人吞咽困难，尽可能采用半流质食物，少量多餐为好，可将食物做成精致的细碎食物，将一日三餐改为一日六餐。

第四章 临床常见功能障碍的康复护理

第一节 长期卧床或制动的康复护理

导学

患者，男，46岁。交通事故致严重颅脑损伤，经抢救治疗为植物人状态，长期卧床不起。给予药物治疗及康复治疗等3年，未发生严重并发症。

重点与难点

重点：长期卧床或制动的康复护理和健康教育。

难点：长期卧床或制动的康复护理评定。

【概述】

卧床或制动是临床和康复医疗的保护性治疗措施，然而临床应用该措施时往往忽视了其负面效应。卧床或制动是导致继发性功能障碍的重要原因，有时其并发症比原发病危害更大，涉及一个或多个器官和系统的功能障碍。其中任何一个系统最先受累，可能依次影响到其他系统，从而形成一个病理生理的恶性循环，延缓患者康复进程，影响患者重返社会。因此，在临床治疗和康复过程中均应将因制动而致不良生理效应的预防和治疗放在十分重要的地位。长期卧床或制动常引起废用综合征。废用综合征（disuse syndrome）是指长期卧床不活动或活动量不足、制动及各种刺激减少而引起的以生理功能衰退为主要特征的症候群。长期卧床或制动会对机体产生下述不良生理效应。

（一）神经系统

长期卧床或制动后，产生感觉剥夺和心理社会剥夺。

1. 感觉异常 由于感觉输入减少，可以产生感觉异常和痛阈下降。

2. 情感障碍 由于缺乏感觉输入和与社会隔离，或由于原发疾病和外伤，可以产生焦虑、依赖、抑郁、情绪不稳和神经质，也可能有感情淡漠、退缩、易怒和攻击行为，严重者有异样的触觉、运动觉、幻视与幻听。

3. 认知障碍　躯体不活动而又与社会隔离的患者可能会出现认知障碍，定向力、判断力、记忆力、学习能力、分析问题和解决问题的能力等出现障碍。

（二）运动系统

长期卧床或制动对运动系统的影响主要是肌肉废用性萎缩、肌力下降、骨质疏松和关节的退行性病变。

1. 肌肉废用性萎缩　长期卧床或制动可造成肌肉废用性萎缩。长时间的绝对卧床，两个月后肌容积减少一半，6周后电镜下可见肌纤维变性，脂肪和纤维组织增加，肌纤维的横截面积减少42%，主要是Ⅰ型肌纤维萎缩。肌肉废用性萎缩主要与制动引起的肌肉毛细血管密度降低、代谢相关酶活性降低，分解代谢增加，合成代谢减少等有关。

2. 肌力下降　长期卧床主要影响姿势肌（背肌）和抗重力肌（下肢肌）的肌力，对上肢肌的肌力影响较小。完全卧床休息肌力下降速率为每天下降1%（0.7%～1.5%），每周下降10%～15%，3～5周内肌力可下降20%～50%。石膏固定6～7周，腓肠肌肌力下降最为明显（20.8%），其次是胫骨前肌（13.3%），肩带肌（8.7%）和肱二头肌（6.6%）。肌力下降与肌肉萎缩和运动单位募集减少有关。

3. 骨质疏松　维持正常骨质需要骨吸收和骨形成达到动态平衡。长期卧床或制动使骨吸收和骨形成的平衡发生紊乱，骨吸收增加，骨形成减少，骨吸收大于骨形成，导致骨钙丢失，骨量减少，骨质疏松。骨代谢主要依赖于施加在骨上的应力刺激，应力刺激越多，骨丢失越少。因此，长期卧床引起的骨质丢失主要发生在承受体重的骨骼，如下肢骨和躯干骨。

4. 退行性关节病变　长期制动可产生严重的关节退变。主要原因是制动引起关节面软骨营养障碍，发生退行性改变。动物实验证明，制动30日即产生严重的关节变性，关节面软骨增厚且破坏，关节囊收缩。关节囊的缩短和关节制动在一定的位置上，使接触处的关节面软骨受压，水分减少，透明质酸盐和硫酸软骨素也减少，继而变性。慢性关节挛缩时，关节囊内和关节周围结缔组织重组，关节面软骨变薄，血管充血，骨小梁吸收，引起关节疼痛，活动能力下降。长期卧床后关节的典型改变是髋关节和膝关节的屈曲挛缩畸形，踝关节跖屈畸形。上肢挛缩畸形较少见。

（三）心血管系统

长期卧床或制动对心血管系统的影响主要是心率加快、血容量减少、血栓形成、直立性低血压和心功能减退。

1. 心率加快　长期卧床者，基础心率增加。卧床开始2个月内，基础心率每天增加0.5次/分钟，严格卧床10天者，基础心率可增加12～23次/分钟。基础心率是否稳定，直接影响冠状动脉的血流量，因为冠状动脉的灌注主要在心脏搏动的舒张期。基础心率加快，舒张期缩短，冠状动脉灌注减少，可能导致心动过速加重和出现心绞痛。长期卧床引起的心率加快主要与血容量和每搏输出量减少、自主神经功能失调（迷走神经张力下降或交感神经张力增强）有关。

2. 血容量减少 正常人从直立位到卧位有 500～700ml 的血液从下肢转移到胸腔，使中心血容量增加。中心血容量增加导致右心负荷增加，心脏压力感受器传入冲动增多。传入冲动通过神经体液调节引起抗利尿激素释放受到抑制，利尿作用加强，尿量增加，血容量减少。研究表明：卧床 24 小时血容量减少 5%，14 天减少 20%。

3. 血栓形成 长期卧床容易形成静脉血栓，卧床时间越久，发生率越高。长期卧床后血容量减少，但血液中有形成分并不减少，血细胞比容增高，血液黏滞度增加；卧床时肌肉泵作用降低，静脉血管容量增加，血流速度减慢；血小板活性和血纤维蛋白原水平增高，这些都是诱发血栓形成的危险因素。长期卧床最常引起深静脉血栓、血栓性脉管炎和肺栓塞。

4. 直立性低血压 直立性低血压（orthostatic intolerance）是指由卧位转换为直立位时出现的血压显著下降，表现为头晕、头痛、出汗、心动过速甚至晕厥。卧床休息数天即可发生直立性低血压。直立性低血压的发生可能与以下因素有关：交感肾上腺系统反应不良，静脉扩张，在站立或坐起时儿茶酚胺、皮质醇、醛固酮等释放不足或过缓，致血压不能及时随体位而调整。

5. 心功能减退 长期卧床可使心每搏输出量、每分输出量减少，左室功能减退。心功能减退在体力活动时表现更为明显。如卧床 3 周后，在 10% 的斜坡上以每小时 6km 的速度步行 30 分钟，心率较不卧床者快 35～45 次/分钟，心功能下降约 25%。心功能减退还表现在直立反应。正常人由卧位转换为直立位时，心率增加 5～25 次/分钟，血压不变，脑供血正常。而长期卧床者心率增加 60 次/分钟，血压下降，脑供血减少。有学者认为心功能减退与心肌萎缩或其他心肌退行性变化有关。心功能减退还可表现为最大摄氧量下降。最大摄氧量是综合衡量心肺功能的常用指标，直接反映机体的有氧能力。长期卧床后，最大摄氧量下降。最大摄氧量下降的程度与卧床时间成负相关。卧床 10 天后最大摄氧量减少 5.2%，卧床 26 天后减少 19.5%。最大摄氧量下降，机体的有氧能力下降，肌肉力量和耐力下降。

（四）呼吸系统

长期卧床或制动对呼吸系统的影响主要是肺通气功能减退和发生坠积性肺炎。

1. 肺通气功能减退 长期卧床导致肺潮气量、每分通气量、肺活量减少，呼吸变浅，呼吸频率增加，最大呼吸能力减弱。非瘫痪患者不进行呼吸体操时，卧床数周后肺最大通气量和肺活量可下降 25%～50%。肺通气功能减退的主要原因是肌无力。长期卧床，全身肌力减退，呼吸肌肌力也下降，加以卧位时呼吸阻力增加，不利于胸廓扩张，因此呼吸运动受限制，肺通气功能减退。

2. 坠积性肺炎 长期卧床，支气管纤毛的功能下降，加以咳嗽无力和卧位不便咳嗽，使得呼吸道分泌物不易排出，黏附于支气管壁，容易形成坠积性肺炎。肺栓塞则是下肢静脉血栓形成的并发症。

（五）代谢与内分泌

长期卧床往往伴有代谢和内分泌的改变，其出现较晚，恢复也较迟。一般在心血管功能开始恢复时，代谢和内分泌的变化才表现出来。这些变化除了与卧床有关外，也可能与原发病有关。

1. 负氮平衡　长期卧床，抗利尿激素分泌减少，尿量增多，尿氮排出量明显增加。尿氮排出量的增加开始于卧床的第 4~5 天，在第 2 周达到高峰，并一直持续下去。另外，卧床期间，患者食欲减退，蛋白质摄入减少，出现低蛋白血症，也是导致负氮平衡的一个原因。3 周卧床所造成的负氮平衡可以在 1 周左右恢复，7 周卧床造成的负氮平衡则需要 7 周才能恢复。

2. 水、电解质变化

（1）血清钠、钾、镁、钙、磷酸盐、硫酸盐、胆固醇增高，高密度脂蛋白降低。

（2）高钙血症是卧床后常见的水、电解质紊乱。因骨折固定或牵引而长期卧床的儿童，高钙血症的发生率可达 50%。早期症状包括食欲减退、腹痛、便秘、恶心和呕吐，进行性神经体征为无力、低张力、情绪不稳、反应迟钝等，严重时可发生昏迷。

3. 内分泌变化

（1）抗利尿激素分泌减少，尿量增多，血容量减少。

（2）肾上腺皮质激素分泌增多（可达正常水平的 3 倍），该反应是机体应激的表现。雄激素和醛固酮分泌减少。

（3）糖耐量异常。血清胰岛素和前胰岛素 C 肽同时增高，在卧床 1 个月后达到高峰。虽然胰岛素水平增高，但其敏感性却降低，出现胰岛素利用障碍。长期卧床可导致胰岛素峰值水平逐步降低，最终导致高血糖。

（4）血清甲状腺素和甲状旁腺素增高或不稳，引起高钙血症。血清降钙素和催乳素保持不变。

（5）卧床制动后去甲肾上腺素分泌增加，以调节血容量。

（六）消化系统

长期卧床影响消化系统，会引起低蛋白血症和便秘。长期卧床，交感肾上腺素占优势，消化腺分泌减少，胃肠蠕动减慢，造成食欲下降和营养物质吸收减缓，尤其是蛋白质丰富的食物摄入减少，导致低蛋白血症。低蛋白血症加以括约肌痉挛，食物残渣在肠道内停留时间过长，水分吸收过多而使大便变得干结，引起便秘。

（七）泌尿系统

长期卧床对泌尿系统的影响主要是引起尿路结石、尿潴留和尿路感染。

1. 尿路结石　尿排出钙、磷增加，尿潴留，尿路感染是尿路结石形成的三大因素。尿路结石有两大类，一类为草酸结石，一类为磷酸镁铵结石。高钙尿症和高磷尿症为两类结石的形成提供了物质基础。

2. 尿潴留　卧位时不易产生腹压，不利于膀胱排空；腹肌无力和膈肌活动受限，盆底肌松弛，括约肌与逼尿肌活动不协调等都是引起尿潴留的原因。

3. 尿路感染　尿潴留使产生尿素酶的细菌高度繁殖，分解尿液产生的氨，使尿液pH升高，促进钙和磷的析出和沉淀，为结石的形成提供条件。结石形成以后，尿路感染的机会大大增加。结石的形成还降低了抗菌药物的治疗作用，使得尿路感染反复发作。如此形成感染→结石→感染的恶性循环。

（八）皮肤

长期卧床对皮肤组织的影响主要是产生压疮。压疮的形成是由于局部组织长时间受压，血液循环障碍，局部持续缺血、缺氧、营养不良而导致的软组织溃烂和坏死。此外，卫生不良可导致皮肤的细菌或真菌感染。

【评定】

针对患者各系统存在的不同功能障碍采取相应的评定方法。

【康复护理】

（一）护理评估

1. 病史评估　包括现病史、既往史和家族史，如导致患者卧床的原因、卧床时间的长短、目前治疗的情况等。

2. 身体状况评估　评估患者的全身状况，包括肢体的运动和感觉功能、心肺功能、消化功能、代谢功能、皮肤状况等。

3. 心理和社会状况评估　评估患者和家属对疾病或损伤的认识程度以及对患者康复的信心等。

（二）护理诊断/问题

1. 焦虑/恐惧　与疼痛、长期卧床及担忧预后有关。

2. 躯体移动障碍　与肢体瘫痪、长期卧床或关节制动有关。

3. 有皮肤完整性受损的危险　与长期卧床、皮肤受压、营养不良有关。

4. 有感染的危险　与长期卧床、机体抵抗力低下、呼吸道分泌物排出不畅、留置导尿等有关。

（三）康复护理措施

长期卧床或制动引起全身各系统功能障碍，加重残疾，威胁生命。早期对卧床或制动的患者开展康复护理，对于减少并发症，提高患者的生存质量有一定的积极效应。

1. 防止肌肉废用性萎缩和骨质疏松　肌肉的主动收缩是保持其功能的主要因素。经常进行肌肉收缩，可以维持肌肉的弹性，防止其萎缩。肌肉收缩的形式主要有等长收缩、等张收缩和等速收缩三种，任何一种形式的肌肉收缩，都可以防止其废用性萎缩。

（1）等长收缩：适合于肢体被固定或关节有炎症、肿胀、活动产生剧烈疼痛者。练习时使用100%最大肌力，每次收缩持续3～10秒，每组收缩3～5次，每天每组总共收缩30～50次。上肢等长收缩最简单方法是用力握拳，这样可以使整个上肢的肌肉同时收缩。下肢等长收缩可以在卧床患者的足底放置一木板，该木板垂直于床面，嘱患者用力蹬板，这样可以使整个下肢，包括腰背部的肌肉都得到练习。

（2）等张收缩：等张收缩是生活中最常用的肌肉收缩形式。肌肉力量的增加可以通过等张收缩来实现，但必需对抗阻力。阻力的大小应根据患者的肌力情况而定。一般采用渐进抗阻训练法。取10次最大收缩量（10RM）分三组进行，10RM的1/2量、3/4量、全量各重复10次。每天练习1次或每周练习4～5次，每周进行一次强度的调整，至少坚持6周。

（3）等速收缩：等速收缩不属于肌肉的自然收缩形式，必须借助等速训练仪才能完成。采用等速收缩练习时，肌力要求在3级以上。如果患者的肌力低于2级，不能进行主动活动，或者活动能力较差，可对肌肉进行神经肌肉功能性电刺激治疗和被动按摩活动，增加运动感觉刺激，减缓肌肉萎缩的发生。

而防治骨质疏松的主要措施是对骨骼保持应力刺激。应力刺激可来自肌肉收缩，也可来自肢体负重。因此，对长期卧床患者应鼓励其尽早进行床上活动和站立训练。

2. 预防关节挛缩　长期卧床，由于体位不正确或忽视活动，肢体长时间承受不良应力可引起关节挛缩，导致关节畸形。预防措施有：

（1）功能位摆放

1）足下垂畸形：足部应给予支持，如使用足板托、枕头等物，使足与腿成直角，保持足背屈位，以预防足下垂畸形。

2）膝关节屈曲畸形：膝关节下放垫子，可防止膝肿胀和膝关节过度伸展（膝反张），但时间不可过长。每日数次去垫平卧，防止膝关节屈曲畸形。

3）髋关节屈曲畸形：长期仰卧于软床上，由于重力作用使臀部下陷，或长期取半卧位而不变换体位，均可造成髋关节屈曲畸形。为了预防髋关节屈曲畸形，应睡硬板床，经常变换体位。

（2）主动或被动运动：关节的主动和被动运动都能预防关节挛缩。进行关节的主动和被动运动时，要求每个关节、各个轴向的全范围都要活动到，每天1～2遍，每遍每个关节活动3～5次，每次在极限位置停留1～2秒。

3. 改善心肺功能　改善心肺功能最有效的方法是有氧运动。开始时，运动强度取最大心率的65%以下，逐渐增至70%～80%。最简单的评价运动强度的指标是运动后心率增加20次/分钟。如此训练，可使心功能减退的患者每周心功能容量和耐久力增加20%～40%。

4. 预防直立性低血压　在病情允许的情况下尽早让患者处于半卧位，逐渐转为坐于床边的垂足位，最后取直立位。改变体位时，动作不要过快。对于瘫痪或其他残疾者可用倾斜床使其直立。倾斜角度从30°开始，维持1分钟，每天2次，逐渐增加至每次

30 分钟。每周增加 5°~10°，最后达到 75°，维持 30 分钟。也可在下床之前将双下肢用弹力绷带包绕，或穿戴弹力丝袜，或穿一种宇航员的压力服，压力服踝部压力为 12kPa，腰部压力为 1.3kPa。

5. 预防深静脉血栓形成或栓塞 深静脉血栓重在预防。经常测量肢体的周径，观察有无肿胀。开始起床活动时可用弹力绷带或穿弹力丝袜。鼓励患者积极活动下肢。如以踝关节为中心，做足的屈伸运动，屈伸范围不能超过 30°。一旦血栓形成，禁止剧烈活动，但可进行少量的被动活动，防止血栓脱落引起肺栓塞。

6. 预防尿路感染和尿路结石 长期卧床的患者应该多饮水，勤排尿。饮水量每天不少于 3000ml，尿量保持在 1500ml 左右，以起到自动冲洗、清洁尿道的作用。注意保持阴部的清洁卫生，每天睡前用温水擦洗阴部，勤洗、勤换内裤。尽可能避免导尿，必须导尿时，动作应轻柔，防止损伤尿道内膜，增加感染的机会。留置导尿管一般 1 个月更换 1 次，贮尿袋每天更换。预防尿路结石还应减少钙的摄入和增加活动量。卧床患者可进行一些力所能及的床上活动，也可进行一些被动活动。

7. 预防坠积性肺炎 患者应进行呼吸训练。呼吸训练是每小时进行 3~5 次慢而深的呼吸，采用胸腹式呼吸形式。也应鼓励患者咳嗽和咳痰。每次翻身时可轻叩患者的背部及胸部。利用不同体位，使肺内的病变部位处于高位，痰液借重力作用引流出体外。对痰液较多而难以排出者，可应用糜蛋白酶进行雾化吸入，并进行体位引流。负压吸引也是排痰的简便而有效的方法，可以经常采用。

8. 其他

（1）皮肤护理：首先，患者要经常翻身，以减轻局部组织受压。对于不能自己翻身的患者，家属要协助其定时翻身，以预防压疮的发生。白天每 2 小时翻身 1 次，夜间 3~4 小时翻身 1 次。其次，定期清洁患者皮肤。通过洗澡或擦洗可以清洁患者的皮肤，促进血液循环，增强皮肤的排泄功能，预防皮肤感染和压疮的发生。皮肤清洁后要换上干净的衣裤。

（2）营养支持：长期卧床的患者，需要摄入蛋白质、脂肪、糖、维生素等营养丰富的食物，蛋白质的摄入尤为重要，因为它是组织生长、修复所必需的营养物质。此外，长期卧床容易引起便秘，所以在补充营养物质的同时，要注意补充富含粗纤维的蔬菜和水果，并进行适当的活动。卧床患者可在床上进行增强腹肌和盆底肌肌力的练习。养成定时排便的习惯及服用一些软便的药物，也利于排便。

（3）心理护理：营造一个和谐、温馨的氛围，解除患者的顾虑和心理负担，避免情感刺激。通过良好的语言、态度、仪表、行为去影响患者，关心体贴患者，增加患者对康复护理人员的信任感。帮助患者尽快适应环境，消除焦虑抑郁心理。耐心解答患者提出的有关病情的问题，使患者对自己的病情有正确的认识。经常观察和分析患者的心理动态，对已经发生或可能发生的心理问题进行耐心细致的心理疏导。充分调动患者的积极性，使其主动配合治疗。还要督促和引导患者家属按时到医院探视。

【健康教育】

1. 帮助患者及家属了解有关长期卧床或制动的知识，指导患者及家属掌握长期卧床或制动对机体产生不良生理效应发生的规律，并教会患者及家属如何预防长期卧床或制动可能出现的并发症，以及患者出现不良生理效应时懂得如何面对和处理，这样也有助于减轻患者对不良生理效应的焦虑和恐惧。

2. 指导患者及家属了解各项训练的目的和方法，增加患者对治疗的信心，在日常活动中主动采取正确的模式，使康复治疗在病房得到延续。

3. 指导各种预防措施，鼓励患者自我护理。

第二节　中枢神经损伤后运动功能障碍的康复护理

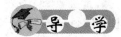

患者，男，65 岁，脑梗死致右侧肢体活动不利伴言语略笨拙 1 个月。表情淡漠，不完全运动性失语，无饮水呛咳。右侧鼻唇沟略浅，伸舌略右偏。Brunnstrom 偏瘫肢体运动功能分级：右上肢、手、下肢均为 Ⅲ 级，肌张力略高，右侧肢体腱反射亢进，右下肢 Babinski 征（+），Chaddock 征（+）；右侧肢体浅感觉略减退。在康复评定的基础上，制定了康复治疗护理计划。经过 3 个月的康复治疗与护理，患者右侧肢体肌力明显提高，Brunnstrom 偏瘫肢体运动功能分级：右上肢、下肢均为 Ⅴ 级，右手为 Ⅳ 级，生活基本自理。

重点：中枢神经损伤后运动功能障碍的康复护理措施及健康教育。

难点：中枢神经损伤后运动功能障碍的康复护理评定。

【概述】

中枢神经系统（central nervous system，CNS）包括脑和脊髓。常见的中枢神经系统疾病有：脑血管意外、颅脑损伤、小儿脑瘫、脊髓损伤等。

不同的神经结构受损后，其临床症状各有特点。其主要的临床症状有：运动功能障碍、失语、感觉功能障碍、认知障碍、精神情绪障碍、大小便功能障碍及性功能障碍等，严重影响了患者的日常生活，也增加了社会及家庭的负担。而早期积极的康复治疗和康复护理的介入，可预防并发症，减轻残疾和提高生活质量，使患者能够重新回归家庭和社会。

【评定】

对中枢神经系统损伤所造成的肢体功能障碍进行评定应根据患者的病种及病情，选择对应的评估手段进行功能评定。目前常用的有 Brunnstrom 偏瘫功能评定法、简化 Fugl – Meyer 评法、上田敏偏瘫功能评定法等。

（一）Brunnstrom 偏瘫功能评定法

Brunnstrom 将脑血管意外后肢体偏瘫恢复过程结合肌力、肌张力变化情况分为六个阶段进行评定。这六个阶段反映了偏瘫的发生、发展和恢复的过程（表4–1）。

表4–1 Brunnstrom 偏瘫功能恢复过程六阶段及功能评定标准表

阶段	上肢	手	下肢
I	无随意运动	无随意运动	无随意运动
II	开始出现痉挛，肢体协同动作或一些成分开始作为联合反应而出现	能开始粗的抓握，有最小限度的屈指动作	出现痉挛，有最小限度的随意运动
III	痉挛加剧，可随意引起共同运动，并有一定的关节运动	能全指屈曲，钩状抓握，但不能伸展，有时候可由反射引起	①随意引起共同运动或其成分。②坐位和立位时，髋、膝、踝关节可屈曲
IV	痉挛开始减弱，出现一些脱离共同运动模式的动作：①手能置于腰后部旋转。②上肢前屈90°（肘关节伸展位）。③屈肘90°前臂能旋前旋后	拇指能侧方抓握及带动松开，手指能部分随意的、小范围的伸展	开始脱离共同运动的动作：①坐位，足跟触地，踝关节能背屈。②坐位，足跟触地，屈膝大于90°时可将足部向后滑动
V	痉挛减弱，基本脱离共同运动，出现分离运动的动作：①上肢外展90°（肘关节伸展位，前臂旋前）。②上肢前平举及上举过头（肘关节伸展位）；伸直肩前屈30°；90°前臂旋前和旋后。③肘关节伸展位，前臂能旋前旋后	①用手掌抓握，能握圆柱状及球形物，但不熟练。②能随意全指伸开，但范围大小不等	从共同运动到分离运动的动作：①立位、髋关节伸展位能屈膝。②立位、膝关节伸直位，足稍向前踏出，踝关节能背屈
VI	痉挛基本消失，协调运动正常或接近正常	①能进行各种抓握。②全范围的伸指。③可进行单个指活动，但比健侧稍差	协调运动大致正常：①立位，伸膝情况下髋关节能外展超过骨盆上提的范围。②坐位，髋关节可交替地内、外旋，并伴有踝关节内、外翻

（二）简化 Fugl – Meyer 评定法

Fugl – Meyer 评定法是由 Fugl – Meyer 等在 Brunnstrom 评定法的基础上制定的综合躯体功能的定量评定法，其内容包括上肢、下肢、平衡、四肢感觉功能和关节活动度的评测，科学性较强，因此在有关科研中多采用此法。而简化 Fugl – Meyer 评定法是一种只评定上、下肢运动功能的简化评定形式，具有省时简便的优点。简化 Fugl – Meyer 运动功能评定中各单项评分充分完成为 2 分，不能完成为 0 分，部分完成为 1 分。其中上肢 33 项，下肢 17 项，上、下肢满分为 100 分。可以根据最后的评分对脑血管意外患者的运动障碍严重程度进行评定。

（三）上田敏偏瘫功能评定法

日本上田敏等认为，Brunnstrom 评定法从完全偏瘫至完全恢复仅分为 6 级是不够的。因此，他在 Brunnstrom 评定法的基础上，将偏瘫功能评定分为 12 级，并进行了肢位、姿势、检查种类和检查动作的标准化判定，此方法叫上田敏偏瘫功能评定法，也是一种半定量的方法。

（四）运动功能评定量表

运动功能评定量表（motor assessment scale，MAS）是由澳大利亚的 Carr 等人于 1985 年提出的，由 8 个不同的运动功能项目和一个有关全身肌张力项目组成，每一项评定记分为 0~6 分。检测内容有：仰卧位翻至侧卧位、侧卧位至床边坐、坐位平衡、坐位至站位、行走、上肢功能、手的运动和手的精细活动等。

（五）Rivermead 运动指数

Rivermead 运动指数（RMI）是由英国 Rivermead 康复中心 1991 年编制的，专门用于评估运动功能的方法。该方法针对性强，简单、实用、易于掌握；但相对较粗，共有 15 项评测内容和 2 个功能等级（0~1 分），能独立完成规定的运动得 1 分，不能完成则为 0 分。

（六）改良 Ashworth 肌张力分级评定法

该方法主要用于上运动神经元损伤肌张力增高的评定，通过被动活动关节来了解受累肌肉的张力情况。

（七）运动指数评分法（motor index score，MIS）

美国脊髓损伤学会（American spinal injury association，ASIA）选出一些关键性的肌肉，即为 10 个脊髓神经节段的运动神经轴突所支配的关键肌。评定时分左、右侧进行，用 MMT 法测定肌力，如测得肌力为 I 级则评为 1 分，为 V 级则评为 5 分，最高为左侧 50 分、右侧 50 分，共 100 分。评分越高表示肌肉功能越佳，据此可评定运动功能（表 4-2）。

表 4-2　运动指数评分

右侧的评分	平面	关键肌肉	左侧评分
5	C_5	肱二头肌	5
5	C_6	桡侧伸腕肌	5
5	C_7	肱三头肌	5

右侧的评分	平面	关键肌肉	左侧评分
5	C_8	中指指深屈肌	5
5	T_1	小指外展肌	5
5	L_2	髂腰肌	5
5	L_3	股四头肌	5
5	L_4	胫前肌	5
5	L_5	拇长伸肌	5
5	S_1	腓肠肌	5

应该注意的是，脊髓损伤患者的残存肌力是决定康复效果的重要因素之一。将肌肉力量化，随时掌握各肌肉力量的大小是制定增强肌力训练方案和决定是否使用矫形器、自助具以及特殊辅助装置的根据。评价中要注意以下几点：①当患者处于卧床期或颈椎牵引时，要在医生的指示下进行。②在医生未下处方之前不得进行脊柱的旋转、屈曲、伸展等运动检查。③患者在中后期至少每月进行 1 次肌力评价。

（八）运动姿势发育、原始反射及自动反应评定

该方法主要用于小儿脑瘫的评定。

1. 运动发育落后的评定

（1）头部控制：正常的婴儿一般 4～6 个月时已经能良好的控制头部，在任何体位下都可以翻正头部，并始终将头部保持在正中位置。但迟缓型和徐动型脑瘫患儿头翻正能力降低，对于头部的控制不好，表现为抬不起头和异常姿势。

（2）翻身：一般 6～8 个月的婴儿能独立翻身，动作流畅。迟缓型、痉挛性、手足徐动型脑瘫患儿由于肌张力异常、发育迟缓与异常反射的存在，妨碍肩部与骨盆间的相对旋转而不能完成翻身动作。

（3）跪、爬：正常婴儿 7～12 个月时可以四点跪，18 个月时可以直跪；7～8 个月时开始腹爬，9 个月可以四肢爬，10 个月以后可以爬高。应注意患儿以上动作的出现时间。

（4）站立：8 个月的婴儿开始能扶着栏杆站起来，至 10 个月已能独立站稳。

（5）行走：正常的小儿 12～18 个月就具备了行走的能力，而且逐渐平稳。脑瘫患儿由于颈、躯干的控制不好、肌张力异常或没有足够的肌力等，最终导致患儿不能行走或行走姿势异常，如双腿交叉、腕肘屈曲、用脚尖行走等。

2. 姿势发育的评定　姿势发育又称粗大运动发育，主要指小儿整体性动作行为的发育。对于姿势发育的评定，可选择 Peabody 运动发育量表（Peabody developmental motor scale，PDEMS），脑瘫儿童粗大运动功能评估（gross motor function measure，GMFM）。

3. 原始反射的评定

（1）拥抱反射（Moro 反射）：用手将小儿两肩拉起，使头背屈，但不离床，突然松手，出现拥抱相：双上肢外展，拇、示指末节屈曲，各指扇形展开，肩和上肢内收，屈曲，呈现连续的拥抱样动作；下肢亦伸展，足趾展开，小儿多有惊吓状，此为拥抱相，

正常0~3个月消失。伸展相：两上肢突然向外伸展，迅速落在床上，正常3~6个月消失。不出现以上反应则为阴性。肌张力增高时该反射亢进；手臂屈肌痉挛时此反射减弱或消失；肌张力低下或早产儿呈阴性。如果此反射持续存在表示有大脑损伤，运动发育会有障碍，特别是平衡功能无法发展。

（2）紧张性迷路反射（TLR）：使小儿俯卧位时头稍前屈，则四肢屈曲，两腿屈曲于腹下；使小儿仰卧位时被动屈曲肢体，伸肌占优势，正常4个月左右消失，痉挛型脑瘫此反应增强延长。

（3）非对称性紧张性颈反射（ATNR）：仰卧位使小儿头部转向一侧，可见颜面侧上下肢伸直，对侧上下肢屈曲，为阳性，否则为阴性（图4-1）。正常此反射2~3个月消失，过早消失可能有肌张力不全；强反应或持续存在则见于锥体束或锥体外系的病变，是重症脑瘫的体征，可阻碍小儿翻身动作。

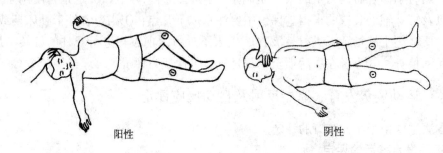

阳性　　　　　　　　　　　阴性

图4-1　非对称性紧张性颈反射

（4）握持反射：①手握持反射（palmar grasp）：刺激小儿尺侧手掌，引起小儿屈曲握物，正常2~3个月消失，过强反射或持续存在可见于痉挛型瘫痪或核黄疸，不对称见于偏瘫、脑外伤。②足握持反射（plantar grasp）：仰卧位触碰婴儿足趾球部见足趾屈曲，正常12个月后消失，或行走之前必须消失，该反射缺如提示有脑损伤。

（5）交叉伸展反射（crossed extension）：仰卧位使一侧下肢屈曲、内旋并向床面压迫，可见对侧下肢伸展；使屈曲侧的下肢伸展，可见对侧伸展的下肢屈曲，正常1~2个月左右消失，此反应延长表示有脑损伤。

（6）躯干侧弯反射（galant）：小儿呈直立位或俯卧位，手划小儿侧腰部，可引起躯干向刺激侧弯曲，正常3~6个月后消失，偏瘫时一侧减弱或消失，手足徐动型脑瘫往往亢进或持续存在。

4. 自动反应的评定

（1）翻正反应：①颈翻正反应（neckrighting）：仰卧位将头向一侧回旋，见整个身体也一起回旋，为阳性反应，正常10个月出现，5岁消失。②躯干翻正反应（bodyrighting）：仰卧位使下肢和骨盆向一侧回旋，小儿主动将头抬起，翻至侧卧位后，由于皮肤的非对称性刺激，身体又主动回到仰卧位，正常2岁出现，5岁后消失。

（2）平衡反应：①倾斜反应（tilting reaction）：将小儿仰卧或俯卧于平衡板上左右倾斜，小儿头直立，一侧上下肢屈曲，一侧上下肢伸直，正常6个月后开始出现。②坐位反应（sitting）：包括前方、侧方、后方平衡反应，让小儿取坐位，向前、侧方、后方推小儿身体，此时小儿上肢主动向前、侧方、后方伸展支撑，正常时前方平衡 6 个月出现，侧方平衡 7 个月出现，后方平衡 10 个月出现。③立位反应（hopping）：使立位小儿主动前后迈步，一侧下肢向另一侧伸出，支持身体保持不倒，正常时前方平衡 12 个月出现，侧方平衡 18 个月出现，后方平衡 24 个月出现。

（3）保护性伸展反应（parachute）：又称降落伞反应，支撑小儿腋下，使头向下由高处接近床面，小儿出现两上肢对床呈支撑反应，为阳性，否则为阴性（图 4-2）。此反应正常时 6 个月出现，维持终生，6 个月仍未出现为四肢瘫痪或痴呆。

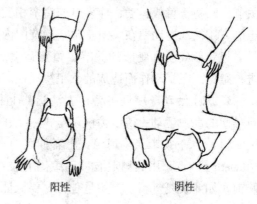

阳性　　　　　阴性

图 4-2 保护性伸展反应

【康复护理】

（一）护理评估

1. 评估患者的一般情况、运动功能障碍的部位及其程度等。

2. 根据患者的中枢神经损伤时间进行运动功能障碍的分期评估。通过临床神经系统的检查，结合病史及影像学，判断病变的原因、性质。

3. 评估患者有无关节挛缩畸形、废用综合征、误用综合征、异位骨化症等并发症。

（二）护理诊断/问题

1. 躯体移动障碍　与神经肌肉损伤有关。

2. 有关节挛缩的危险　与患者的痉挛模式和错误姿势有关。

3. 有压疮的危险　与长期卧床及异常姿势导致的强迫体位有关。

4. 有感染的危险　与中枢神经损伤运动功能障碍致长期卧床有关。

（三）康复护理措施

1. 良肢位摆放　脑血管意外患者急性期正确的体位和肢体摆放可以抗痉挛，预防关节脱位、挛缩，促进分离运动的出现。早期注意床上的正确体位，对防止痉挛姿势的出现和继发性损害（如上肢屈曲、足下垂、足内翻、肩关节半脱位等）有重要的意义（参见第三章第二节）。

2. 被动运动　如果患者时间过久昏迷或其他原因（如全瘫、严重并发症），在数日后仍不能做主动运动的，应做患肢关节的被动活动。通过被动活动关节，既可以预防关节活动受限（挛缩）和变形，又能促进肢体血液循环和增加感觉输入，保持关节最大的活动范围。

被动活动应注意以下几点：①活动顺序应从近端关节至远端关节，各关节的诸运动方向都要进行，每次每个关节做 3 ~ 5 遍，每天做 2 次。②要充分固定活动关节的近端关节，以防止替代运动，应多做与痉挛相反的活动。③两侧均要进行，先做健侧，后做患侧。④被动运动要在关节正常活动范围内进行，若患者出现疼痛，不可勉强。⑤对容易引起变形或已有变形的关节要重点运动。⑥动作要轻柔、缓慢，有节律性，循序渐进，避免因粗暴动作而造成的软组织损伤。

3. 床上活动　一旦患者神志清醒，生命体征稳定，当肢体肌力部分恢复时，可进行早期的助力运动；待肌力恢复至 3 ~ 4 级时，可让患者进行主动活动。

（1）双手交叉上举训练：患者仰卧，双手手指交叉，患手拇指置于健手拇指之上（Bobath 握手），用健侧上肢带动患侧上肢在胸前伸肘上举，然后屈肘，双手返回置于胸前，如此反复进行。上举过程中，要保证肩胛骨前伸，肘关节伸直，患者可将其上肢上举过头。

（2）双手交叉摆动训练：在完成上项训练的基础上，进行上举后向左、右两侧的摆动训练。摆动的速度不宜过快，但幅度应逐渐加大，并伴随躯干的转移。

（3）分离运动及控制能力训练：患者仰卧，康复护理人员支撑患侧上肢于前屈 90°，让患者上抬肩部使手伸向天花板并保持一定的时间，或患侧上肢随康复护理人员的手在一定范围内活动，并让患者用患手触摸自己的前额、另一侧肩部等部位。

（4）"桥式"运动：患者仰卧，上肢伸直放于体侧，双腿屈髋屈膝，足支撑在床上。嘱患者将臀部主动抬起，并保持骨盆成水平位，维持一段时间后慢慢放下，称为双桥式运动。训练开始时，康复护理人员可以通过轻拍患侧臀部，刺激其活动，帮助伸髋。随着控制能力的改善，为了进一步提高患侧髋关节伸展控制能力，可逐步调整桥式运动的难度。如将健足从治疗床上抬起，或将健腿置于患腿上，以患侧单腿完成桥式运动（图 4 - 3）。

（5）屈曲分离训练：患者仰卧，上肢置于体侧。康复护理人员屈曲其髋关节和膝关节，一手将患足保持在背屈位、足底支撑于床面；另一手扶持患侧膝关节，维持髋关节呈内收位，令患足不离开床面完成髋、膝关节屈曲，然后缓慢地伸直下肢，如此反复练习。

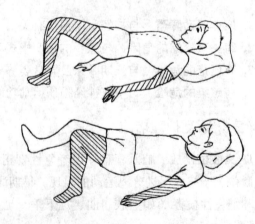

（6）伸展分离训练：患者仰卧，患膝屈曲，康复护理人员用手握住患足（不应接触足尖），使其充分背屈和足外翻。随后缓慢地诱导患侧下肢

图 4 - 3　桥式运动（注：虚线表示患侧）

伸展，让患者不要用力向下蹬，并避免髋关节出现内收内旋。

（7）髋控制能力训练：摆髋是早期髋控制能力的重要训练方法。患者仰卧，双腿屈髋屈膝，足支撑在床上，双膝从一侧向另一侧摆动。同时，康复护理人员可在健膝内侧施加阻力，加强联合反应以促进患髋由外旋回到中立位。进一步可进行患腿分、合运动。

（8）踝背屈训练：患者仰卧，双腿屈髋屈膝，双足踏在床面上。康复护理人员一手拇指、示指分开，夹住患侧踝关节的前上方，用力向下按压，使足底保持着床，另一手使足背屈外翻。当被动踝背屈抵抗消失后，让患者主动保持该位置，随后指示患者主动背屈踝关节。

（9）翻身训练：偏瘫患者仰卧，双上肢 Bobath 握手伸肘，头转向要翻转的一侧，肩上举约90°，健侧上肢带动患肢伸肘向前送，用力转动躯干向翻身侧，同时摆膝，完成肩胛带、骨盆带的共同摆动而达到侧卧。截瘫患者向一侧翻身时，先将一侧下肢放置在另一侧下肢上，翻转上身呈半侧卧位，扭转身体呈俯卧位。如向侧方移动时，先移头肩向一侧，两手抱自己的腰移向同侧，再分别抱下肢移向同侧，或利用惯性反射完成移动；对于脑瘫患儿，在翻身时，康复护理人员需要握住患儿的髋部，轻轻推向一侧，练习向不同方向的翻身，注意令患儿上肢上举。

（10）肌肉与关节牵张训练：主要是针对脊髓损伤的患者，包括腘绳肌牵张、内收肌牵张和跟腱牵张。腘绳肌牵张是为了使患者直腿抬高大于90°，便于患者独立坐起。患者取坐位，康复护理人员面向患者侧坐，将患者一侧小腿放置于康复护理人员的肩上，用手固定膝关节，用躯干的力量向患者头部方向倾斜，使患者下肢保持直腿抬高90°以上，程度以患者能够耐受为度，持续5～10分钟，然后换另一侧下肢；内收肌牵张是为了避免患者因内收肌痉挛而造成阴部清洁困难。跟腱牵张是为了保证跟腱不发生挛缩，以进行步行训练。牵张训练可以帮助训练肌肉张力，从而对痉挛有一定的治疗作用（参见第四章第七节）。

4. 坐位训练 应尽早让患者坐起，这样可以防止肺感染，改善心肺功能。通常先从半坐位开始，如果患者无明显的体位性低血压症状出现，可逐渐增大坐起角度、延长坐起时间、增加坐起次数。

（1）坐起训练：偏瘫患者首先从仰卧位变换为侧卧位，让患者将健腿插入患侧小腿的下方，以健腿带动患腿向健侧翻身，并向床边挪动；健侧肘关节屈曲撑起躯干；再用健腿将患腿勾到床边，双足移到床沿下，用健手推床坐起。移开交叉的双腿，两足着地。必要时康复护理人员可以一手放在患者的健侧肩部，另一手放在患者的臀部帮助其坐起。注意在帮助患者时千万不能拉患者的患侧肩部。

（2）坐位平衡训练：偏瘫患者坐起后，有向患侧倾倒的趋势，需要进行坐位平衡训练。平衡训练分静态平衡训练和动态平衡训练。静态平衡训练要求患者无支撑下在床边或椅子上静坐位，髋关节、膝关节和踝关节均屈曲90°，足踏地或支撑台，双足分开约一脚宽，双手置于膝上。康复护理人员协助患者调整躯干和头至中立位，当感到双手已不再用力时松开双手，此时患者可保持该姿势数秒，然后慢慢地倒向一侧。随后康复护理人员要求患者自己调整身体至原位，必要时给予帮助。静态平衡完成后，让患者自己双手手指交叉在一起，伸向前、后、左、右、上和下方并有重心相应的移动，此为自动态坐位平衡训练。患者一旦在受到突然的推、拉外力仍保持平衡时（被动态平衡）就可以认为已完成坐位平衡训练。截瘫患者需保持长坐位，即髋关节屈曲 90°，膝关节完全伸展的坐位。一手支撑，另一手抬起保持平衡，然后双手抬起保持平衡。康复护理人员在后方保护。稳定性增加后，患者在垫上保持长坐位，康复护理人员与患者做接、投球练习，提高患者长坐位下的动态平衡。

（3）坐位时身体重心向患侧转移训练：偏瘫患者坐位时常出现脊柱向健侧侧弯，身体重心向健侧偏移。康复护理人员坐在患者患侧，一手置于患侧腋下，协助患侧上肢肩胛带上提，肩关节外展、外旋，肘关节伸展，腕关节背伸，患手支撑于床面上；另一手置于健侧躯干或患侧肘部，调整患者姿势，使患侧躯干伸展，完成身体重心向患侧转移，达到患侧负重的目的。

5. 站立位训练

（1）站起训练：具体参见第三章第三节椅坐位到站立位训练。

（2）站位平衡训练：静态站位平衡训练是在患者站起后，让患者松开双手，上肢垂于体侧，康复护理人员逐渐除去支撑，让患者保持站位。注意站位时不能有膝过伸。患者能独立保持静态站位后，让患者重心逐渐向患侧转移，训练患腿的负重能力。同时让患者双手交叉的上肢（或仅用健侧上肢）伸向各个方向，并伴有躯干（重心）相应的摆动，训练自动态站位平衡。如在受到突发外力的推拉时仍能保持平衡，说明患者已达到被动态站位平衡。

（3）患侧下肢负重训练：当患侧下肢负重能力逐渐提高后，就可以开始患侧单腿站立训练。患者站立位，身体重心移向患侧，健手可抓握一固定扶手起保护作用，为避免患侧膝关节过度伸展，康复护理人员可用手辅助膝关节保持屈曲 15°左右。然后患者将其健足抬起，置于患侧膝关节内侧，躯干、骨盆及患侧下肢位置不动，将健侧下肢内收、内旋。

6. 步行训练　一般在患者达到自动态站位平衡以后、患腿持重达体重的一半以上，或双下肢的伸肌（主要是股四头肌和臀大肌）肌力达Ⅲ级以上，并可向前迈步时才开始步行训练。但由于老年人易出现废用综合征，有的患者靠静态站立持重改善缓慢，故某些患者步行训练可适当提早进行，必要时使用下肢支具。步行训练的运动量早期宜小，以不致患者过度费力而出现足内翻和足下垂畸形并加重全身痉挛为度。此外不宜过早地使用手杖，以免影响患侧训练。

在步行训练前，先练习双腿交替前后迈步和重心的转移。多数患者不必经过平行杠内步行训练期，可直接进行监视下或少许扶持下步行训练（如摆膝、夹腿运动等）。步行训练早期常有膝过伸和膝打软（膝突然屈曲）现象，应进行针对性的膝控制训练。如出现患侧骨盆上提的划圈步态，说明膝屈曲和踝背屈差。在可独立步行后，进一步练习如高抬腿步、弓箭步、绕圈走、转换方向、跨越障碍走、步行耐久力、稳定性、协调能力等复杂步行训练（参见第三章第三节）。

7. 上下楼梯训练　参见第三章第三节。

8. 中医康复治疗及护理　临床根据患者的病情合理选用针灸、推拿、中药等中医治疗方法，以促进运动功能的恢复，作为康复护理人员，应积极配合医师，做好各项操作准备及操作后的护理。

【健康教育】

1. 指导患者起居有常，合理饮食，及时补充训练时机体消耗的能量；多吃蔬菜、水果，预防便秘；多饮水；少食用高脂肪食物；戒烟，节制饮酒。

2. 指导患者修身养性，保持情绪稳定，尽量避免不良情绪。

3. 教育患者主动参与康复训练，持之以恒，劳逸结合。

4. 指导患者和家属掌握自我护理知识和技巧，预防压疮、感染等并发症及废用综合征。

5. 配合社会康复和职业康复部门，协助患者做好回归社会的准备；指导患者家属和工作单位对环境设施进行改造使其适合患者生活和工作。

6. 定期随访，注意全身状况，预防复发。

第三节 吞咽障碍康复护理

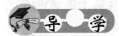

患者，男，69 岁。脑梗死病史 8 年余。突然出现吞咽困难，语言不清，右侧肢体活动不利加重，经颅 CT 检查，诊断为左侧基底节区及顶部脑梗死，给予药物治疗后，语言肢体症状好转，但进食时，时常呛咳。

重点：吞咽障碍的康复护理和健康教育。

难点：吞咽障碍的病因和康复护理评定。

【概述】

（一）吞咽的生理

1. 概念 吞咽（swallowing）是一个复杂的行为，除由口、咽及食管的多块肌肉参与外，还需要多组颅神经和部分颈胸髓支配。吞咽过程可分为五期，分别是先行期、准备期、口腔期、咽期和食管期。上述分期在正常吞咽过程中以迅速、动态、紧密结合的方式相互影响。通过各期运动和感觉功能的精密协调，液态和固态食物得以顺利地从口腔经咽及食管入胃。

2. 吞咽分期

（1）先行期（认知期）：即认识所摄取食物的硬度、味道、气味、温度等，决定进食速度与食量，同时预测口腔内处理方法，直至入口前的阶段。这一阶段包含对食物的认知、摄食程序、纳食动作，是下一阶段要进行的食物咀嚼、吞咽的必要前提。这一阶段往往被忽视，但脑干障碍导致的意识障碍、额叶障碍导致的摄食程序障碍等常会使摄食-吞咽发生问题。

（2）准备期：这一阶段，食物进入口腔内与唾液混合形成食团，食团置于舌上准备吞咽。食物的推动借助于口唇闭合、下颌运动、颊肌张力、舌体活动等随意活动的互相协调。口腔准备期食物被置于舌体和腭部或口底前部之间，此时舌体正常的运动最为重要，有利于食团充分混合并进入口腔，其次，舌腭括约功能可以防止食物过早地散落到舌根上。

（3）口腔期（口腔推进期）：紧随上一阶段，将食团自口腔推入口咽部。此阶段开始于食物前端吞咽的启动，属于随意运动。口腔期吞咽活动与一系列复杂运动的启动有关，包括舌尖运动、舌根运动和舌骨垂直运动。此过程是伴随舌腭括约肌的开放，舌根同步下降，软腭及腭垂上抬，在舌推动下，食团进入口咽部。食团通过口腔的时间不到1秒钟。

（4）咽期：吞咽活动属于非随意运动，最为复杂且关键。在神经肌肉的高度协调下，咽壁上提，食团自下咽部进入食管。咽期吞咽是在食团前部到达下颌升支与舌根交接处触发的。此过程与腭咽部、喉部、环咽肌功能活动有关。腭咽部关闭可以防止食团反流入鼻，喉部关闭可防止食物误吸入呼吸道，环咽肌的瓣膜作用有助于食物进入食管。正常情况下，在1秒钟内，食块被送入食管，这一瞬间呼吸运动停止。

（5）食管期：即以蠕动运动把食块由食管向胃部输送的阶段。食块进入食管后，由于蠕动运动和重力向下移动。此时顺利将食块送入胃部、防止逆流十分重要。食管有相应的三处生理性狭窄部位，即食管入口处、大动脉和支气管相交处、贲门，其中食管入口处和贲门处有括约肌。下咽的括约肌为环状咽肌，贲门处的括约肌又称为食管胃括约肌，可防止食块从胃部逆流。括约肌呈环状，安静时收缩，形成狭窄部位。食管通过蠕动运动来运送食块，但这种运动会因各种疾病而变得软弱无力。另外，当食块从上往下送时，括约肌必须适时并充分地松弛。

吞咽过程的任何一个环节异常或各分期间协调性变化均可能导致吞咽障碍。

（二）吞咽障碍

1. 概念　吞咽障碍（swallowing disorders）是指各种原因所致食物由口腔到胃的过程受到阻碍的一种病理状态。主要表现为一口食物要分几次才能咽下，或吞咽时引起咳嗽，或是咽喉部有异物感等进食困难、呛咳和发音不清晰。

2. 发病情况　吞咽障碍的准确发病率尚不清楚，但发病率的增高与高龄密切相关。老年人吞咽障碍的发生率约为44%。在美国，65岁以上的人群吞咽障碍的发病率增长最快。据2000年美国人口普查的资料显示，到2020年美国65岁以上的老年人将占人口总数的16.4%，以此推算将有600万～1000万人会伴有不同程度的吞咽障碍。据有关报道，51%～73%的脑卒中患者会发生不同程度的吞咽障碍。吞咽障碍患者若得不到及时有效的处理，容易发生营养不良、脱水，误吸致吸入性肺炎甚至窒息而威胁患者的生命。误吸是吞咽障碍患者最常见和最大的威胁。误吸食物量较少时，可引起刺激性咳嗽（呛咳）或从鼻腔溢出，导致吸入性肺炎；误吸食物量较多时，则可阻塞气道，引起窒息甚至死亡。此外，患者可因吞咽障碍摄入不足，造成水和电解质紊乱及营养不良，甚至出现低蛋白血症。所以，应尽早对其进行康复治疗以改善吞咽功能，补充足够的营养和水分，增加机体抵抗力，避免或减少并发症的发生，降低死亡率。

（三）病因及分类

1. 器质性吞咽障碍　是指吞咽通道的解剖结构出现病理性改变，使食团由口腔送至胃受到阻碍，如肿瘤、水肿、裂孔疝等，以及口腔、咽、喉部的恶性肿瘤手术后。

2. 功能性吞咽障碍　由中枢神经系统及末梢神经系统障碍、肌病等引起，在解剖结构上没有问题，为运动异常引起的障碍。引发摄食－吞咽障碍的疾病多种多样，各阶段的病情、并发性障碍、治疗后情形及处理，均随基本疾病而异。因此，有必要了解各种疾病的特征。

（1）脑血管障碍：摄食－吞咽障碍的病情，根据障碍部位可分为大脑半球病变和以延髓为中心的脑干部病变。大脑半球病变中，一侧性病变在数周内自然恢复的病例较多。若存在两侧性病变的则呈假性球麻痹状态，假性球麻痹在准备期、口腔期障碍严重，咀嚼、食块形成、食块移送困难。但吞咽反射仍有一定程度的残留，虽然移至咽部后吞咽反射表现迟缓，然而一旦受到诱发，其后的吞咽运动会依次进行。这种时间差会引发误咽。

（2）神经、肌肉疾病：神经、肌肉疾病导致摄食－吞咽障碍的原因，大致可分为弛缓性肌力低下和不随意动作等运动过多两种。此外，中枢神经疾病等可能使大脑功能障碍导致的先行期问题和肌肉紧张。

（3）精神性疾病：即功能性吞咽障碍，吞咽机制一般正常。患者因害怕吞咽，对吞咽表现出一种癔病性反应，或拒绝吃东西等。但是，在个别患者身上，这两种情况也可能会并存。

【评定】

对于吞咽障碍患者应首先进行评定，以筛查吞咽障碍是否存在；分析吞咽障碍病因和解剖生理变化；确定吞咽障碍程度以及患者有无存在误吸的危险因素等。为诊断和治疗及康复护理训练计划的制定提供依据。

（一）吞咽障碍的评定方法

1. 一般评定　主要从以下几个方面评定：

（1）掌握导致吞咽障碍的原发疾病，如脑卒中、脑损伤、重症肌无力等的发生发展过程。

（2）了解一般情况，注意有无发热、脱水、营养不良，呼吸情况，病情是否稳定等方面的问题。

（3）意识水平：用 Glasgow 昏迷评价表等来评定意识水平，确认患者的意识水平是否可进行进食训练，是否发生动态变化。

（4）高级脑功能：采用不同量表评定患者语言、认知、行为等情况。

2. 摄食 – 吞咽功能评价

（1）口腔功能的评定：评定口腔期与吞咽有关的活动情况，仔细观察口部开合、口唇闭锁、舌部运动、有无流涎、软腭上抬、吞咽反射、呕吐反射、牙齿状态、口腔卫生、构音、发声（开鼻声提示软腭麻痹；湿性嘶哑提示声带上部有唾液等残留）、口腔内知觉、味觉、随意性咳嗽等。

常采用 Frenchay 构音障碍评定表中有关吞咽过程口腔肌肉活动功能的评定，包括唇的运动、颌的位置、软腭运动、喉的运动、舌的运动五项，每项最低为 1 分，最高为 5 分，16 分以上为相对安全。该评定法有量化标准，能动态反映病情的变化，并可作为治疗前、中、后疗效比较，对预后也有一定的指导作用，但有一定的主观性。

（2）吞咽功能的评定：常用的评定方法有以下两种：一种是反复唾液吞咽测试，是一种评定由吞咽反射诱发吞咽功能的方法。具体方法是让患者采取坐位，检查者将手指放在患者的喉结及舌骨处，观察 30 秒患者可进行吞咽运动的次数和喉结上下移动情况。高龄患者可做 3 次即可。对于因有一定意识障碍而不能遵嘱完成的患者，可借助口咽部冷刺激的方法来观察其吞咽情况。

另一种是饮水试验。方法是让患者取坐位，嘱患者将 30ml 温水一口咽下，观察并记录饮水情况，根据表 4 – 3 进行评定。

表 4 – 3　饮水吞咽功能评定

得分	患者的情况
1 分	可一口喝完，不超过 5 秒的时间，无呛咳、停顿
2 分	可一口喝完，但超过 5 秒的时间；或是分两次喝完，无呛咳、停顿
3 分	能一次喝完，但有呛咳
4 分	分两次以上喝完，且有呛咳
5 分	常发生呛咳，难以全部喝完

说明：1 分为正常；2 分为可疑有吞咽障碍；3 分及 3 分以上则确定有吞咽障碍。

3. 摄食 – 吞咽过程评定

（1）先行期：意识状态、有无高级脑功能障碍影响、食速、食欲。

（2）准备期：开口、闭唇、摄食、食物从口中洒落、舌部运动（前后、上下、左右）、下颌（上下、旋转）、咀嚼运动、进食方式变化。

（3）口腔期：吞送（量、方式、所需时间）、口腔内残留。

（4）咽期：喉部运动、噎食、咽部不适感、咽部残留感、声音变化、痰量有无增加。

（5）食管期：胸口憋闷、吞入食物逆流。

此外，有必要留意食物内容、吞咽困难的食物性状、所需时间、一次摄食量、体位、帮助方法、残留物去除法的有效性、疲劳、环境、帮助者的问题等。

4. 辅助检查　为正确评价吞咽功能，了解是否存在误咽可能及误咽发生的时期，必须借助影像学检查、内窥镜、超声波等手段。

（1）录像吞咽造影法（video fluoroscope swallow study，VFSS/ VF）：是目前最可信

的误咽评价检查方法。它是借助 X 线及录像设备，利用含钡食物记录患者咽和食管在吞咽活动时的情况。将钡剂调成流质或半流质，在坐位及 30°～60°半坐位对患者进行吞咽检查。检查对观察吞咽反射、软腭、舌骨、舌根的活动、喉头的举上和闭锁、咽壁的蠕动、梨状隐窝及会厌上凹的残留物非常有用，对确定有否误咽更是不可或缺。一般常把呛咳看做是发生误咽的表现，但是有些老年、危重患者，其喉头、气管的感觉功能低下，即使发生误咽亦不会出现呛咳，约有 30%～40% 的患者无呛咳，所以仅仅依靠临床观察是难以作出正确评价的。通过 VF 检查，还可以鉴别吞咽障碍是器质性还是功能性，确切掌握吞咽障碍与患者体位、食物形态的相应关系。可显示咽部的快速活动及食管的蠕动、收缩的程度和速度，以及钡剂流动的量、方向，梨状隐窝及会厌谷的残留物等细节，对功能和动力性病变的诊断有重要价值。

（2）纤维内镜吞咽功能检查（flexible endoscopic examination of swallowing, FEES）：是通过纤维内镜直接观察吞咽时咽部的活动，了解下咽和喉部吞咽时解剖结构的变化，确定咽部吞咽及吞咽中的感觉功能是否正常，有无明显的误吸等。

（3）吞咽压检测：是将装有压力传感器的测压管经鼻腔插入口咽部，以测定吞咽时口咽内压力或（和）口咽活动的快慢。但由于食管上括约肌结构不对称，以及咽部的快速运动，故此法可能更适用于监控吞咽障碍的康复。

（4）肌电图（electromyography, EMG）：对吞咽障碍患者进行口咽部肌电图检查时，可以将表面电极置于颏下肌群，包括下颌舌骨肌、颏舌骨肌和舌骨下肌等，记录患者在吞咽水和唾液时的肌肉活动，评估吞咽时肌力的强弱及肌肉活动持续时间。此外，表面电极 EMG 还可用于吞咽障碍的生物反馈治疗。

（5）超声波检查：进行超声波检查时，将探头放在喉咽部肌肉周围，观察与吞咽有关的骨及软骨的轮廓和声影。由于导致吞咽障碍和误吸的主要因素为喉部上提及内收活动障碍，而超声波检查能显示喉部运动功能减弱细节，因此也可用于吞咽障碍的评估。

5. 高级脑功能评定　观察语言功能、认知、行为、注意力、记忆力、情感或智力水平有无问题。可采用不同量表进行分析。

（二）摄食－吞咽障碍的程度评分（表 4－4）

表 4－4　摄食－吞咽障碍的程度评分

时期	表现	分值
1. 口腔期	不能把口腔内的食物送入咽喉，从口唇流出，或者只是依靠重力作用送入咽喉	0 分
	不能把食物形成食块送入咽喉，只能零零散散把食物送入咽喉	1 分
	不能一次就把食物完全送入咽喉，一次吞咽动作后，有部分食物残留在口腔内	2 分
	一次吞咽就可完成把食物送入咽喉	3 分
2. 咽期	不能引起咽喉上举，会厌的闭锁及软腭弓闭合，吞咽反射不充分	0 分
	在咽喉凹及梨状窝存有多量的残食	1 分
	少量贮留残食，且反复几次吞咽可把残食全部吞咽入咽喉下	2 分
	一次吞咽就可完成把食物送入食管	3 分

续表

时期	表现	分值
3. 误咽程度	大部分误咽，但无呛咳	0 分
	大部分误咽，但有呛咳	1 分
	少部分误咽，无呛咳	2 分
	少量误咽，有呛咳	3 分
	无误咽	4 分

（三）吞咽障碍分级评价

1. 藤岛一郎吞咽障碍分级（表4-5）

表4-5 藤岛一郎吞咽障碍评价标准

分级	患者的情况
1 级	吞咽困难或不能，适于训练
2 级	大量的误咽，咽下困难或不能
3 级	改变条件后误咽减少
4 级	可少量进食
5 级	单餐进食，部分营养可经口摄取
6 级	三餐都可经口进食摄取营养
7 级	可咽下食物，三餐都可摄取
8 级	除了特别难以吞咽的食物外，三餐都可经口摄取
9 级	可以咽下普通食物，需要临床观察和指导
10 级	正常摄食吞咽能力

此外，还可以进行四级划分：①重度：1~3级，不能经口进食。②中度：4~6级，经口进食和辅助营养。③轻度：7~9级，只能经口进食。④正常：10级，摄食吞咽能力正常。该标准既可作为初期评价，也可作为目标评价。

2. 才藤吞咽障碍七级评价法

7级：正常范围。摄食咽下没有困难。这种程度不需治疗。

6级：轻度问题。摄食咽下有轻度问题，摄食时有必要改变食物的形态，如因咀嚼不充分需要吃软食，但是口腔残留的很少，无误咽。这种程度不一定要进行咽下训练。

5级：口腔问题。主要是吞咽口腔期的中度或重度障碍，需要改善咀嚼的形态，吃饭的时间延长，口腔内残留食物增多。摄食吞咽时，需要他人的提示或者监视，无误咽。这种程度是吞咽训练的适应证。

4级：机会误咽。用一般的方法摄食吞咽有误咽，经过调整姿势或一口量的调整和咽下代偿后，可以充分的防止误咽。咽下造影亦无误咽，仅有多量咽头残留，水和营养主要经口腔摄取，有时吃饭需要选择调整食物，有时需要和间歇性的静脉补充营养。这种程度需要积极地进行咽下训练。

3级：水的误咽。有水的误咽，使用误咽防止法也不能控制，改变食物形态有一定的效果，吃饭只能咽下食物，但摄取的能量不充分。多数情况下需要静脉补充营养，全身长期的营养管理需要考虑胃造瘘，如果能采取适当的摄食咽下方法，同样可以保证水分和营养的供给。这种程度还有可能进行直接咽下训练。

2级：食物误咽。有误咽，改变食物的形态没有效果，水和营养基本上由静脉供给，长期管理应积极地进行胃造瘘。单纯的静脉营养可以保证患者的生命稳定性。这种程度者任何时候均可进行间接训练，但直接训练需要在专门机构进行。

1级：唾液误咽。连唾液都产生误咽，有必要进行持续的静脉营养，由于误咽难以保证患者的生命稳定性。并发症的发生率很高，不能试行直接训练。

这种评价方法尽管也有不完善的地方，但由于它不需要复杂的检查手段，使评价的方法更加简单，而且该评价把吞咽障碍的症状和相对应的治疗措施结合起来，对临床指导的价值更大。

【康复护理】

（一）护理评估

1. 评估有无吞咽障碍及其程度 了解患者的一般情况、吞咽运动、吞咽障碍等。

2. 评估吞咽障碍的病因 通过局部及神经肌肉方面的检查，结合病史，判断病变的神经、部位和性质。

3. 评估吞咽障碍对机体的影响 评估患者有无悲观、焦虑、抑郁等不良心理反应，有无脱水、营养不良和发热、肺部感染等并发症。

（二）护理诊断/问题

1. 吞咽障碍 与神经肌肉损伤有关。

2. 有窒息的危险 与吞咽障碍易呛咳有关。

3. 有感染的危险 与吞咽障碍误吸有关。

4. 营养失调，低于机体需要量 因长期进食困难，营养摄入不足所致。

（三）康复护理措施

对吞咽功能障碍伴有意识障碍者，可先采用鼻饲、输液等方法补充营养，同时防止与摄食－吞咽有关的肌肉挛缩。待患者意识清楚，病情稳定，没有重度心肺并发症，呼吸平稳，痰不多，无发热，血压稳定，无恶心、呕吐、腹泻等；能听从张口提舌的提示，可尽早进行摄食－吞咽功能康复护理训练，越早介入效果越好。

1. 心理护理 恐惧心理是干扰训练正常进行的重要原因，康复护理人员应帮助患者克服恐惧心理，劝导患者配合康复治疗、训练及护理，尤其是对儿童、智力低下的患者以及伴有焦虑、抑郁、烦躁的患者，通过友善的言语、耐心的指引等方式稳定患者情绪，诱导患者迅速进入训练状态。

2. 训练前准备 对患者进行康复训练教育，有言语障碍者可利用文字或交流图板及其他有效方式，饭前 30 分钟开始训练。具体放松准备操包括：端坐椅子或床上，双手放在腹前，吸气、呼气各 3 次；左右摇头，各 3 次；左右侧转头，各 3 次；耸肩、放松各 3 次；上半身向左右倾斜各 3 次，动作应轻柔。

3. 基础训练 基础训练是针对与摄食－吞咽活动有关的各个器官进行功能训练，也称为口、颜面训练或间接训练，可明显增加协调功能，多用于中重度摄食－吞咽障碍患者进行摄食训练前的准备训练。

（1）发音器官训练：发音与咽下有关，故应先从单音单字开始进行康复训练，再到词、句等逐渐加大难度，鼓励大声喊或发"啊"音，促进口唇肌肉运动和声门的关闭功能。一般在晨晚间护理后，在康复护理人员指导下让患者对着镜子或家属进行，每天 4 ~ 5 次，每次 5 ~ 10 分钟，要求其发声、发音准确，渐进式训练语言肌群运动与力量协调功能。

（2）舌肌与咀嚼肌训练：在患者尚未出现吞咽反射时，先进行舌肌和咀嚼肌的按摩，再嘱患者张口，尽量向外伸出舌头舔下唇、左右口角、上唇及硬腭部，然后将舌缩回，闭口，进行上下齿的咀嚼训练 10 次。若患者不能自行进行舌运动，康复护理人员可用纱布轻轻地包住舌头，进行上下、左右运动，将舌还回原处，轻托下颌闭口，用上下磨牙进行咀嚼训练 10 次，每天 3 次，分别于早、中、晚饭前进行，每次 5 分钟。

（3）颊肌与喉部训练：嘱患者闭紧口唇鼓腮，然后轻轻呼气，反复 5 次，每天 2 次。喉部训练时，康复护理人员可将拇指和示指轻置于患者喉部适当位置或是让患者将自己的手指置于甲状软骨上，让患者照镜子，反复做吞咽动作练习，每天 2 次。

（4）头、颈、肩部放松训练：头、颈、肩部的放松可以防止误咽。具体方法是前后、左右活动颈项部，或做颈部的左右旋转以及做提肩、沉肩运动。需要注意的是，由于颈部前屈位容易引起咽反射，所以强化颈部屈肌肌力，防止颈部伸展位挛缩是非常重要的。

（5）感官刺激：①触觉刺激：用手指、棉签、压舌板等刺激面颊部内外、唇周、整个舌部等，以增加这些器官的敏感度。②咽部寒冷刺激和空吞咽：康复护理人员用冰冻的棉棒轻轻刺激腭、舌根和咽后壁，然后嘱患者做空吞咽的动作，或将 1 ~ 2g 的冰块放在患者的舌上，嘱患者吞下它，冰有助于提高感觉的敏感性，如有误咽也不会造成严重的损害。③味觉刺激：用棉棒蘸酸、甜、苦、辣等不同味道的果汁或菜汁，刺激舌部味觉，增加味觉敏感性及食欲。

（6）吸吮动作和喉头上抬训练：让患者模仿吸吮动作和喉头上抬动作，指导患者在吸吮后立即喉头上抬，这两个动作的协调一致就可以产生吞咽动作。对于喉部上抬不够、食管入口处扩张困难的患者，还可以选用门德尔松手法来强化喉上抬。

（7）吞咽模式训练：按照以下模式来训练吞咽可明显减少误咽：从鼻腔深吸一口气，然后完全屏住呼吸，这样可以利用停止呼吸时声门闭锁的原理进行吞咽训练，然后慢慢吞咽唾液，再呼气，最后咳嗽。通过咳嗽清除喉头周围残留的食物，康复护理人员应尽量训练患者达到吞咽模式的自动化。

4. 摄食训练 摄食训练是直接训练患者的摄食吞咽功能，又称为直接训练。经过基础训练后，逐步对患者进行摄食训练，每次进食前后，康复护理人员须认真做好口腔护理，同时在进食过程中应注意防止误吸，必要时床边备电动吸引器。

（1）环境：选择整洁的就餐环境，帮助患者做好就餐前准备工作，要减少一切能分散患者在进食时注意力的环境因素，尽量让患者在安静舒适的环境下专心进行吞咽训练，降低吞咽训练中发生危险的可能。

（2）体位：进食前的体位是气道保护最重要的因素之一。一般取半坐卧位或坐位。对于不能坐起的患者，一般取床头抬高30°的半坐卧位，头部前屈，偏瘫侧肩部垫枕，康复护理人员站在患者健侧，使食物不易从口中漏出，有利于食物向舌根部运送，还可以减少咽部食物的残留和误咽的发生。对于能坐起的患者，应鼓励其尽早采取坐位。取坐位时头稍前屈位，躯干倾向健侧30°，使食物由于重力作用经健侧咽部进入食道，以防止误咽。总之，应根据患者的情况选择体位，使之既有利于代偿功能的发挥又能增加摄食的安全性，减少向鼻腔逆流及误咽的危险。

（3）食物的性状：食物的性状应根据患者吞咽障碍的程度选择。食物应选择最大限度刺激感觉器和黏度高易形成食团的食物，一般选择密度均匀、胶冻样、易于通过咽及食道且不易发生误咽的食物，如香蕉、蛋羹等进行训练，此外应注意食物的色、香、味及温度等，利于消化吸收。需要注意的是，干燥、易掉渣的食物应避免使用。在训练过程中，随着患者的吞咽障碍的改善，可逐渐依次过渡为糊状食物、软食、普食和水。

（4）摄食一口量：即最适于吞咽的每次入口量，量过少不利于诱发吞咽反射，过多则易引起食物残留或误吸。故一般先以3～4ml开始试进食，然后酌情增加摸索出其最适合的量，每次进食后，嘱患者反复吞咽数次，防止食物残留和误吸。

（5）选用餐具：选用适宜的餐具有助于摄食的顺利进行。应选择匙面小、难以沾上食物的汤匙。对自己可以进食的患者可以进行一些餐具的改造。

（6）定速：进食速度不宜过快，以免引起误咽。

（7）培养良好的进食习惯：养成定时、定量的饮食习惯，根据患者摄食－吞咽功能进行及时调整。根据患者的个体需要量，每日恰当的分配，以早餐吃好，中餐吃饱，晚餐吃少为原则。

（8）进食方法：①让患者注视、闻食物，想着"吞咽"，想着食物放入口中后发生的一系列动作。②把勺子置于舌的中后部，要患者用力将勺子推出。③把勺子抬起，把食物倒在舌上，向下推，稍向后，抵抗舌的伸出。④然后迅速撤出勺子，立即闭合患者的唇和下颌，使患者头部轻屈。⑤给患者充分的时间激发吞咽反射。

（9）咽部残留食块清除法：吞咽无力时，食块常不能一次吞下，残留在口腔和咽部。吞咽后能听到咕噜咕噜的声音，出声有湿性嘶哑时，可怀疑有食块、唾液、痰残留在咽部。这种情况下，最好选择清除残留物方法：①空吞咽：每次进食吞咽后，应反复做几次空吞咽，使食块全部咽下，然后再进食。②交互吞咽：每次进食吞咽后饮极少量的水（1～2ml），这样既有利于刺激诱发吞咽反射，又能达到除去咽部残留食物的目的，称为交互吞咽。③侧方吞咽：咽部两侧的"梨状隐窝"是最容易残留食物的地方。

让患者分别左、右转，做侧方吞咽，可除去隐窝部的残留食物。④点头式吞咽：会厌谷是另一处容易残留食物的部位。当颈部后屈，会厌谷变窄，可挤出残留食物，然后颈部尽量前屈，形似点头，同时做空吞咽动作，便可去除残留食物。

（10）饮水训练：进食训练的顺序一般是胶冻样食物、半固体、固体，最后才是液体，液体比固体更容易误吸入气管，因此危险性更大。饮水训练时，将茶杯边缘靠近患者的下唇，避免将水倒入口中，鼓励患者饮一小口水，如果饮小口水不可能，可将少量水沿着下齿前部倒入口腔。特别注意的是，开始阶段应饮少量的水。

（11）呛咳的处理：呛咳是吞咽困难的最基本的特征，出现呛咳时，患者应当腰、颈弯曲，身体前倾，下颌低向前胸。当咳嗽清洁气道时，这种体位可以防止残渣再次侵入气道。如果食物残渣卡在喉部，危及呼吸，患者应再次弯腰低头，康复护理人员在肩胛骨之间快速连续拍击使残渣排出。

5. 辅助训练技术

（1）门德尔松手法（mendelsohn maneuver）：此法主要用于提升咽喉部，以利于吞咽。具体方法是在患者进行吞咽的同时，康复护理人员（或患者本人对着镜子）用示指及拇指托起环状软骨和甲状软骨，使之上提，直至食物咽下为止。此法强调动作应轻柔，与吞咽动作同步。

（2）声门上吞咽：此法主要利用吸气后停止呼吸时声门闭锁的原理，用于防止食物的误吸。具体方法是患者在进食前，先吸一口气后屏住，然后进食咀嚼后吞咽，吞咽后立即咳嗽两次，接着空吞咽一次，恢复正常呼吸。

（3）呼吸训练：此法主要用以提高摄食吞咽时对呼吸的控制，有利于排出气道异物，强化声门闭锁，缓解颈部肌肉的过度紧张，改善胸廓活动。具体方法是训练腹式呼吸和缩唇式呼吸，前者是患者在卧位时，将一定重量的物体置于其腹部，使之体会吸气时腹部鼓起，呼气时腹部回缩的感觉；后者是在患者呼气时缩紧口唇呈吹口哨状，缓慢呼气，这种方法可调节呼吸节奏、延长呼气时间，使呼吸平稳。

（4）吞咽与空吞咽交替：此法主要用来防止咽部食物残留。具体方法是在每次摄食吞咽后进行几次空吞咽，使残留食物完全咽下，然后再摄食，如此反复。这样既有利于刺激诱发吞咽反射，又可去除残留食物。

（5）屏气-发声运动：此法主要用于强化声门闭锁，当上肢着力，胸廓固定时，两侧声带会有力接触。具体方法是患者坐在椅子上，双手支撑椅面边做推压运动边大声发"啊"音，这时随意闭合声带可有效防止误吸。

6. 中医康复护理 中国传统康复疗法中的推拿、按摩、针灸、中药熏蒸等对治疗吞咽障碍有显著的疗效。临床研究表明，用针刺调理髓海的方法治疗中风后吞咽障碍有显著疗效，主要采用针刺风府、人迎、廉泉、颈百劳四穴，均以平补平泻手法，得气后即出针，四穴合用能共奏调理髓海、活血通窍之功，从而治疗吞咽障碍。

【健康教育】

1. 合理选择食物　给吞咽障碍患者选择的食物应既有利于吞咽，又不易发生误吸，故应根据病情的轻重及病程的发展合理选择食物。液体、稀汤等流动性较强的食物最容易导致误吸；反之，米糊、香蕉等不易流动的食物最不易误入气管。另外，剁碎煮烂且爽滑的食物最易于吞咽；反之，质硬粗糙的食物最不易于吞咽。清水不易因误吸而引起肺部感染，可适当地鼓励患者饮用以补充水分，但禁忌加糖或奶。因含酸性或脂肪多的食物如误吸易引起肺炎，应减少摄入。故应根据患者的吞咽功能改善情况逐渐调整，从糊状食物逐步过度为正常的饮食和水。

2. 注意进食的体位　进食时采取45°坐位。坐位进食时头不要低下，也不要后仰。低头向下使呼吸道关闭不足、舌根退缩不足，易呛入气管。吞咽无力时，可用温度刺激，如用热毛巾擦嘴、颈部、喉部以促进喉部活动功能。卧位进食时，将头与全身向健侧倾斜45°，促使食物从正常咽喉侧流入食道，不但较易吞咽，也减少吸入气管的危险。也可将头转向患侧80°～90°，以阻塞患侧的食物通道，促使食物从健侧绕过喉进入食道，也可减少吸入危险。

3. 注意吞咽技巧　指导患者掌握摄食的要领，注意摄食一口量，一般食团的大小为一茶匙大，饮水用汤匙不用吸管。每次进食后轻咳数声，进食时多做几次吞咽动作，用力吞咽食物通过咽部经食管入胃。

4. 食具的选择　开始时以长柄或粗柄、小且边缘钝圆的汤匙为宜。

5. 其他

（1）训练前后均要按要求认真洗手。直接接触患者口腔或皮肤的检查用具、训练用具均要做好清洁、消毒处理，最好使用一次性物品，预防交叉感染。

（2）为防止食道反流造成误吸，患者在餐后应保持原体位半小时以上。注意进食前后口腔的清洁卫生，防止食物残渣留存在口腔内。

（3）将训练时学到的吞咽动作充分运用到日常生活活动中，以巩固训练效果。吞咽障碍的康复是不断强化正确反应的过程，患者必须自觉坚持自我训练和家庭训练。

（4）严格掌握吞咽训练患者的病情，做好风险预测，防止误咽的发生，同时操作者也应学习和掌握必要的抢救方法。

第四节　言语障碍的康复护理

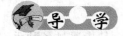

患者，男，69岁。高血压病史8年余。突然出现右侧肢体活动不利，吞咽困难，语言不清，神智清楚。经颅CT检查，诊断为左侧基底节及巅顶部梗死，给予药物治疗后，肢体运动功能及吞咽困难好转，仍有语言不利。通过康复训练，言语功能明显改善。

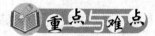

重点：言语障碍的康复护理和健康教育。

难点：言语障碍的病因和康复护理评定。

【概述】

（一）言语障碍

1. 概念　构成言语的各个环节（听、说、读、写）受到损伤或发生功能障碍时称为言语障碍。

2. 分类　常见的言语障碍包括失语症（dysphasia）、构音障碍（dysarthria）、言语失用症（apraxia of speech）。

（1）**失语症**：因脑部损伤，患者在神智清楚，无精神衰退、感觉缺失、发音肌肉瘫痪等情况下，使原已获得的言语功能受到损失的言语障碍综合征。包括对语言符号的感知、理解、组织应用或表达（即听、说、读、写）等一个方面或几个方面的功能障碍。表现为：语言的表达和理解能力障碍；患者意识清醒，无精神障碍，能听见声音但是不能辨别和理解；无感觉缺失和发声肌肉瘫痪，但不能清楚地说话或者说出的话语不能表达意思，使人难以理解。失语症患者不仅对口语的理解和表达困难，对文字的理解和表达以及阅读和书写也困难，同时，还表现出其他高级信号活动如计算等障碍。

（2）**构音障碍**：构音障碍是指由于发音器官神经肌肉的病变而引起发音器官的肌肉无力、肌张力异常以及运动不协调等，产生发音、共鸣、韵律等言语运动控制障碍。患者通常听理解正常并能正确地选择词汇以及按语法排列词句，但不能很好地控制重音、音量和音调。

（3）**言语失用症**：是一种言语运动性疾患，构音器官本身没有肌肉麻痹、肌张力异常、失调、不随意运动等症状，但患者在语言表达时，随意说话的能力由于言语运动器官的位置摆放及按顺序进行发音的运动出现障碍而受到影响。其特点是虽然患者没有构音器官运动和感觉方面的缺陷，但不能完成有目的的言语动作。

（二）言语治疗

1. 概念

言语治疗（speech therapy，ST）又称为言语训练或言语再学习，是指通过各种手段，包括言语训练或借助于交流替代设备，如交流板、交流手册、手势语等对有言语障碍的患者进行针对性治疗。其主要目的是通过言语治疗来改善患者的言语功能，提高言语交流能力。而对于严重失语或构音障碍的患者，还应加强非言语交流方式的训练或借助替代言语交流的方法来达到治疗的目的。在言语康复的全过程都需要康复护理人员密切配合，尤其是做好患者的心理护理。

从理论上讲，凡是有言语障碍的患者都可以接受言语治疗，但由于言语训练需要训练者（言语治疗师）与被训练者之间的双向交流，因此对伴有意识障碍、情感障碍、行为障碍、智力障碍或有精神疾病的患者，以及无训练动机或拒绝接受治疗的患者，言语训练难以进行或难以达到预期效果，这类患者不适合言语治疗。另外，经过一段时间系统的言语治疗后，如果患者的言语水平停滞不前，那么进一步改善言语功能的效果甚微。

2. 治疗原则

（1）早期开始：言语治疗开始愈早，效果愈好。在患者意识清楚、病情稳定、能够耐受集中训练30分钟时就可开始言语治疗。

（2）及时评估：言语治疗前应对患者进行全面的言语功能评估，了解言语障碍的类型及其程度，使制定出的治疗方案具有针对性。治疗过程中要定期评估，了解治疗效果，根据评估结果随时调整治疗方案。

（3）循序渐进：遵循循序渐进的原则，由简单到复杂。如听、说、读、写等功能均有障碍，治疗应从提供听理解力开始，重点应放在口语的训练上。治疗内容及时间的安排要适当，要根据患者的反应适时调整训练的内容、量和难易度，避免患者疲劳及出现过多的错误。

（4）及时给予反馈：根据患者对治疗的反应，及时给予反馈，强化正确的反应，纠正错误的反应。

（5）患者主动参与：言语治疗的本身是一种交流过程，需要患者的主动参与，治疗师和患者之间、患者和家属之间的双向交流是治疗的重要内容。行为、情绪和动机同时有障碍的患者，首先要进行情绪和治疗动机问题的治疗，使患者能够主动配合治疗。为激发患者言语交流的欲望和积极性，要注意设置适宜的语言环境。

（6）制定个性化的康复目标：原则上，在制定患者的训练计划时应考虑患者的病情、文化及社会背景，因人制宜。例如，完全性失语患者有严重的表达及理解障碍，在训练的初始阶段，重点是利用表情、语调和手势训练患者与他人进行交流，再做简单的日常会话训练。

（7）制定个性化的康复训练措施：选用言语治疗技术时不可千篇一律，要根据患者的实际语言能力及不同病因而选择不同的康复措施，制定"一对一"的富有个性的康复训练治疗项目和计划。

（8）坚持"听、视、说、写"四者并重：听和看可以刺激大脑出现信号反应，甚至可激发其原有的记忆和说话能力；多说可以提高言语交流能力；多写可以提高记忆力和联想力，但切忌操之过急，过多、过繁的训练任务加重患者的负担，不能取得患者的协作。

（9）充分训练：仅靠30分钟的治疗室言语训练难以达到预期效果，要想取得良好的训练效果，应进行充分的训练，如自我训练、家庭训练等。

3. 言语治疗的形式

（1）"一对一"训练：即一名言语治疗师对一名患者的训练方式。其优点是患者容易集中注意力，保持情绪稳定，刺激条件容易控制，训练方案针对性强，并可及时调整。

（2）自主训练：患者经过一对一训练之后，充分理解了言语训练的方法和要求，为独立练习奠定了基础，这时言语治疗师可将部分需要反复练习的内容让患者进行自主训练。教材、内容由言语治疗师设计决定，言语治疗师和康复护理人员定期进行检查评估。自主训练可选择图片或字卡来进行呼名练习或书写练习，也可用录音机进行复述、听理解和听写练习，还可通过电脑选择可以进行自我判断、自我纠正及自我控制的程序进行自主训练。

（3）小组训练：又称集体训练，训练的目的是使患者逐步接近日常交流的真实情景，通过相互接触，减少孤独感，学会将个人训练成果在实际中有效地应用。康复护理人员可根据患者的不同情况，编成若干小组，开展多项活动。

（4）家庭训练：康复护理人员应将评价及制定的治疗计划介绍和示范给家属，并可通过观摩、阅读指导手册等方法教会家属运用训练技术，逐步过渡到回家进行训练。但治疗师仍应定期检查、评估和调整训练方案，并告知注意事项。

4. 言语康复的影响因素

（1）病因、病变部位和严重程度：如外伤性言语障碍患者可能比血管性疾病患者或肿瘤患者预后要好；患者的病变范围越大，失语越严重，预后也就越差。

（2）年龄和性别：患者越年轻，恢复的可能性越大。女性因两侧大脑半球的言语功能较男性相对均衡，女性言语障碍恢复较男性快。

（3）智力及文化程度：患者的智力和文化程度高者，智力资源较丰富，有利于重建新的功能系统，故能获得较好的康复效果。

（4）利手：左利手和混和利手的患者有较多能力是属于双侧大脑半球的功能，可调动更多的潜能，因此左利手和混合利手患者较右利手患者恢复快而完全。

（5）康复治疗时间：言语治疗介入越早效果越好，在发病两个月内开始治疗效果最好。

（6）其他：如环境条件及自我参与意识、自知力、心理适应状况等也是影响言语功能恢复的因素。

【评定】

（一）目的

主要是通过使用标准化的量表（必要时还可以通过仪器对发音器官进行检查）来评定患者有无言语功能障碍，判断其性质、类型、程度及可能原因，预测言语障碍恢复的可能性，确定是否需要给予言语治疗，并在治疗前后评定以了解治疗效果。

（二）评定方法

对失语症和言语失用症的患者主要是通过与患者交谈、让患者阅读、书写及采用标准化量表来评定。对有构音障碍的患者，除了观察患者发音器官的功能是否正常，还可以通过仪器对构音器官进行检查。

1. 失语症的评定

（1）病因：脑血管意外是失语症的最常见病因，其他包括颅脑损伤、脑部肿瘤、脑组织炎症，以及 Alzheimer 病等。

（2）分类：①外侧裂周围失语综合征（包括运动性失语、感觉性失语、传导性失语）。②分水岭区失语综合征（包括经皮质运动性失语、经皮质感觉性失语、经皮质混合性失语）。③完全性失语。④命名性失语。⑤皮质下失语综合征（包括基底节性失语、丘脑性失语）。

（3）评定内容：包括以下几个方面：

1）谈话：言语功能的评定一般从谈话开始，在谈话中应注意患者说话语量多少，是否费力，语调和发音是否正常，有无语法错误和是否能表达意思。

2）复述：要求患者重复检查者所说的数、词和句子。如不能完全准确地重复检查者所说的内容，有漏词、变音、变意则说明有复述困难。有些患者尽管自发谈话和口语理解有障碍，但复述功能正常。有些患者会重复检查者说的话，此现象被称为强迫模仿。有些患者不但可以复述而且还要不停地说下去，如检查者数"1、2、3"，患者会说"1、2、3、4、5……"。此现象被称为语言补完。

3）口语理解：给患者一个指令观察是否理解并且执行。理解障碍的患者仅能理解常用词和实义词，不能理解不常用的词和语法结构词如介词、副词等。如检查者说"举高手"，患者可能只懂"手"这个词，因此只是张开手，而不能完成"举手"的动作。口语理解障碍一般有四种表现：①接受异常：听见声音但不了解其意义。②感知异常：对声音、文字和图像均不能理解。③词义理解异常：难以理解口语和文字，但能感受和感知听信号，因此可以准确复述，但是不理解其复述的内容。④多个连续问题理解异常：对单一命令可以执行，但对 2 个以上连续动作的命令不能执行。如患者能完成单一的"闭眼"或"伸舌"命令，但不能连续完成"闭眼、伸舌"命令。

4）命名不能：有三种情况：①表达性命名不能：患者知道物品名称但不能正确说出，在接受提示后才能正确说出。②选择性命名不能：患者知道物品的用途但不能说出正确的词，对语音提示无帮助，可以从检查者提供的名称中选出正确名称。③词义性命名不能：患者既不能命名物品，又不能接受语音提示，也不能从检查者列举的名称中选出正确名称，失去词的符号意义。

5）阅读：因大脑病变导致阅读能力受损称失读症。表现为不能正确朗读和理解文字或者能够朗读但不理解朗读的内容。

6）书写：由于脑损伤而使书写能力受损称为失写症。书写比其他语言功能更复杂，它不仅涉及语言本身，而且还有视觉、听觉、运动觉、视空间功能和运动的参与，任何一方面有障碍均可影响书写能力。视空间性书写障碍表现笔画正确但笔画的位置不对。镜像书写表现为笔画正确但是方向相反，如镜中映射的字。构字障碍表现为笔画错误，看起来像汉字，但叫人认不出是何字。

（4）评定方法：目前国际上无统一标准。英语国家普遍应用的是波士顿诊断性失语症检查法和西方失语症成套检查法（为波士顿诊断性失语症检查法的缩简版），国内常用的是汉语失语检查法。汉语失语检查法包括六个方面：口语表达、听理解、阅读、书写、神经心理学、利手确定。另外还有用于能够熟练运用两种或两种以上语言的双语和多语检查法。

2. 构音障碍的评定

（1）病因：凡能影响到发音器官正常发挥功能的疾病均能引起构音障碍，最常见病因是脑血管疾病，其他病因如脑肿瘤、脑膜炎、脑瘫等引起舌咽神经、迷走神经、舌下神经损害，运动神经元性疾病，肌肉疾病等。

（2）分类：通常分为运动性构音障碍、器质性构音障碍、功能性构音障碍三大类。

（3）评定内容：包括评定发音器官神经反射、运动功能、言语功能等方面：①反射：通过观察患者的咳嗽反射、吞咽动作和流涎情况来判断。②发音器官：观察患者在静坐时的呼吸情况，能否用嘴呼吸，说话时有无气短。口唇在静止状态时的位置，鼓腮、发音和说话时口唇动作有无异常。颌、软腭、喉和舌在静止状态的位置和发音，以及说话时的动作有无异常。③言语：通过读字、读句、会话评定发音、语速和口腔动作有无异常。

（4）评定方法：包括构音器官功能检查和实验室检查。

1）构音器官功能检查：①听患者说话时的声音特征。②观察患者的面部如唇、舌、颌、腭、咽、喉部在安静及说话时的运动情况以及呼吸状态。③让患者做各种言语肌肉的随意运动以确定有无异常。常用的检查方法是英国布里斯托尔市弗朗蔡医院 Pamela 博士编写的评定方法，国内有河北省人民医院根据汉语特点改良的 Frenchay 构音障碍评定方法。

2）实验室检查：包括嗓音频谱分析、肌电图检查、光纤腭咽喉内镜检查、电视荧光放射照相术等。其中频谱分析是对言语的音频进行研究的方法，该方法提供了大量有关音频信号的特征，是客观的检查方法。

3. 言语失用症的评定

（1）特征：包括语音的省略、替代、变音、增加或重复。患者常表现为说话费力、不灵活，语音拖长、脱落、置换或不清晰等，这些构音错误通常不稳定，随声音的复杂性和词语的长短而改变。患者有意识说话时出现错误，而无意识说话反而正确，为了防止出现错误，患者常出现说话速率缓慢，无抑扬顿挫。

（2）评定内容：包括三个方面：①言语可懂度。②说话速率。③说话的自然程度。

【康复护理】

（一）护理评估

1. 评估有无言语障碍及其种类　了解患者的一般情况、言语障碍种类、严重程度。

2. 评估言语障碍的病因　通过与患者交流和观察，结合病史，判断言语障碍的原因。

3. 评估言语障碍对心理的影响　评估患者有无悲观、焦虑、抑郁等不良心理反应。

（二）护理诊断/问题

1. 言语障碍　与脑血管意外、颅脑损伤、发音器官病损等有关。

2. 沟通障碍　与患者言语障碍有关。

3. 焦虑或抑郁等心理问题　与言语障碍导致的交流困难有关。

4. 情景性自我贬低　与情绪抑郁、无价值感有关。

（三）康复护理措施

1. 言语障碍的一般护理

（1）首先应正确掌握言语障碍的分类和症状以便正确地给予指导。

（2）环境要求：创造一个安静、舒适的环境，避免过多的视觉刺激，以免分散患者的注意力，加重自我紧张；安排舒适稳定的座椅及高度适当的桌子；同时室内通风，光线和温湿度适宜。

（3）训练用具的准备：训练前应有充分时间安排训练计划和整理训练用具，包括录音机、镜子、秒表；纸、笔、字卡、图卡、短语和短文卡；动作画卡和情景画卡；与文字配套的实物等。尽量减少患者视野范围内不必要的物品，以免分散患者的注意力。

（4）时间安排：言语训练时间宜安排在上午，每次 30 分钟以内，以免引起患者疲劳。超过 30 分钟可安排为上午、下午各 1 次。短时间、高频率的训练比长时间、低频率的训练效果更好。训练要持续数月、1 年或更久。当患者训练时出现持续现象时（即反复、机械地重复前一答案时），是危险信号，训练项目宜暂时回到容易的题目上来，待患者有成功感后及时终止训练。

（5）康复治疗过程中的护理：①尽可能去理解患者说的每一件事，并缓慢、清晰、简单、亲切地与其说话，必要时重复说。②把护理重点放在患者现存的能力上，结合手势与患者交谈，同时鼓励患者借助手势或绘画等代偿方式帮助交流。③要有耐心，给患者足够的时间去思考和回答医护人员所提出的问题。用他们熟悉的名称和术语交谈。④进行训练时，不要让患者精疲力竭，也不要以高人一等的口吻对患者说话，要像对待正常人一样对待患者。⑤鼓励患者主动训练，对患者出现的急躁情绪要理解，对其所取得的微小进步给予鼓励。⑥正确判断和处理患者的要求。当听不懂患者所说的内容时，要耐心启发，不能表现出不耐烦或者取笑患者。

（6）注意事项：①考虑患者是否存在智力低下，使用患者易于理解的语言，缓慢而清晰地说给患者听。②教会患者如何回答，使他们有相互说话的愿望。③进行多方面交谈，设法使患者对谈话抱有信心。④如不能理解患者的语言，不可轻易点头示意或表示同意，以免伤害患者自尊。⑤掌握患者康复训练的全过程，遵循言语康复的总原则。⑥如患者因不能满足自己的愿望而引起情绪反应，应设法了解具体情况，给予恰当的心理疏导。⑦训练目标要适当。每次训练开始时从对患者容易的课题入手，并每天训练结束前让患者完成若干估计能正确反应的内容，令其获得成功感而激励进一步坚持训练。一般来说训练中选择的课题应设计在成功率为 70% ~ 90% 的水平上。对于情绪不稳定，处于抑郁状态的患者应调整到较容易的课题上。对那些过分自信的患者可提供稍难一些的课题进行尝试，以加深其对障碍的认识。

2. 失语症的康复护理

（1）指导康复治疗：失语症的康复治疗必须遵循"早期康复、因势利导、全方位治疗"的原则，康复的重点和目标放在口语的训练上。

康复治疗目标：基本目标是提高患者语言的理解和表达能力、独立应用言语交流技巧的能力，恢复患者与他人的直接言语交流能力，并巩固所获得的疗效。不同程度的失语症治疗目标如下：①轻度失语：改善或消除语言功能障碍，争取回归社会，恢复职业。②中度失语：利用残存能力，改善功能障碍，争取日常生活自理，回归家庭。③重度失语：训练和利用残存功能，并使用代偿手段，争取能进行简单的日常交流。

康复治疗时机：语言训练的开始时间应是患者意识清楚两周左右，病情稳定而且能够接受集中训练30分钟左右。训练前应先进行语言评估。发病 3 ~ 6 个月是失语症恢复的高峰期。对发病 2 ~ 3 年后的患者经过训练也会有不同程度的改善，但其恢复的速度明显较早期慢。

康复训练方法：

1）言语肌的功能训练：先进行言语肌的放松练习3分钟，降低言语肌的紧张性；然后做呼吸功能的训练，用鼻吸气，逐渐延长呼气时间，在呼气时发摩擦音、元音，同时又可控制咽喉部的肌张力；然后做发声的动作练习，如鼓腮、舌的上举和下压、左右伸舌、卷舌、腭和声带的发音练习等。在言语肌的功能训练中要注意利用视觉和听觉反馈来代偿所丧失的动觉反馈，促使患者重建功能，重新掌握对言语肌的运动控制。另外，对于一些言语运动麻痹的患者，可以设计一些方法，教他们做发音转化练习，如患者能吹火柴，可训练把"吹"这个动作转化为发"P"音的言语动作等。

2）听理解训练：①名词的听理解训练：每次出示3张常用名词的图片，说出其中一个物品的名称后，让患者进行指认。逐渐增加图片数量，增加训练难度。②动词的听理解训练：每次出示3张常用动作的图片，说出其中一个动作后，让患者进行指认。逐渐增加图片数量，增加训练难度。③记忆跨度的听理解训练：让患者同时听2个单词，让其指出相应的卡片，逐渐增加单词数量。④句子的听理解训练：每次出示3个常用物品图片，说出其中一个物品的功能或所属范畴，而不是直接说出物品的名称，让患者听后指出对应物品。⑤文章、故事的听理解训练：用情景画进行。让患者听治疗师叙述画中的内容，然后让患者指出图中的对应事物。或听一段小故事，根据故事内容提问，让患者用"是"或"不是"回答。⑥执行口头命令的训练：根据患者的运动功能，提出口头命令，让患者做相应的动作。训练应适合患者的理解能力，从短句开始。

3）口语表达训练：①复述训练：让患者复述治疗师的词语或语句，一般按照单音单词→双音单词→短句→长句的顺序进行训练，复述训练要求准确并注意纠正语音的清晰度。②命名训练：让患者说出所示图中物品的名称，如果患者说不出，可以给予视觉和听觉上的各种提示，包括词头音、口型以及文字的刺激等。③实用化练习：将练习的单词、句子应用于实际生活，如提问"杯子里装着什么东西？""你口渴时怎么办？"让患者回答。④自发口语训练：让患者对情景画、影视、身边的事物、兴趣爱好等进行自由叙述。⑤对话训练：自我介绍和互相问候训练；根据患者的实际交流水平，模拟购物、问路、看病等场景进行对话练习。

4）阅读训练：包括阅读理解训练和朗读训练。

阅读理解训练：①单词的辨认与理解：治疗师每次出示 3 张常用名词或动词的图片，并将相应的文字卡片交给患者，让患者进行图文配对练习。逐渐增加卡片数量进行练习。②句子、短文的理解：用句子或短文的卡片，让患者指出相应的情景画或事物。③执行文字命令的训练：出示简单的文字命令卡片，让患者读后做相应的动作。

朗读训练：朗读训练一般按照单词→短句→长句→短文→篇章的顺序反复进行练习，逐渐增加难度。

5）书写训练：①抄写训练：对书写水平低的患者，可从抄写训练开始。②听写训练：包括单词、句子、短文的听写，逐渐增加难度。③描写训练：将图片放在患者的面前让患者用文字书写出来，书写时可给予偏旁部首的提示，随着患者书写水平的改善，逐渐减少提示，达到自我训练。④自发书写训练：如写日记、写信等。

6）代偿方式的利用和训练：重度失语症患者言语功能严重受损，严重影响交流活动，他们不得不将非言语交流方式作为最主要的代偿方式。非言语交流方式包括：①示意动作的训练：包括头和四肢的动作。例如，用点头、摇头表示是或不是，还有常用的手势动作，如吃饭、喝水、梳头等。训练时，治疗师先示范，然后让患者模仿，再进行实际的情景练习，使患者知道他们用什么动作会产生什么效果，以巩固强化示意动作的运用。②绘画训练：对于重度言语障碍而保留有一定绘画能力的患者，可以训练他们运用画图来表达意思。③交流板或交流手册的训练：是将日常生活中的用品和活动通过常用的字、图片或照片表示出来，适用于口语及书写交流都很困难，但有一定的认识文字和图画能力的患者。关键是要训练患者根据交流板的内容指出什么时间、去哪里、做什么，应根据患者的需要和不同的环境设计不同的交流板或交流手册。患者通过指出交流板或交流手册中的文字或图片来表明自己的意图，以达到与人交流的目的。④电脑交流设置：包括发音器、电脑说话器、环境控制系统等。

7）其他训练：计算练习，查字典，唱歌，游戏等，均按患者失语的程度进行。

（2）一般护理：同言语障碍一般护理。

（3）心理护理：主要是通过各种方式和途径（包括主动运用心理学的理论和技巧），积极地影响患者的心理状态，以达到较理想的康复护理目的。大多数患者不仅存在言语障碍的问题，同时还有心理方面的问题，而后者往往是影响康复治疗效果的主要因素，因此心理护理必须贯穿言语障碍康复治疗的全过程。患者多表现为依赖性增加，行为幼稚，要求别人关心自己；主观感觉异常，主观上认为自己还有其他脏器的病变，常有不适感；焦虑、恐惧、抑郁、害怕孤独；猜疑心加重，对医护人员或家人察言观色，怀疑自己的病情被隐瞒；自卑感加重等。因此，在临床护理过程中，要针对患者的具体情况采取相应的心理护理。具体措施包括：①建立良好的护患关系，增强患者的安全感、信任感、亲切感等，从而有效地调动患者积极性，提高疗效。②与言语治疗师共同设法消除患者不切实际的想法，面对现实，正视存在的障碍，使其认识到障碍在一定程度上有可恢复性，树立信心，积极主动配合治疗。③注意患者的心理调适。因为随着病情的康复，有些遗留症状的预后不理想时，患者将要带着残疾回归家庭、社会，心理适应将是一个突出的问题。心理的不平衡，无法接受这种现状，将会使患者大为愤怒或者抑郁，甚至痛不欲生。康复护理人员应设法使患者勇于接受现实，正视未来生活，主动去做适合患者现状的工作或者运动，提高生存质量。

（4）康复治疗过程中的护理：观察患者失语症的种类、程度、过程、说话、读书、书写及理解力，并按照言语障碍康复治疗过程中的护理要求进行。

3. 构音障碍的康复护理

（1）指导康复治疗

康复治疗目标：①轻度构音障碍患者的治疗目标是在保持言语可懂度的同时训练最佳的交流效果和自然度。②中度构音障碍患者常能用言语作为交流方法，但不能被人完全理解。治疗目标是建立最佳的言语可懂度。③重度构音障碍患者的言语可懂度降低到在通常情况下不能用言语进行交流。治疗目标是建立交流的有效方式或采用代偿手段进行交流。

康复治疗方法：言语的发生与神经和肌肉控制、身体姿势、肌张力、肌力和运动协调有密切的关系。这些方面的异常都会影响言语的质量。康复应从改变这些状态开始，以促进言语的改善。按评定结果选择治疗顺序：一般情况下，按呼吸、喉、腭和腭咽区、舌体、舌尖、唇、下颌运动逐个进行训练。首先要分析以上结构与言语产生的关系，然后决定康复先由哪一部分开始以及顺序，根据构音器官和构音评定的结果决定康复顺序和方法。构音器官评定所发现的异常部位即是构音训练的重点部位。遵循由易到难的原则进行训练。

1）松弛训练：痉挛型构音障碍的患者，往往存在咽喉肌群紧张，肢体肌张力增高的情况，通过松弛训练，先使全身放松，继而发音肌群也随之放松。训练时要求环境安静，治疗师言语轻柔，语速缓慢，语调平稳。为保持气氛的平静、舒缓，也可播放一些舒缓的轻音乐。患者取卧位或坐位，闭目，精神集中于放松的部位，听指令进行全身各部位的松弛训练。这些动作不必严格遵循顺序，可根据患者的具体情况，重点进行某部分的松弛训练，鼓励患者通过对比身体各部位的紧张和放松，体验松弛感。

2）呼吸训练：呼吸气流的量和呼吸气流的控制是正确发声的基础，让气流在声门下和口腔形成一定的压力才能产生理想的发声和构音，因此呼吸训练十分重要：①姿势：训练时采用坐位或卧位。坐位时躯干要直（踝关节90°，膝关节90°，髋关节90°），双肩要平，头保持正中位。仰卧位时，双下肢屈曲，腹部放松。患者双臂上举时吸气，放松时呼气，以协调呼吸动作。②手法介入：康复护理人员站在患者身后，患者放松并平稳呼吸，康复护理人员的手平放在患者的上腹部，在呼气末时，随着患者的呼气动作平稳地施加压力，通过横膈的上升运动延长呼气时间，增加呼气力量。注意手法要轻巧，老年人或伴有骨质疏松的患者不宜采用此法。③吹气训练：在一个标有刻度的透明玻璃杯里装上1/3的水，把吸管放入水中，让患者对着吸管吹气，主要是训练气泡到达的刻度以及吹泡持续的时间，用以增加患者的气流量。④生物反馈：生物反馈技术可以使患者通过视觉看到呼吸期间胸廓的周期性运动，从而调节呼吸运动，建立恰当水平的声门下气压。

3）构音器官运动训练：根据构音障碍评价检查结果，可以发现几乎所有构音障碍的患者都存在构音器官运动的异常，这些异常包括运动力量、范围、运动的准确性以及速度等。构音器官的运动对产生准确、清晰的发音十分重要。患者训练时要面对镜子，以利于患者进行模仿和纠正动作。对于重症患者可以用压舌板和手法协助完成。另外，可以用冰块摩擦面部、唇、舌、软腭等部位以促进运动：①下颌关节运动训练：包括下颌的开闭、前伸以及向左右两边的移动训练，注意需要保持下颌关节的最大运动范围。②唇运动训练：包括缩唇、咂唇、唇的外展、鼓腮等训练，注意唇运动的范围和唇的力量。③舌运动训练：包括伸舌、缩舌、卷舌，舌的抬高、左右摆动、环行运动训练，注意舌的灵活性。④软腭的抬高训练：软腭运动无力和运动的不协调会导致共鸣异常和鼻音过重。提高软腭运动能力的具体方法有：轻叹气、重复发"a"音、重复发爆破音、用细毛刷或冰块直接刺激软腭等。⑤交替运动训练：交替进行张口和闭口，撅嘴和龇牙，伸舌和缩舌，舌的左右摆动等，要求尽快地重复进行。

4）发音训练：患者先做无声的构音运动，最后轻声引出靶音。原则上先训练发元音，然后发辅音，辅音先从双唇音开始，待能发辅音后，将已掌握的辅音和元音相结合，也就是发无意义的音节，这些音比较熟练后，再采取元音加辅音再加元音的形式，最后过渡到单词和句子的训练。发音训练由易到难，注意音量和音高的控制。

5）克服鼻音化的训练：鼻音化是由于软腭运动不充分，腭咽不能适当闭合，将鼻音以外的音发成鼻音。首要的治疗是加强软腭肌肉的强度：①"推撑"疗法：具体做法是患者两手掌放在桌面上向下推、两手掌由上向下推、两手掌相对推的同时发"a"、"ao"等音。随着一组肌肉的突然收缩，其他肌肉也趋向收缩，增加了腭肌的功能。另外，训练发舌后音如"g"、"k"等也可以加强软腭肌力。②引导气流法：这种方法是引导气流通过口腔，减少鼻漏气，如吹吸管、吹乒乓球、吹哨子、吹纸张，都可用来集中和引导气流。如用一张中心有洞或靶心的纸，用手拿着接近患者的嘴唇，让患者通过发"u"的声音去吹洞或者靶心，当患者持续发音时，把纸慢慢移向远处，一方面可以引导气流，另一方面可以训练患者延长呼气。

6）克服费力音的训练：费力音是由于声带过分内收所致，听起来喉部充满力量，声音好似从里面挤出来似的。主要治疗目的是让患者获得容易的发音方式，打哈欠是很有效的方法。让患者在打哈欠状态下发声，理论上打哈欠可以完全打开声带而停止声带过分内收。开始时，让患者打哈欠并随之呼气，继而在打哈欠的同时教患者发出词和短句。

7）克服气息音的训练：气息音的产生是由于声门闭合不充分引起的，主要治疗途径是在发声时关闭声门。前面所述"推撑"疗法可以促进声门闭合，另一种方法是利用元音和双元音的方法来产生词、词组和句子。

8）语速训练：减慢说话的速度，使患者有足够的时间可以完成每个音的发音动作，可以明显改善言语的清晰度。可以利用节拍器控制速度，节拍器的速度根据患者的具体情况决定。如果没有节拍器，康复护理人员可以轻拍桌子，患者随着节律进行训练。

9）语音语调训练：大部分构音障碍的患者表现为发音不清和音调异常（单一音调、高音调、低音调）。训练时，康复护理人员指导患者找准每个音的构音位置，患者可以通过镜子检查自己的口腔动作是否与康复护理人员做的口腔动作一致，必要时康复护理人员还可以画出口型图，告诉患者舌、唇、齿的位置以及气流的方向和大小以增加患者语音清晰度，音调问题则可以通过四声的训练以及配合乐器的音阶变化来训练。此外，唱歌训练也很有效。

10）替代方法：重度构音障碍的患者由于言语功能严重受损，即使经过言语治疗也难以进行言语交流，为了使这部分的患者能进行社会交流，康复护理人员可以根据患者的具体情况选择设置替代言语交流的一些方法，并予以训练。具体方法参考失语症代偿方式的利用和训练。

（2）一般护理：同言语障碍一般护理。

（3）心理护理：同失语症护理。

（4）康复治疗过程中的护理：①构音障碍的患者一般是由于言语肌肉无力或不协调所引起，多表现为发音不准，吐字不清，语调、速度和节奏等异常，常常发出单调缓慢的语音。康复护理人员应耐心琢磨其表达的意思，直到理解为止。②为促使患者早日康复，康复护理人员要利用与患者接触的一切机会给予训练性的指令，训练过程中不可使患者过度疲劳，以免影响其继续训练的信心。③为改进患者的发音技巧，在交谈时，有意进行其谈话清晰度的训练，如缓慢地复述容易听懂的语言，或是借助手势、表情等非言语交流方式，鼓励患者说话。

4. 言语失用症的康复护理　对言语失用症的康复治疗，Rosenbek 等建议一种分为八阶段的康复治疗方法，主要是帮助患者重新学习运动模式，刺激的方式为视觉与听觉同时进行，让患者一方面听治疗师说话，一方面看康复护理人员的说话口型，随后让患者跟着复述。当达到上述目标后，改为文字刺激视觉，采用提问刺激听觉，直到扮演角色的情况下诱发患者的反应。此外，像对待构音障碍一样进行口腔发音器官的基本运动训练，练习日常问候语，和康复护理人员一起唱通俗歌曲，在患者读句、复述时用节拍器打拍子以促进言语的刺激。

言语失用症的康复护理主要是对患者说话的速率、韵律方面予以指导，同时失语症、构音障碍的护理措施对此类患者亦适用。

【健康教育】

1. 先向患者及家属说明言语治疗的目的、内容和方法，康复过程的持久性以及训练过程中的注意事项。在治疗时间内，既要对患者个别训练及自我训练进行指导，又要对家属进行家庭训练指导。

2. 为提高患者训练的积极性，应减少干扰，使患者注意力集中，训练过程中禁止外人参与，并按治疗师的要求执行。

3. 指导患者用手势、笔谈、交流板等工具，确保现存状态下可能的交流，使其与周围人有效的沟通，促进日常生活中的交流，激发交流的欲望。必要时可使用适宜的助听或辅助语言交流的器械装置。

4. 了解患者的思想动态，说明训练的重要性和必要性，对患者的每一点进步都应给予肯定和鼓励。

5. 减少家庭或社会的压力，经常与家属或有关人员沟通，说明训练的积极意义及对患者生存质量的影响，争取他们的支持与配合。

6. 了解患者康复进展情况，鼓励患者尽力配合。

7. 进行相关疾病知识健康教育。

第五节　慢性疼痛的康复护理

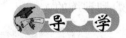

患者，女，65 岁，膝关节骨性关节炎病史 3 年，期间给予药物治疗，双膝关节疼痛时轻时重，近 1 周疼痛加重，不能行走。查体见膝关节肿胀、内翻畸形；X 线表现关节间隙变窄，关节内软骨剥落，骨质碎裂进入关节，形成关节内游离体。

重点与难点

重点：疼痛康复护理评定和康复护理。

难点：疼痛的发生机制、疼痛康复护理评定方法、药物护理及中医镇痛疗法的护理。

【概述】

（一）概念

疼痛是组织损伤或潜在组织损伤所引起的不愉快感觉和情感体验，是机体对有害刺激的一种保护性防御反应，已成为继体温、脉搏、呼吸、血压之后的第五大生命体征。

临床上，疼痛可分为急性疼痛和慢性疼痛两类。急性疼痛常与明确的损伤或疾病有关。慢性疼痛则为持续时间较长，在疾病或损伤恢复期过后仍持续存在的疼痛，它不是急性疼痛的简单延续，而是比急性疼痛更复杂，临床上更难以控制，对人的身心健康危害也更大的一种疾病。当一种急性疾病过程或一次损伤的疼痛持续超过正常所需的治愈时间，或间隔几个月至几年复发，持续达 1 个月者称为慢性疼痛。

（二）病因与机制

疼痛发生的原因包括温度刺激、化学刺激、物理损伤、病理改变、心理因素等，这些刺激只要达到一定强度都会引起疼痛。

痛觉感受器是广泛存在于组织中的某些游离的感觉神经末梢，它是一种化学感受器。当伤害性刺激作用于机体后，损伤的组织细胞和神经末梢即释放致痛物质，如缓激肽、5-羟色胺、组织胺、前列腺素等，这些致痛物质作用于痛觉感受器，后者即产生神经冲动，传入中枢神经系统而引起痛觉。

（三）影响疼痛的因素

1. 主观因素　与人们对过去经验的回忆、痛因的分析、后果的预料、关注程度、情绪好坏等心理活动有关。

2. 客观因素　与患者的年龄、性别、性格、受教育的程度、所处的环境、治疗和护理的情况等因素有关。一般来讲，随着年龄的增加，疼痛的阈值会增高；男性较女性有较大的耐受性；性格内向者，对疼痛有较大的忍受力；受过某种教育和训练的人可忍受一定的疼痛；疼痛白天轻而夜晚重；工作繁忙时轻，静息时重。

（四）对机体的影响

表现为一系列的躯体运动反应、自主神经内脏反应和复杂的心理反应。

1. 躯体运动反应　表现为呼吸异常、躯体运动减少、并引起一系列并发症，如坠积性肺炎、压疮、泌尿系感染、关节僵硬、肌肉萎缩、骨质疏松等。

2. 自主神经内脏反应　表现为内分泌功能紊乱、心跳加快、血压升高、恶心、呕吐、食欲减退、失眠等。

3. 心理反应　最常见的是恐惧和忧虑，长期疼痛的折磨还容易使患者产生悲观绝望甚至轻生的念头，这种心理状态反过来又可以降低痛阈，使疼痛反应加重，造成恶性循环。

【评定】

（一）视觉模拟法（visual analogue scale，VAS）

在纸上划一条横线（一般长为 10cm），一端为 0，代表无痛；另一端为 10，代表剧痛；中间部分代表不同程度的疼痛（图 4-4），让患者在线上最能反应自己疼痛程度之处划一记号，来表示自己疼痛的程度。此种方法比较灵敏，适合于任何年龄的疼痛患者，且没有特定的文化背景或性别要求，易于掌握，不需要任何附加设备。

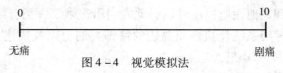

图 4 - 4　视觉模拟法

（二）数字评分法（numerical rating scale，NRS）

NRS 是用数字代替文字来表示疼痛的程度，数字越大疼痛程度越严重，0 ~ 10 代表不同程度的疼痛，0 为无痛，1 ~ 3 为轻度疼痛，4 ~ 6 为中度疼痛，7 ~ 9 为重度疼痛，10 为剧痛（图 4 - 5）。此种方法类似于 VAS 法，具有较高的信度和效度，易于记录，适用于文化程度较高的患者。

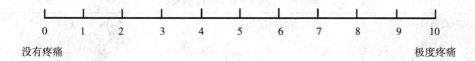

图 4 - 5　数字评分法

（三）言语描述评分法（verbal rating scale，VRS）

VRS 是根据患者的主诉，把疼痛分为以下等级：0 级：表示无痛；Ⅰ级（轻度）：表示有疼痛但可忍受，生活正常，睡眠无干扰；Ⅱ级（中度）：疼痛明显，不能忍受，要求服用镇痛药物，睡眠受干扰；Ⅲ级（重度）：疼痛剧烈，不能忍受，需用镇痛药物，睡眠受严重干扰，可伴自主神经紊乱或被动体位。

（四）Wong - Baker 面部表情量表（Wong - Baker faces rating scale，FRS）

FRS 是用六种表情从微笑、悲伤到痛苦得哭泣的图画来表示疼痛的程度（图 4 - 6），此种方法简单、直观、形象、方便，特别适用于儿童、老人、急性疼痛患者、文化程度较低者、表达能力丧失者以及认知障碍者。

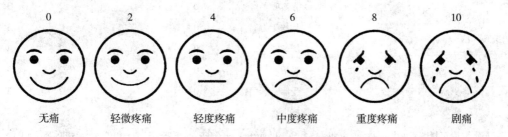

图 4 - 6　Wong - Baker 面部表情量表

（五）疼痛问卷

以常见的 McGill 疼痛问卷（McGill pain questionnaire，MPQ）为例，将无痛到极痛以感觉、时间等内容分级供患者选择填写，以体现患者的疼痛程度。

MPQ 包括 78 个词汇，分成三大类 20 个组。第一大类有第 1～10 组，是按照时间、空间、温度、压力和其他性质描述疼痛感觉的词语；第二大类有第 11～16 组，是按照紧张、恐惧和自主神经系统反应性质描述的情感类词语以及描述主观疼痛强度的评定词；第三大类有第 17～20 组，是未分类别的词语。

MPQ 有多种测痛方法，现以现有疼痛强度（present pain intensity，PPI）为例做简单说明。该方法是将选择的词语与词语数目相结合，数和词的联合选择代表总的疼痛强度，分为 1～5 级：①轻微的疼痛。②引起不适感的疼痛。③具有窘迫感的疼痛。④严重的疼痛。⑤不可忍受的疼痛。此法与口述描述分级法类似。

简式 McGill 疼痛问卷是在 McGill 疼痛原表的基础上提出的一种简化的疼痛问卷，并将视觉模拟方法加入其中，成为一种简便实用的综合问卷（表 4-6）。

表 4-6　简式 McGill 疼痛问卷

1. 疼痛分级指数的评定（PRI）	疼痛性质	疼痛程度			
		无	轻	中	重
	A 感觉项				
	跳痛	0	1	2	3
	刺痛	0	1	2	3
	刀割痛	0	1	2	3
	锐痛	0	1	2	3
	痉挛牵扯痛	0	1	2	3
	绞痛	0	1	2	3
	热灼痛	0	1	2	3
	持续固定痛	0	1	2	3
	胀痛	0	1	2	3
	触痛	0	1	2	3
	撕裂痛	0	1	2	3
	感觉项总分				
	B 情感项	0	1	2	3
	软弱无力	0	1	2	3
	厌烦	0	1	2	3
	害怕	0	1	2	3
	受罪、惩罚感	0	1	2	3
	情感项总分				
2. 视觉模拟定级（visual analogous scale，VAS）评定	无痛（0 cm）+ ——————————— + 剧痛（10 cm）				
3. 现有痛强度（present pain intensity，PPI）评定	0—无痛　　1—轻度不适　　2—不适　　3—难受　　4—可怕的痛　　5—极为痛苦				

评第 1 项时，向患者逐项提问，根据患者回答的疼痛程度在相应级别做记号。评第

2 项时，图中线段长为 10cm，让患者用笔根据自己疼痛感受在线段上标明相应的点。评第 3 项时根据患者主观感受在相应分值上做记号。最后对 PRI、VAS、PPI 进行总评，分数越高疼痛越重。

【康复护理】

（一）护理评估

1. 询问病史 了解疼痛的时间、规律、部位、性质、程度，疼痛加强或减轻的影响因素、疼痛伴随症状，以及对日常生活的影响等。

2. 评估疼痛的程度、性质等 主要观察患者的面部表情和身体动作。常见疼痛患者的面部表情和身体动作有咬牙、皱眉、静止不动、无目的乱动、保护动作或按摩动作等。通过对面部表情和身体动作的评估，可以观察到患者疼痛的部位、感受、程度等。

3. 了解患者对疼痛的态度 了解患者对疼痛的态度，要注意患者的精神状态，并分析有关心理社会因素，以便作出相应的支持治疗。

（二）护理诊断/问题

1. 焦虑 与疼痛无法解除或迁延不愈有关。

2. 睡眠型态紊乱 与疼痛干扰睡眠，使患者无法获得充足的休息有关。

3. 活动无耐力 与疼痛使患者无法活动身体有关。

4. 社交隔离 与慢性患者无法参与所期望的社交活动有关。

（三）康复护理措施

1. 恰当地运用心理护理的方法，做好心理护理

（1）建立信赖关系：康复护理人员必须与患者建立起相互信赖的友好关系，争取患者的信任与配合，鼓励患者说出自己的疼痛感受，针对性帮助患者控制和处理疼痛问题。

（2）尊重患者对疼痛的反应：有些患者害怕别人对自己在疼痛时的行为反应不理解，或不能接纳他的困境。这些担心会加重患者的不安和焦虑，而使疼痛加重。因此，康复护理人员应尊重其人格，耐心倾听其苦衷，鼓励患者表达疼痛的感受以及对适应疼痛所做的努力，并有责任帮助患者及家人接受其行为反应。

（3）创造舒适的环境：病室应布置简单，整洁美观，并注意赏心悦目。同时要注意保持病室安静，保证合适的温度和湿度，这样不但可以增进患者身体的舒适感，而且可使患者精神愉快，从而减轻疼痛。

（4）减轻心理压力：焦虑、害怕、恐惧或对康复失去信心等，均会加重疼痛程度，疼痛的加重反过来又会影响患者的情绪，形成恶性循环。因此，康复护理人员应设法减轻患者的心理压力，以同情、安慰和鼓励的态度支持患者，促使患者情绪稳定，精神放松，以增强对疼痛的耐受性。

（5）分散注意力：运用语言和非语言的交流方式，引导患者摆脱疼痛或淡化疼痛的意念。康复护理人员尽量多陪伴患者，与其谈心交流，根据其爱好，进行力所能及的娱乐活动，如读书报、听轻松音乐、看喜剧电视、练习深呼吸、意念法、气功等，使患者身心放松、心情平静，转移对疼痛的注意力，减轻痛苦。

2. 减少或去除引起疼痛的原因 首先应设法减少或消除引起疼痛的原因，避免引起疼痛的诱因。如外伤所致的疼痛，应酌情给予止血、包扎、固定、处理伤口等措施；胸腹部手术后，患者会因咳嗽或呼吸引起伤口疼痛，术前应对其进行健康教育，指导术后深呼吸和有效咳嗽的方法，术后可协助患者在按压伤口后，进行深呼吸和咳痰。

3. 围绕各种缓解或解除疼痛的方法的护理

（1）药物止痛的护理：目前仍然是一种解除疼痛的主要手段。对于癌性疼痛的药物治疗，目前临床上普遍采用 WHO 所推荐的三阶梯疗法。康复护理人员应掌握相关的药理知识，了解患者的身体状况和有关疼痛治疗的情况，正确使用止痛药物。使用止痛药物时应注意：①掌握药理知识，根据患者病情，把握好用药时机，正确用药。如麻醉性镇痛药具有成瘾性和耐受性，故仅应用于重度疼痛的患者；而轻度和中度疼痛的患者，应使用非麻醉性镇痛药。②严格掌握用药的时间和剂量。对慢性疼痛的患者应掌握疼痛发作的规律，最好在疼痛发生前用药，因在此时给药，疼痛容易控制，且用药量小、效果好。③对于手术后患者，适当应用止痛药物，可促使患者早期下床活动，以减少并发症的发生。给药 20~30 分钟后须评估并记录使用镇痛药的效果及不良反应，当疼痛缓解或停止时应及时停药，防止药物的不良反应、耐药性及成瘾性。④在疼痛原因未明确诊断前，不能随意使用任何镇痛药物，以免掩盖症状，延误病情。⑤注意观察药物疗效。

（2）物理镇痛疗法的护理：可应用电刺激疗法，冷、热疗法，如冰袋、冷湿敷、化学制冷袋或热水袋、温水浴、热敷、电热垫等。

1）电刺激镇痛疗法：它可以产生舒适感，同时抑制疼痛和其他损害性刺激传入而止痛，对局限性疼痛效果较好。适用于骨折、扭挫伤、肌痛、神经痛、癌痛、术后伤口痛、慢性骨关节炎等。治疗时要注意掌握适应证和禁忌证，电量强度控制要适当，操作时间不宜过长，一般控制在 30 分钟之内，操作过程中要及时观察患者的反应，如有不适，及时停止操作，给予对症处理。

2）冷疗：冷可以使局部炎性渗出减少，肿胀减轻，并降低肌张力，减慢肌肉内神经传导速度，从而减轻原发病变所致的疼痛。骨科手术后、头痛、牙痛、轻度烫伤、早期外上髁炎等都可以应用冷疗。对于肌肉、韧带急性损伤时的剧烈疼痛，必须马上使用冷敷，以减轻疼痛，预防和减少出血和肿胀，24 小时后方可进行热疗。冷疗过程中要掌握适应证和禁忌证，并避免在枕后、耳廓、阴囊处、心前区、腹部、足底等处进行冷疗。

3）热疗：热疗可以提高痛阈，使肌梭兴奋性下降，导致肌肉放松，减轻肌肉痉挛；热可使血管扩张，增加血液循环，降低患部充血，促进炎症吸收；热还可刺激皮肤温度感受器，抑制疼痛反射。常用热疗有红外线疗法、微波疗法、电光浴、热水袋、熏蒸和蜡疗等，对肌肉、关节和软组织病变所致的疼痛，均有很好的治疗反应。在热疗时应注意温度要适宜，避免烫伤患者，治疗过程中要随时询问患者的感觉，如发生不良反应，如心慌、恶心、头晕、头痛、多汗、全身疲倦、脉搏加快等，应及时中止治疗。

（3）中医镇痛疗法的护理

1）针刺疗法：将毫针刺入经络或穴位，用捻转或电刺激的方法激活神经元的活动，从而释放内源性鸦片样物质、乙酰胆碱等神经递质，达到止痛目的。操作前要先评估患者病情，有无禁忌证，还要了解其心理状况，是否愿意接受此项操作，以避免发生针刺意外。

2）推拿疗法：能平衡阴阳、调和脏腑、疏通经络、活血化瘀，放松紧张的肌肉、拨离组织粘连、帮助复位、从而达到解除病痛的目的。对关节或脊柱进行推拿治疗，能最大限度地牵伸肌肉，改善异常收缩，减轻活动时的疼痛。推拿过程中位置要摆放合适，即要患者舒适又要便于操作；推拿治疗时要辨证施治，手法要因人而异，轻重合适，并随时观察患者表情，使患者有舒服感；患者在情绪激动、饱食等情况下，不要立即进行推拿；推拿治疗时，要注意保暖，以防感冒。

3）针刀疗法：是结合中医传统的针灸疗法和西医外科的手术疗法，形成的一种独特的新疗法。该疗法根据中医"痛则不通，通则不痛"的原理，通过针刀松解粘连、切开瘢痕、解除挛缩、镇静止痛、调节阴阳、改善微循环障碍，激活呆滞的神经末梢，提高机体免疫力，恢复骨骼周围的力平衡，加以手法复位解除卡压神经、血管的状态，达到祛病止痛的目的，其适应证主要是软组织损伤性病变和骨关节病变。针刀治疗后前3天要注意保护好针孔，不能弄湿、弄脏创口，避免感染；术后一般忌服酒类及辛辣食品，以减轻术后反应；对关节及颈腰部疾病，针刀治疗后，局部应减少活动3～5天，使病灶处有一个良好的愈合条件。

4）贴敷疗法：中医外治方法之一，即将中药熬成膏状或研磨成粉状后调和油、酒、醋、水等溶剂，贴敷在体表的特定部位，通过药力作用刺激经络穴位，调整经络气血，达到行气、活血、通络、消肿、止痛的作用。贴敷前，要详细询问病史，对胶布过敏者，可改用其他固定方法；操作时要注意随调配随敷用，以免蒸发，并按时更换；使用膏剂贴敷时，应注意膏的软硬度，以防药膏干燥，裂伤皮肤；温化膏药时，应掌握好温度，及时贴敷，勿致烫伤或贴不住；贴药后，告知患者不要过分活动，以免药物移动脱落。并随时注意观察有无过敏反应，一旦出现过敏现象，应立即停用，并及时处理；贴药后应当禁食生冷、肥甘、厚味、海鲜及辛辣刺激之品。

5）拔罐疗法：是以罐为工具，借助负压使罐吸附在腧穴或应拔部位的皮肤表面，造成局部充血或瘀血，产生刺激以调节脏腑功能，达到防治疾病，减轻疼痛的一种治疗方法。操作前要先评估患者有无禁忌证，操作过程中要避免烫伤皮肤，及时观察局部及全身情况，如有头晕、心慌、恶心、面色苍白、呼吸急促、四肢厥冷、脉细数等异常情况，应立即起罐，给予平卧休息，喝温开水，按压人中、关元、合谷、足三里、百会等穴，必要时采用中西医结合方法处理。

（4）介入性疼痛治疗的护理：所谓介入性疼痛治疗，是运用高科技的影像定位技术进行的神经阻断或毁损术。介入性疼痛治疗实际是介于内科的药物疗法和外科的手术疗法之间的一种微创疗法，它既可以用来诊断疼痛的病因，预防疼痛慢性化，还可推测不寻常疼痛的预后，利用介入疼痛治疗，可以解决临床上很多疼痛问题，如慢性顽固性疼痛、神经源性疼痛、癌症引发的各类疼痛等。在正确的诊断之后，找出诱发疼痛的病根所在，运用高科技的影像定位，在靶目标处注射药物，阻断疼痛的传导途径，打断疼痛的恶性循环，达到消炎镇痛的目的。特别是对一些顽固性的、神经源性的疼痛，还可在靶目标处使用神经破坏药物或利用激光、射频热凝器及冷冻探针等手段，对引起疼痛的病变神经进行阻断或毁损，以达到根治的目的。术前 4 ~ 6 小时禁食、禁水，常规术前备皮，遵医嘱备好术中用药；术中应观察患者的反应及情绪，不断安慰鼓励患者，增强其信心，积极配合手术，如有不适，及时报告医生；术后仍需维持静脉通道，卧床休息，防止移动性出血。并严密监测生命体征变化，观察有无出血、渗血和血肿形成，避免并发症的发生。

（5）臭氧镇痛疗法的护理：臭氧注射后可直接作用于神经末梢，刺激抑制性中间神经元释放脑啡肽等物质，从而达到镇痛目的；也可通过清除氧自由基而镇痛；还可通过中和炎症反应中过量产生的反应性氧化产物，拮抗炎症反应中的免疫因子释放，扩张血管，改善回流，减轻神经根周围的水肿而镇痛。臭氧操作前要严格掌握适应证和禁忌证，选择合适的治疗方案及治疗浓度；操作中密切观察患者的反应，谨慎操作；术后要加强监护，指导患者循序渐进地活动，避免不良反应及并发症的发生。

4. 指导运用行为疗法，减少精神压力

（1）呼吸放松法：缓慢深吸气，达到极限后，屏气几秒钟，再缓缓呼出气体。反复进行，每次 3 ~ 5 分钟，每小时练习 1 ~ 2 次。

（2）肌肉放松法：把身体某一特定部位的肌肉绷紧，并保持 5 秒钟左右，集中精力体会肌肉绷紧时的紧张感，然后再让紧绷的肌肉缓缓松弛下来，体会肌肉在由紧及松过程中的感觉。

（3）自我想象放松法：采取某种舒适的姿势，如仰卧，两手平放在身体的两侧，两脚分开，眼睛微微闭起，放松身体。慢而深地呼吸，想象某一种能够改变人的心理状态的意境，尽可能使自己有身临其境之感。练习者身临其境之感越深，其放松效果越好。

（4）自我催眠法：选择一个安静、温暖、舒适的房间，穿宽松舒适的衣服，取仰卧位，缓慢深呼吸，感觉放松从胸部开始向下至躯干，从手臂到下肢，同时注意深呼吸的节律，几次缓慢的深呼吸后，自然闭目，想象一个令人愉悦的地方，如花园、山林、海滨、瀑布等，并体验身在其中的感觉。放松思想让想象渐渐淡去，默默地回数数字，边数数字，边感觉眼皮沉重，意识变得恍惚，全身肌肉渐渐失去知觉。睡意出现时，可采取舒适卧位，并停止一切想象和意念，进入睡眠状态。

5. 身体支持和支具的应用 如腕部支具、颈围、脊柱支具等，可以稳定和支持关节，减轻疼痛。矫形器也可以帮助重量转移，减少肢体的压力和应力。要特别注意使用支具的合理性和佩戴支具的时间，一般的颈痛或腰痛不需要使用颈围或腰围，不适当的使用不仅会影响患者的功能康复，而且也会给患者增加负担。

6. 纠正错误认识，增进活动耐力　慢性疼痛患者的一个主要问题就是缺乏健身活动。有些患者认为，疼痛就应卧床休息，加之疼痛的缘故，更是卧床不动，从而导致各种并发症的发生。首先要纠正患者的这种错误认识，肯定他们的能力，告知加强活动的必要性，让他们了解到一定的躯体活动不仅无害，还可以帮助他们恢复身体健康；其次要根据患者情况给予进行锻炼的建议以及方法的指导，使患者能够耐受这些活动练习。

7. 建立良好关系，避免社交隔离　人际关系的好坏，会直接给患者心理上造成压力，这种压力也是引起或加重疼痛的一个因素。因此，要鼓励患者多与亲友、病友、工作人员、单位同事等接触、沟通，在交往中要学会宽容、谅解，维持良好的关系，获取必要的帮助，尽量减少疼痛所带来的不良反应。

【健康教育】

1. 帮助患者学习有关疼痛的知识，指导患者掌握疼痛发生的规律，有助于减轻患者对疼痛的焦虑和恐惧，并教会患者缓解疼痛的措施，以便在疼痛发作时懂得如何面对和处理。

2. 指导患者合理用药，避免滥用及成瘾。

3. 指导患者合理使用支具，这样可以稳定和支持关节，减轻疼痛。

4. 指导患者转移注意力，排解不良情绪，有效地减轻疼痛。对那些原因明确、正在治疗且又必然暂时或长期存在的疼痛，要学会安排充实的生活，如聊天、阅览、下棋等，转移注意力，减少疼痛对生活的困扰，从消极情绪中解脱出来。

第六节　二便功能障碍的康复护理

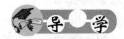

患者，男，42 岁，因作业中不慎从高空坠落，头部及地，当即昏迷。诊断为颅脑外伤，经急诊外科行开颅手术治疗，术后 3 天苏醒，患者意识恢复，但腰部以下神经支配功能受损，感觉丧失，二便失禁，下肢无运动功能。康复治疗 3 个月后，仍遗有腰部以下肢体功能障碍，双下肢截瘫，小便不能自行控制，留置尿管，解大便时有便意，可部分控制。针对患者二便功能进行康复治疗与护理，重建膀胱和直肠排便功能，收到一定疗效，患者大便逐渐自控，拔除尿管可自行控制排尿。

重点与难点

重点：二便功能障碍患者的康复护理和健康教育。

难点：二便功能障碍的临床常见类型、康复评估、康复护理。

【概述】

排泄是机体将新陈代谢所产生的废物排出体外的生理活动过程，是人体基本的生理需要和维持生命的必要条件。人体排泄废物的途径有皮肤、呼吸道、泌尿道及消化道，而泌尿道与消化道是主要的排泄途径。各种原因引起排尿和排便功能障碍，将直接影响机体排泄功能，更严重影响患者的生活质量，是临床康复护理的重点和难点。

（一）排尿障碍

膀胱功能为贮存和排泄尿液。正常人膀胱内尿量达到 150～250ml 时开始有尿意，尿量达到 250～450ml 时可引起反射性的排尿动作，使膀胱内尿液通过尿道排出体外。排尿功能受大脑皮质的控制，即受意识控制。控制膀胱的神经中枢或周围神经损伤可引起膀胱尿道功能障碍，又称为神经源性膀胱。神经源性膀胱所引起的排尿障碍是临床常见并发症之一，临床表现为尿潴留或尿失禁。

1. 排尿的神经支配

（1）大脑支配中枢：大脑皮质、基底神经节、脑干网状结构等对排尿均有控制和调节作用。

（2）脊髓支配中枢：包括交感神经、副交感神经和躯体运动神经。

（3）周围神经支配：由盆神经、腹下神经和阴部神经支配。

2. 神经源性排尿障碍的特点

（1）上运动神经元损伤的主要症状：①膀胱感觉缺失。②可能出现逼尿肌过度活跃。③可能有膀胱顺应性下降。④括约肌在充水时功能正常，在排尿时可能过度活跃。⑤排尿表现为反射性。

（2）下运动神经元损伤的主要症状：①膀胱感觉缺失。②逼尿肌不能收缩。③膀胱顺应性下降。④括约肌功能低下。⑤排尿需要辅助用力。

3. 排尿障碍的分类　近年来国际上根据膀胱充盈时逼尿肌有无抑制性收缩分为两类，即 Krane 法：

（1）逼尿肌反射亢进：逼尿肌对刺激的反应表现为反射亢进，测量膀胱内压时出现无抑制性收缩，可伴有或不伴尿道括约肌功能障碍。

（2）逼尿肌无反射：逼尿肌对刺激无反应或反射减退，测量膀胱内压时不出现无抑制性收缩，可伴有或不伴尿道括约肌功能障碍。

4. 排尿障碍的常见临床类型

（1）尿潴留：是指大量尿液存留在膀胱内而不能自主排出。尿潴留时膀胱内容积可达 3000～4000ml，膀胱高度膨胀，甚至到达脐部水平。患者有下腹部胀痛、焦虑不安、出汗、排尿困难等症状。尿潴留分完全性尿潴留和不完全性尿潴留两种。完全性尿潴留患者尽最大努力也不能排尿，而不完全性尿潴留患者在每次排尿时不能排空膀胱，即有残余尿。尿潴留常见于脊髓损伤后，膀胱失去脊髓排尿中枢的控制，逼尿肌反射消失，括约肌功能不良。腹部检查可见耻骨上膨隆，触及囊样包块，有压痛，叩诊呈实音。引起尿潴留的常见原因有：

1）机械性梗阻：是由于膀胱颈部或尿道发生梗阻性病变造成排尿受阻，如前列腺肥大或肿瘤压迫尿道引起尿潴留。

2）动力性梗阻：是由于排尿功能障碍引起，但膀胱、尿道无器质性梗阻病变，如疾病、外伤或使用麻醉剂所致的脊髓初级排尿中枢功能障碍或抑制，不能形成排尿反射所致尿潴留。

3）其他原因：各种原因引起的不能用力排尿或不习惯于卧床排尿，如会阴部手术后伤口疼痛，卧床制动的患者，以及情绪过于紧张，肌肉紧张等使排尿不完全，尿液存留于膀胱，膀胱过度充盈导致其收缩无力，发生尿液潴留。

（2）尿失禁：是指排尿失去意识控制或不受意识控制，尿液不自主地流出。尿失禁可分为：

1）真性尿失禁（完全性尿失禁）：是指膀胱完全不能贮存尿液，有尿液进入膀胱即流出，膀胱处于空虚状态。主要是由于脊髓初级排尿中枢与大脑皮质之间的联系受损，如昏迷、截瘫后，因排尿反射活动失去大脑皮质的控制，膀胱逼尿肌出现无抑制性收缩引起；也可因手术、分娩等所致膀胱括约肌损伤或支配括约肌的神经受到损伤以及疾病所致的膀胱括约肌功能不全等，可发生尿失禁。

2）假性尿失禁（充溢性尿失禁）：是指膀胱内的尿液充盈达到一定压力时不自主地溢出少量尿液，而膀胱内压力降低时，溢尿即可停止，但膀胱呈胀满状态且尿液不能排出。多见于脊髓病变，主要是由于脊髓初级排尿中枢活动受到抑制，当膀胱充满尿液、内压增高时，迫使少量尿液流出。

3）压力性尿失禁：是指当咳嗽、打喷嚏、大笑或运动时腹肌收缩，腹内压升高而致不自主地排出少量尿液。多见于排尿机能低下的中老年女性及前列腺切除术后男性。主要是由于膀胱括约肌张力减低、骨盆底部肌肉及韧带松弛所致。

4）紧迫性尿失禁：是指当有强烈的尿意时不能由意志控制而尿液经尿道流出。其特点是先有强烈的尿意，后有尿失禁，或在出现强烈的尿意时发生尿失禁，表现为尿急、尿频和遗尿三联征，伴有逼尿肌无意识地收缩或反射亢进。多见于神经系统损伤的患者，如脑卒中、脊髓损伤或多发性硬化等。

（二）排便障碍

大肠是人体参与排便运动的主要器官，生理功能为吸收水分、电解质和维生素；利用肠道内细菌制造维生素；形成粪便并排出体外。正常人的直肠腔内除排便前和排便时，通常无粪便，当肠蠕动将粪便推入直肠使直肠壁扩张，刺激直肠壁内的感受器，其兴奋冲动经盆神经和腹下神经传至脊髓骶段的初级排便中枢，同时上传至大脑皮质，可引起便意和排便反射。排便活动受大脑皮质的控制，意识可促进或抑制排便，如果个体经常有意识地遏制便意，则会使直肠逐渐失去对粪便压力刺激的敏感性，加之粪便在大肠内停留过久，水分被吸收过多而导致便秘发生。肠道疾病或其他系统疾病均可影响正常排便，出现排便功能障碍，临床表现为便秘、粪便嵌塞、腹泻甚至大便失禁等，给患者的生活带来诸多困难。

1. 排便的神经支配

（1）副交感神经：副交感神经中枢位于 $S_{2\sim4}$ 侧角，其冲动经盆神经传出，兴奋时产生排便。

（2）交感神经：交感神经起源于 $T_{11\sim12}$ 侧角，神经纤维经腹下神经丛支配肠道，其功能为保持对粪便的控制。

（3）躯体神经：神经核位于 $S_{2\sim4}$ 的前角，神经纤维支配肛门外括约肌和耻骨直肠肌，无排便时维持括约肌持续收缩，保持对粪便的控制功能。

2. 大肠和肛门的功能 吸收功能、传输功能、排便功能。

3. 排便障碍的分类

（1）根据肠道发生病变的部位分类：肠道传输功能障碍、肛管与直肠功能异常、结肠慢传输和出口梗阻。

（2）根据神经损伤部位分类

1）反射性大肠：$S_{2\sim4}$ 以上病变时，脑和排便反射中断，排便不受大脑控制，但因反射中枢和反射弧正常，患者可通过反射自动排便，故称为反射性大肠。

2）弛缓性大肠：S_2 以下脊髓或周围神经损伤，因反射中枢和反射弧受累，排便反射消失，控制排便的肌肉张力低下，故称为弛缓性大肠。

4. 排便障碍的常见临床类型

（1）便秘：是指排便次数减少，一周内排便 2~3 次以下，大便形态改变，排出过干过硬的粪便，且排便不畅、困难。引起便秘的原因很多，如排便习惯不良；排便时间或活动受到限制；饮食结构不合理，饮水量不足；某些器质性病变；中枢神经系统功能障碍；强烈的情绪反应；各种直肠肛门手术后；不合理使用某些药物；滥用缓泻剂、栓剂和灌肠；长期卧床或活动减少等。这些原因均可抑制肠道功能而发生便秘。临床表现为头痛、疲乏无力、腹胀、腹痛、食欲不振、消化不良、舌苔变厚、粪便干硬、腹部可触及包块等。

（2）粪便嵌塞：是指粪便滞留在直肠内过久，水分不断被大肠吸收，粪便变得坚硬不能排出，常发生于慢性便秘的患者。引起粪便嵌塞的原因为便秘未及时解除，粪便滞留于直肠内，水分被持续吸收，而乙状结肠排下的粪便不断加入，使粪便变得坚硬如石，不能排出而发生嵌塞。临床表现为腹部胀痛、直肠肛门疼痛，肛门处有少量液化的粪便渗出，但不能正常排出粪便。

（3）腹泻：是指正常排便形态和性状改变，肠蠕动增快，排便次数增加，粪质稀薄不成形，甚至呈水样便。引起腹泻的常见原因为饮食不当或使用导泻剂不当；胃肠道疾患；消化系统发育不成熟；情绪紧张焦虑；某些内分泌疾病（如甲亢）等，均可导致肠蠕动增加而发生腹泻。临床表现为腹痛、肠鸣、恶心、呕吐，有急于排便的需要和难以控制的感觉，粪便不成形或呈液体样。

（4）排便失禁：是指肛门括约肌不受意识控制而不自主地排便。引起排便失禁的原因常见于神经肌肉系统的病变或损伤，如瘫痪、胃肠道疾患、精神障碍、情绪失调等。临床表现为患者不自主地排出粪便。

（5）肠胀气：是指胃肠道内有过量的气体积聚不能排出。引起肠胀气的原因有食入过多产气性食物；吞入大量空气；肠蠕动减少；肠道梗阻及肠道手术后等。临床表现为腹胀、痉挛性疼痛、呃逆、肛门排气过多。

【评定】

（一）排尿障碍的评定

1. 神经源性排尿障碍评定

（1）排尿动力学：主要针对尿失禁和排尿症状进行。

（2）实验室检查：包括尿液分析、放射学检查、静脉尿路造影、排尿期膀胱尿道造影、内窥镜检查、超声波检查。

（3）尿流动力学检查：尿流率测定、膀胱测压、尿道功能测试、复合尿动力学检查、尿道外括约肌肌电图检查、压力－EMG 同步检查。

2. 常见神经源性排尿障碍疾病评定

（1）大脑损害

1）痴呆：多为紧迫性尿失禁，尿动力学显示逼尿肌无抑制性收缩，膀胱容量缩小。

2）脑血管病：初期逼尿肌无反射，多出现尿潴留；恢复期逼尿肌无抑制性收缩，可出现尿频、尿急及紧迫性尿失禁。

3）帕金森病：主要表现为尿频、尿急及运动紧迫性尿失禁。

（2）骶髓以上脊髓损伤

1）休克期：逼尿肌无反射，出现尿潴留。

2）休克期后：脊髓排尿中枢失去上级中枢控制，逼尿肌阵发性无抑制性收缩，膀胱容量缩小，顺应性降低致尿道压力增大，临床多见尿潴留。

（3）骶髓损害：控制膀胱的副交感神经反射消失，逼尿肌无反射；控制尿道外括约肌的阴部神经反射也消失，而控制膀胱颈及近端尿道交感神经功能正常，膀胱颈及近端尿道收缩产生大量残余尿，出现排尿困难。

（4）周围神经损伤

1）糖尿病：因膀胱内壁神经元变性，主要表现为排尿无力，时间延长甚至出现间断性排尿或滴尿。

2）外伤或术后：由于盆神经受损，常见症状为排尿困难、尿意丧失、大量残余尿、尿潴留、充溢性尿失禁。

（二）排便障碍的评定

1. 评定内容 包括排便次数、排便量、粪便性状、每次排便时间、括约肌功能。

2. 评定方法

（1）肛门直肠指诊

1）肛门张力：指诊感觉肛门内压力、肛门外括约肌、耻骨直肠肌张力和控制力、球海绵体反射、肛门皮肤情况等。根据刺激肛门局部有无大便排出，辨别反射性和弛缓性大肠。反射性大肠因反射弧正常可排出大便；弛缓性大肠因大肠排便反射消失，控制排便肌肉张力低下，不能排出大便。

2）肛门反射：划动肛周皮肤可出现肛门收缩，是检查上运动神经元病变最好的方法。

（2）结肠运输实验：可客观反映结肠内容物推进速度，判断是否存在结肠运输减慢而引起的便秘。

（3）肛肠测压：通过测定肛肠压力异常变化了解局部肌肉的功能状况，有利于疾病诊断。

（4）盆底肌电图检查：了解肛门内外括约肌、耻骨直肠肌功能，区分肌肉功能异常原因是神经源性损害、肌源性损害还是混合性损害。

（5）纤维结肠镜：排除大肠器质性疾病。

（6）肛门自控功能试验：评估大便失禁严重程度。

（7）自我观察日记：可提供客观数据便于临床用药治疗。

（8）核磁共振成像技术：可清晰显示盆腔器官和盆底组织解剖结构。

【康复护理】

（一）护理评估

1. 排尿功能障碍的评估　评估排尿功能障碍的类型、临床表现，导致尿潴留、尿失禁的原因。

2. 排便功能障碍的评估　评估排便功能障碍的类型、临床表现，导致便秘、腹泻以及大便失禁等的原因。

（二）护理诊断/问题

1. 排尿功能障碍　与膀胱功能受损，不能贮存和排泄尿液有关。

2. 排便功能障碍　与大肠功能受损，不能正常排泄粪便有关。

3. 焦虑　与排尿、排便功能障碍，不能自行控制二便排解有关。

（三）康复护理措施

1. 尿失禁患者的康复护理措施

（1）心理护理：尿失禁给患者带来很大的心理压力，如感到羞涩、自卑、焦虑等，希望得到理解与帮助，同时尿失禁给患者的生活带来诸多不便，康复护理人员应热情对待患者，给予安慰、开导和提供必要的帮助，消除其不良心理因素，使患者树立恢复健康的信心，积极配合治疗与护理。

（2）皮肤护理：尿失禁会对患者皮肤造成刺激和损伤，必须加强皮肤护理，保持皮肤的清洁干燥。应在床上铺橡胶单和中单，使用尿垫或一次性纸尿裤防护，经常用温水清洗会阴部皮肤，勤换衣裤、尿垫和床单；根据皮肤情况，定时按摩受压部位，防止压疮发生。

（3）外部引流：女性患者可用女式尿壶紧贴外阴接取尿液；男性患者可置尿壶于外阴部位接取尿液，或利用带胶管的阴茎套接尿，但不宜长时间使用，每天须定时取下阴茎套和尿壶，清洗会阴部和阴茎，评估局部有无发红、水肿或破损，并使局部适当暴露干燥。

（4）重建正常的排尿功能：①病情允许的情况下，鼓励患者每日白天摄入 2000～3000ml 液体，增加对膀胱的刺激，促进排尿反射的恢复，并可预防泌尿系统感染与结石。但入睡前应限制饮水，减少夜间尿量，以免影响患者休息。②向患者及家属告知进行膀胱训练的目的，并说明训练的方法和所需的时间，取得患者及家属的配合，安排和制定排尿时间，定时使用便器，观察排尿反应，帮助患者建立规律的排尿习惯。开始每 1～2 小时使用便器 1 次，以后逐渐增加间隔时间，以促进排尿功能的恢复。使用便器时，可用手轻轻按压膀胱协助排尿，注意用力要适度。③指导患者进行骨盆底部肌肉的锻炼，以增强控制排尿的能力。锻炼方法为：患者取站立、坐位或卧位，做排尿（排便）动作，先缓慢收紧盆底肌肉，再缓慢放松，每次 10 秒左右，连续 10 次，每天练习数次，以不感觉疲劳为宜。④对长期尿失禁的患者，可行留置导尿术，避免尿液浸渍皮肤，引起皮肤破溃。应注意定时夹闭和排放尿液，锻炼膀胱壁肌肉张力，重建膀胱储存尿液的功能。

2. 尿潴留患者的康复护理措施

（1）心理护理：安慰患者，消除其焦虑和紧张等不良情绪。

（2）提供适宜的排尿环境：关闭门窗，以屏风遮挡，请无关人员回避。适当调整治疗和护理时间，使患者安心排尿。

（3）调整体位与姿势：根据病情协助卧床患者取适当体位，尽量使患者以习惯姿势排尿，如协助卧床患者略抬高上身或坐起等。对需要绝对卧床休息或某些手术患者，可提前有计划地训练其在床上排尿，以免患者不适应排尿姿势的改变而产生尿潴留。

（4）排尿反射训练：让患者听流水声或用温水冲洗会阴诱导排尿；或采用针刺足三里、中极、三阴交、阴陵泉穴等方法刺激排尿。

（5）热敷和按摩：如患者病情允许，可用手适度按摩膀胱协助排尿，切忌强力按压，以防膀胱破裂。

（6）遵医嘱给药：必要时遵医嘱给予肌肉注射卡巴胆碱，或应用中药单方验方，如倒换散（生大黄 12g，荆芥穗 12g，研末，分 2 次服），间隔 4 小时用温开水调服 1 次，每天 2 次。

（7）导尿：若上述处理后仍不能解除尿潴留，可采用导尿术。

3. 便秘患者的康复护理措施

（1）心理护理：针对患者焦虑和紧张的情绪给予安慰、解释和指导，使患者认识到建立稳定的排便习惯需要耐心和努力，树立信心。

（2）饮食调护：向患者讲解饮食种类、数量与排便的关系，指导患者饮食应注意：①宜多进食含膳食纤维丰富的食物，如各种新鲜蔬菜、水果、粗粮、薯类、笋类等，以促进排便。②多饮水，病情允许时每日液体摄入量不少于2000ml，有助于大便的软化。③适当食用有润肠通便作用的食物，如蜂蜜、芝麻、核桃、牛奶、奶油等。④忌饮烈酒、浓茶、咖啡及进食韭菜、蒜、辣椒等有刺激性的食物，少吃荤腥厚味之品。

（3）提供适宜的排便环境：为患者提供单独隐蔽的环境并保证有充裕的时间排便。排便时应关闭门窗、拉上窗帘或用屏风遮挡，避开查房、治疗、护理和进餐时间进行。排便时间一般不少于20分钟，患者有充裕的排便时间并充分放松，无精神负担，才能使大便得以排空。

（4）采取舒适的姿势和体位：病情允许可抬高床头，协助患者取坐姿或入厕排便，利用重力作用增加腹内压促进排便。对手术患者，应在术前有计划地训练其在床上使用便器。

（5）遵医嘱给药：遵医嘱给口服缓泻药物或使用简易通便剂。如服用果导片或用番泻叶、大黄泡水饮用，使用开塞露通便等。

（6）重建正常的排便习惯：根据患者个人需要及每日治疗、活动安排，选择适宜排便的时间。一般在早餐或清晨起床后进行，尤以早餐后为宜，因此时段结肠推进作用较为活跃，易于启动排便。无论有无便意，都应用力做排便动作，反复多次，持续时间较平时排便时间延长5分钟左右。在模拟排便的过程中，可将双手按压在腹部，做咳嗽动作增强腹压，促进排便。还应集中注意力，不能同时看报、吸烟或做其他事情。如果未完成排便，则在午餐后或晚餐后再次进行，并适当延长时间直至排便。以后需坚持在固定时间内排便，以利于形成排便时间生物钟，养成良好的排便习惯。

（7）腹部按摩：从右下腹开始顺结肠方向，向上、向左、再向下推动，反复多次，一般可进行200次左右，时间约5～10分钟，促进肠蠕动，使粪便排出。

4. 腹泻患者的康复护理措施

（1）卧床休息：可减少患者体力消耗，减少肠蠕动。注意腹部保暖。对不能自理的患者应及时给予便器。

（2）心理护理：加强心理护理，给予精神上的安慰和理解，消除焦虑不安情绪。

（3）饮食调护：鼓励患者多饮水补充水分，酌情给予清淡的流质或半流质饮食，避免进食油腻、辛辣、高纤维食物。腹泻严重时可暂禁食。

（4）防止水、电解质紊乱：遵医嘱给予止泻剂、口服补盐液或静脉输液。

（5）皮肤护理：严重的腹泻可导致肛周皮肤红肿、糜烂，也是发生压疮的危险因素，尤其是婴幼儿、老年人、身体衰弱者，除采取必要的措施，如保持床单与皮肤整洁、减轻受压等以外，还可采用减少大便污染范围和皮肤刺激的护理用具，如使用外科手术薄膜保护肛周的皮肤，具体方法为：患者便后用温水洗净肛周，揩干后扑以滑石粉或涂油类保护皮肤，然后将外科手术薄膜贴于肛周皮肤处，能有效地保护皮肤，避免粪便对皮肤的刺激及减少对皮肤的反复擦洗。

（6）观察病情：观察并记录排便的性质、次数等，必要时留取标本送检。病情严重者应注意观察生命体征、神志、尿量的变化。如疑似传染病应按隔离原则进行护理。

5. 肠胀气患者的康复护理措施

（1）去除引起肠胀气的原因：如避免进食产气的食物与饮料，积极治疗肠道疾患等。

（2）鼓励患者适当活动：可协助卧床患者做床上活动、变换体位或鼓励患者下床活动以促进肠蠕动，有利于排气和减轻肠胀气。

（3）其他措施：轻微肠胀气时，可行腹部热敷、按摩或采取针刺疗法，有助于排气；严重胀气时，可遵医嘱给予药物治疗或行肛管排气。

6. 排便失禁患者的康复护理措施

（1）心理护理：排便失禁给患者带来极大的心理压力，患者心情焦虑、窘迫，感到自卑和忧郁，期望得到他人的理解和帮助。康复护理人员应尊重和理解患者，给予其更多的精神安慰与支持，帮助患者树立信心和勇气，积极配合治疗与护理。

（2）饮食调护：是排便失禁患者最好的控制方法。在无肠道感染情况下，可减少调味品以及粗糙食物，鼓励喝茶等，最好不用药物。

（3）皮肤护理：排便失禁的患者必须加强皮肤护理，保护床单及衣物不被污染并注意消除不良气味。床上铺橡胶单和中单，或使用一次性尿布，每次解便后用温水洗净患者肛门周围及臀部皮肤，保持皮肤清洁干燥。可在肛门周围涂搽软膏保护皮肤，避免破损感染，也可使用外科手术薄膜保护肛周皮肤。同时注意观察骶尾部皮肤情况，定时按摩受压部位，防止压疮发生。

（4）重建控制排便的能力：①了解患者排便规律，观察排便前的表现。如患者因进食刺激肠蠕动食物而引起排便，应在饭后及时给患者使用便器；对排便无规律的患者，可每隔2～3小时，让患者使用一次便器尝试排便。②配合医生为患者定时使用导泻栓剂或灌肠，以刺激定时排便。③指导患者进行肛门括约肌及骨盆底部肌肉收缩训练。练习方法为：患者取站立、坐位或卧位，做排便动作，先缓慢收缩肛门括约肌及盆底肌肉，然后再缓慢放松，每次10秒左右，连续10次，每次锻炼20～30分钟，每日可练习数次，以患者不感觉疲劳为宜。

【健康教育】

1. 知识介绍　向患者及家属介绍排尿、排便的相关知识，说明膳食结构与饮食卫生的重要性。

2. 摄入适量的液体、适宜的饮食　增加液体摄入量，能刺激排尿反射和促进大便排解，同时还能防止形成泌尿系统结石、发生感染。便秘者多食含膳食纤维多的食物，如蔬菜、水果等以促进排便，并适当食用核桃仁、松子、黑芝麻等含油脂较多的食品，饮用蜂蜜、蜂乳等以润肠通便。

3. 保持情绪稳定　心理因素影响排尿、排便。压力会影响会阴部肌肉和膀胱括约肌的松弛和收缩。处于过度的焦虑和紧张状态，可引起尿频、尿急、尿潴留，影响膀胱功能的恢复；精神抑郁可导致便秘，情绪紧张、多虑可导致腹泻，影响排便功能的恢复。

4. 进行适宜的运动　运动能增强会阴部肌肉和腹部肌肉的力量，有助于预防尿失禁的发生。可指导患者进行会阴部肌肉的锻炼，若病情允许可以做全身运动，以促进膀胱功能的恢复。还可根据具体情况选用运动项目，如太极拳、五禽戏、八段锦、气功等中医康复运动疗法，也可进行体操、慢跑、快走等方法，其中腰腹部的锻炼对便秘患者尤为合适，提肛、缩肛练习可以提高肛门括约肌的功能，对腹泻患者较为适宜。

5. 养成良好的排便习惯　可根据患者自身的情况、环境等条件，养成定时排便的良好习惯。

第七节　痉挛的康复护理

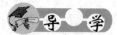

某女，65 岁。高血压病史 8 年余。突然出现右侧肢体活动不利，吞咽困难，语言不清，神智清楚。经颅 CT 检查，诊断为脑栓塞，药物治疗 1 个月后，吞咽困难好转，语言尚可。右侧上下肢肌力Ⅳ级，肌张力明显增高，上肢呈屈曲状态，下肢呈伸直状态，步行呈划圈步态，足下垂。经康复训练 2 个月，右侧肢体痉挛状态明显好转，效果明显。

重点：痉挛的康复护理和健康教育。
难点：痉挛的病因和康复护理评定。

【概述】

痉挛（spasticity）是由牵张反射高兴奋性所引起的，以速度依赖的紧张性牵张反射增强伴腱反射亢进为特征的一种运动功能障碍。痉挛的速度依赖是指随着肌肉牵伸速度的增加，痉挛肌的阻力（痉挛的程度）也增高，如在快速被动活动痉挛患者的相关肢体能够明显感受到肌肉的抵抗。

（一）病因及加重因素

1. 病因　中枢神经系统损伤后，调节运动的能力下降，运动神经元的兴奋性增高、再抑制的改变、突触前抑制的丧失以及肌肉等内在特性的变化，导致脑干和脊髓反射亢进，肌张力升高，形成痉挛。其特点是肌张力随牵张速度的增加而升高，常见于脑卒中、颅脑损伤、脑肿瘤、脑瘫、脊髓损伤、脊髓病、多发性硬化和侧索硬化症等。

2. 增强和加重痉挛的因素　很多因素都会增强或加重痉挛的发生：①关节挛缩。

②压疮等皮肤病变。③便秘、痔疮等肠道、肛门疾病。④泌尿系感染等并发症。⑤骨折、脱位、异位骨化等外伤或疾病。⑥外界气温剧烈变化。⑦不安、焦虑、精神过度紧张等不良心理状态。⑧膀胱、直肠充盈。⑨不良体位，衣服和鞋过紧。⑩深静脉血栓。

（二）临床表现

1. 巴彬斯基（Babinski）反射阳性 即足大趾背屈。巴彬斯基反射是痉挛性张力过强的特征性伴随表现。

2. 折刀样反射阳性 即当被动牵伸痉挛肌时，初始产生的较高阻力随之被突然的抑制发动而中断，造成痉挛肢体的牵伸阻力突然下降，产生类似折刀样的现象。

3. 阵挛阳性 即在持续牵伸痉挛肌时，拮抗肌出现以固定频率的周期性痉挛亢进为特点的阵挛。阵挛常发生于踝部，也可发生于身体的其他部位。

4. 去脑强直和去皮质强直阳性 两者均由于牵张反射弧的改变所致，并且是痉挛的夸大和严重的表现形式。去脑强直表现为肌肉持续收缩，躯干和四肢处于完全伸展的姿势；去皮质强直表现为肌肉持续收缩，上肢处于屈曲姿势，躯干和下肢处于伸展姿势。

5. 典型的痉挛姿势

（1）脑型痉挛患者典型的痉挛姿势：通常为上肢屈肌模式、下肢伸肌模式：上肢肩关节内收、内旋，肘及腕关节屈曲，下肢髋关节外展、外旋，膝关节伸直，踝关节内翻、下垂。常见于脑卒中、脑肿瘤等。

（2）脊髓型痉挛患者典型的痉挛姿势：通常为较强的屈肌运动模式：受损平面以下的肢体出现屈曲和内收，下肢屈肌群严重痉挛；不完全性截瘫患者可为反复发作性肌肉痉挛，下肢痉挛会对站立、行动和佩戴矫形器步行造成很大困难。常见于脊髓损伤、脊髓病、脊髓肿瘤、颈椎病、多发性硬化或四肢瘫痪等。

（3）痉挛型脑瘫姿势：约占脑瘫患儿的2/3，主要病变在锥体束。临床有肌张力增高，肢体异常痉挛，被动运动时有折刀样肌张力增高，关节运动范围变窄，运动障碍，姿势异常等特征。主要表现在前臂屈肌、髋的内收肌群、股四头肌、小腿三头肌等屈肌紧张性增高，各大关节多为屈曲、内收、内旋模式。典型痉挛姿势：上肢为手指关节掌屈，拇指内收，腕关节屈曲，前臂旋前，肘关节屈曲，肩关节内收；下肢为尖足，足内、外翻，膝关节屈曲，髋关节屈曲、内收、内旋；坐位时躯干前屈，出现圆背、"W"状坐位，身体不能竖直等；因大腿内收肌群痉挛收缩，站立时呈尖足，步行时出现剪刀步态。痉挛症状常在患儿用力、激动时加重，安静入睡时减轻。由于关节痉挛，自主运动十分困难；严重者出现肌腱痉挛，关节挛缩、畸形。

（三）痉挛的利与弊

1. 有利方面 痉挛对于瘫痪患者来说，虽然有它不利的方面，即严重痉挛妨碍患者的活动和功能，但痉挛的存在也有有利的方面：①痉挛能保持肌肉的质量，可减慢肌萎缩的速度。②由于痉挛使得肌肉萎缩不明显，因而骨突出不明显，从而减少了压疮的发生。③由于阵发性肌肉痉挛的存在，肌肉收缩促进血液循环，可使肌肉对静脉起泵的作用，可防止深静脉血栓的形成。④伸肌痉挛有利于进行站立、转移、步行。⑤即使不负重与废用，痉挛能维持骨的矿化。⑥痉挛可使瘫痪肢体的下坠性水肿减轻。

所以，只有严重痉挛影响患者日常生活活动时才予以处理。

2. 痉挛引发的继发性障碍和不利影响

（1）痉挛是功能恢复的主要障碍，严重的痉挛可以影响患者日常生活活动和康复训练，给患者带来很大的痛苦，引发的继发性障碍主要表现为：①上肢屈肌痉挛对各种日常生活动作产生影响，如妨碍轮椅的操作和驾车。②下肢屈肌群痉挛，使髋、膝关节趋于挛缩，使床上的体位变换发生困难，进而妨碍坐位、站立、移动，对步行造成危险和困难，并影响会阴部卫生与性功能活动。③下肢伸肌群痉挛所致的剪刀步或足尖着地会使行走困难，如双下肢和躯干的伸肌群同时收缩，将破坏坐位和站立平衡。④腹肌群痉挛、过度收缩将妨碍膈肌运动，从而造成一过性呼吸困难。⑤膀胱外括约肌痉挛将影响排尿，产生输尿管逆流，造成泌尿系并发症。

（2）痉挛对患者的不利影响包括：①痉挛状态使随意运动速度减慢，增加运动的阻力，使随意运动和精巧的动作难以完成。②由于反应迟钝，动作协调困难，容易摔倒。③张力性牵张反射亢进或屈肌痉挛有发生挛缩的危险。④痉挛引起的强制性体位，不便护理，使皮肤易发生压疮等并发症。⑤自发性痉挛影响睡眠。⑥虽然多数张力增高不痛，但连续屈肌痉挛会引起疼痛。

【评定】

由于痉挛的神经性因素影响，临床上同一痉挛患者每天的严重程度是高变异的；痉挛又是速度依赖的，所以涉及牵张反射的痉挛评定方法因此而影响结果的一致性。此外，痉挛量化评定的信度还受到患者努力的程度、情感、环境温度、评定同时并存的感觉刺激的改变、患者的体位等因素的影响。评定量表常用以下方法。

1. 改良的 Ashworth 分级法　是临床上较常用的肌痉挛评定方法，常在仰卧位时进行检查。评定时需要考虑阻力出现的角度，并要求将被动运动的速度控制在 1 秒内通过全关节活动范围（表 4 - 7）。

表 4 - 7　改良的 Ashworth 分级法评定标准

级别	评定标准
0 级	肌张力不增加，肢体被动活动时无阻力
1 级	肌张力稍增加，患肢被动屈伸时，在关节活动范围末端呈现轻微的阻力或出现突然卡住和释放
1$^+$ 级	肌张力稍增加，患肢被动屈伸时在关节活动范围的后 50% 突然卡住，在关节活动范围的后 50% 均有轻微的阻力
2 级	肌张力轻度增加，患肢被动屈伸时在大部分关节活动范围内有阻力，但患肢被动活动仍较容易进行
3 级	肌张力中度增加，患肢被动屈伸时在整个关节活动范围内有明显阻力，活动比较困难
4 级	肌张力高度增加，患肢被动屈伸时呈僵直状态，不能活动

2. 股内收肌张力量表　是评定髋内收肌群的特异性量表，主要用于内收肌张力高

的患者治疗前后肌张力改变的评定（表4-8）。

表4-8　髋内收肌群张力分级评定表

等级	评定标准
0级	肌张力不增加
1级	肌张力增加，髋关节在一个人的帮助下很容易外展到45°
2级	髋关节在一个人的帮助下稍许用力可以外展到45°
3级	髋关节在一个人的帮助下中度用力可以外展到45°
4级	需要两个人才能将髋关节外展到45°

3. 踝阵挛（Zierski）评定法（表4-9）

表4-9　踝阵挛（Zierski）评定法

级别	评定标准
0级	无踝阵挛
1级	踝阵挛时间持续1~4秒
2级	踝阵挛时间持续5~9秒
3级	踝阵挛时间持续10~14秒
4级	踝阵挛时间持续超过15秒

4. 阵挛Penn评分　是通过记录脊髓损伤患者每小时双下肢痉挛出现的频率来判定痉挛轻重的方法（表4-10）。

表4-10　Penn法评定法

级别	评定标准
0分	无痉挛
1分	轻度痉挛，可由刺激引起
2分	每小时痉挛出现1次
3分	每小时痉挛出现大于1次
4分	每小时痉挛出现大于10次

5. 痉挛的功能障碍评定方法

（1）ADL评定：评定基础ADL和实用IADL，并标明其他所需的辅助技术和帮助。

（2）移乘能力：对日常生活中可能的所有移乘活动能力进行评定。

（3）休息位的评定：测定关节在坐位、站位和运动过程中的角度，以及在床、椅和轮椅上的适应位置。

（4）关节活动度：记录主动、被动的关节活动度。

（5）平衡能力测试：记录坐位、站立和行走时的身体平衡能力。

（6）耐力：对活动时的耐力进行评定。

（7）疼痛：对痉挛引起的疼痛进行评价并与其他原因引起的疼痛相鉴别。

（8）支具：评价现有的支具或夹板的贴附性、功能和关节位置。

（9）睡眠：评价痉挛对睡眠的影响，如每晚多少次被痉挛扰醒等。

（10）步态分析：判断步态类型、代偿能力和异常偏离。同时应评价上肢的位置和摆动对患者的步态、行走的影响。

【康复护理】

（一）护理评估

1. 评估痉挛的病因 通过局部及神经肌肉方面的检查，结合病史，判断病变的部位及原因。

2. 评估痉挛程度、类型 了解患者的一般情况、患肢痉挛程度、痉挛类型。

3. 评估痉挛对机体的影响 评估患者有无并发症，痉挛对功能活动、心理等方面的影响。

（二）护理诊断/问题

1. 有挛缩及姿势异常的危险 与长期痉挛未予以纠正致肌肉、肌腱、韧带挛缩有关，姿势异常与痉挛或挛缩有关。

2. 躯体移动障碍 与肢体痉挛及姿势异常有关。

3. 自理缺陷 与肢体痉挛有关。

4. 焦虑 与伤后突然出现的肢体功能障碍有关。

5. 潜在并发症 压疮、废用综合征等。

（三）康复护理措施

痉挛的表现在不同患者之间差异很大，带来的问题也是多方面的，痉挛的处理必须是在综合评定的基础上，制定个性化的、综合的治疗和护理方案，包括预防伤害性刺激、早期的抗痉挛体位摆放、运动疗法、理疗、药物疗法、矫形器的使用、手术等。

1. 心理护理 康复护理人员要经常关心并帮助患者，掌握患者的心理活动，耐心解答患者及家属提出的问题，减轻患者及家属的焦虑、抑郁心理状态，使患者保持心理平衡；为患者创造清洁、舒适的病室环境，适当的安排一些娱乐活动，如听音乐、看电视等，分散患者的注意力，改善心理状态，从而使患者勇敢地面对现实；鼓励患者进行康复训练，帮助患者树立信心和新的生活目标，积极主动配合康复治疗与护理工作。

2. 预防伤害性刺激，预防或减轻痉挛的发生

（1）抗痉挛姿势的摆放：脑外伤、脑卒中、脊髓损伤等患者从急性期开始即应采取良姿位。对于严重脑外伤，去皮质强直者采取俯卧位，去脑强直者宜取半坐卧位，使异常增高的肌力得到抑制；早期进行斜板站立和负重练习，避免不当刺激，如刺激抓握反射和阳性支持反射。抗痉挛姿势的体位摆放方法参考第三章第二节。

（2）消除加重痉挛的危险因素：①消除或减轻患者自身加重痉挛的因素，如便秘、尿道感染、膀胱膨胀、骨折、甲沟炎、压疮、焦虑等各种原因引起的疼痛均可使痉挛加重。②消除外部环境的不良因素，保持患者心情舒畅，避免情绪激动，如营造安静舒适的环境，避免不良情绪、强声强光刺激。

（3）慎用某些抗抑郁药：用于抗抑郁的某些药物可对痉挛产生不良影响，加重痉挛，应慎用或不用。

3. 应用物理治疗　保持软组织的伸展性和适当的训练，控制不必要的肌肉活动和避免不适当用力，痉挛的发展将得到有效的控制。

（1）持续被动牵伸：被动牵伸是物理治疗缓解痉挛技术中最常用的手法，不但可以起到暂缓痉挛及保持痉挛肌群肌纤维的长度，还可以维持关节的活动范围，防止关节挛缩变形。关节活动应当缓慢、稳定并达到关节全范围。被动地、缓慢地、长时间地牵拉痉挛的肌群可激化出对痉挛的抑制反应。每日持续数小时的静力牵伸，可使亢进的反射降低。站立对髋关节屈肌、膝关节屈肌和踝关节屈肌是另一形式的静态牵伸，它可使早期的挛缩逆转并降低牵张反射的兴奋性。关节负重可引起关节周围的肌肉收缩，达到稳定关节的目的，而长时间的关节负重又有缓解痉挛的作用。临床上除了利用起立床、站立支架、长/短下肢支具，被动地让患者长时间的站立缓解痉挛以外，还常用一些肢体局部负重的体位，用以缓解痉挛，如偏瘫患者在坐位时，患侧上肢的负重训练就是一种有效的缓解患侧上肢痉挛的方法。除良姿位外（尽量不使用加重痉挛的仰卧位），应用充气夹板等机械装置，使痉挛肢体得到持续缓慢的牵伸而暂时缓解。还可利用上肢夹板、下肢夹板或矫形器做持续的静态肌肉牵伸，例如全下肢外展枕、膝分离器、坐位下用分腿器（这种辅助具可用硬塑泡沫制作，简单实用），保持软组织长度，伸展痉挛的肌肉及维持功能位。

（2）放松疗法：对于全身性痉挛的患者，放松是一种有效的治疗手段。例如脑卒中或脑瘫患者，让其仰卧位，屈髋屈膝，康复护理人员固定膝、踝并左右摇摆，在不同体位下使用巴氏球，多体位下被动旋转躯干等。

（3）抑制异常反射性模式：使用控制关键点等神经发育技术抑制异常反射性模式。通过日常活动训练（如坐-站、行走）使患者获得再适应和再学习的机会，如要求偏瘫患者使用双上肢促进身体从坐位到站起：首先在坐位下身体保持平衡、对称和稳定，在一个高的座位上双手十字交叉相握并抬起双上肢，骨盆前倾，腿脚适当放置负重。反复进行坐-站训练，不仅使患者学习掌握肌肉活动的时间，而且由于坐位升高减少了使用伸肌的力量，使其容易站起，并有助于抑制下肢伸肌异常模式，从而抑制了痉挛。此外，鼓励非卧床患者参加某种形式的功能活动，如散步、踏车、游泳练习等，有助于减少肌肉僵直，同时也可以作为有效的抗痉挛治疗。

（4）局部缓解痉挛的手法

1）肌腱挤压法：通过外力缓慢地、长时间地挤压肌腱，使痉挛的肌肉张力降低，肌肉松弛。肌腱的挤压可通过徒手或利用固定的平面（如桌面、床面、墙面）等方式来完成。例如：为了缓解上肢肘关节屈曲痉挛，把患者的肘关节略微屈曲后，被动地、缓慢地在肘窝处对肱二头肌的肌腱进行长时间的挤压，肱二头肌痉挛的程度随之得以缓解。

2）轻刷法：是一种通过刺激拮抗肌的收缩，交互抑制主动肌痉挛的手法。临床上轻刷法的使用主要是通过徒手或借助毛刷、软棒等器械进行的。例如：训练患者腕关节背屈的动作时，先把患者的肩关节外展90°，腕关节固定在伸展位后，通过用手由近端到远端轻刷刺激桡侧伸腕的肌群，诱发患者腕关节的背屈等。

3）振动法：振动是一种快速的、连续性的刺激。该刺激一般作用于肌腹或肌腱的部位，引起拮抗肌的收缩，从而相应地缓解主动肌痉挛的程度。这种反应也被称为紧张性振动反射。振动的频率一般为100~200Hz。在实施振动法缓解痉挛时，应依据患者的具体状况，把振动的刺激施加于肌腹或肌腱的部位，但同时需远离骨骼的突出部位，否则会引起患者的疼痛反应。刺激的时间以不产生热和摩擦感为准，一般1~2分钟。对于幼小的患者，如小脑失调和手足徐动类型的脑瘫患儿，不宜采取此疗法缓解痉挛。因为振动的刺激可能播散到其他相邻肌肉，引起震颤、痉挛加剧和异常运动模式的出现。

4）脊柱两侧缓慢轻擦法：对脊柱两侧进行缓慢轻擦可刺激脊神经的神经末梢和自主神经系统内的副交感神经，引起全身松弛和缓解肌肉张力。具体操作方法为：患者呈俯卧位或坐位，在其背部脊柱的两侧，由头后部到尾骨，用两手掌交替进行轻擦，手法要求缓慢、连续、略施轻微压力进行。整个轻擦的持续时间一般约为3分钟。

5）躯干肌群主动训练：床上翻身动作是一个由头部、躯干旋转动作带动下的上、下肢跨越中线的全身性活动，因此对于痉挛程度严重和自主活动能力差的患者，其首要任务是缓解躯干肌群的痉挛，再进行主动训练。缓解躯干肌群痉挛的方法：被动地牵拉患侧躯干、被动地做躯干的屈曲、伸展、旋转，或通过其他特殊手法来缓解躯干肌群的痉挛，具体操作为：①让患者呈仰卧位，先被动地屈曲患者的双下肢，使其双侧膝关节尽可能地靠近胸部，再辅助患者用双手环抱自己的双侧膝关节，头同时尽可能地屈曲，使整个身体形成一球状。②患者在这种体位下保持一段时间后，辅助其缓慢地做前后摇摆动作。③当患者的躯干肌张力得以缓解后，让患者先松开环抱的双手，通过双侧屈曲的膝关节诱发患者上半身的翻身动作。④待患者的主动能力提高，可撤去辅助，让患者自我完成上半身直至全身性的翻身动作。

在临床应用中无论选择上述哪一种手法缓解痉挛，其作用多是暂时性的，必须及时对所缓解痉挛的肢体进行诱发主动运动及运动控制能力的训练。经过反复训练，患者才有可能最终通过自主运动控制痉挛。

（5）其他物理治疗：许多物理因子治疗均可使肌张力得到不同程度的暂时降低，从而缓解痉挛。

1）冷疗法：如冰敷、冰水浸泡，将屈曲痉挛的手放在冰水中浸泡5~10秒后取出，反复多次后手指便可比较容易地被动松开。

2）电刺激疗法：痉挛肌及其对抗肌的交替电刺激疗法（Hufschmidt电疗法）利用交互抑制和高尔基（Golji）腱器官兴奋引起抑制以对抗痉挛。此外还有脊髓通电疗法、痉挛肌电刺激疗法及直肠电极置入电刺激法。

3）温热疗法：各种传导热（沙、泥、盐、蜡），辐射热（红外线），内生热（微波、超短波），可降低骨骼肌、平滑肌和纤维结缔组织的张力，缓解痉挛。

4）温水浴：患者在具有一定水温的游泳池或槽中治疗，利用温度的作用和进行被动关节活动，也可缓解痉挛。

4. 应用药物治疗　抗痉挛药虽然不能直接改善运动障碍，但可间接改善运动的灵活性。抗痉挛药物的使用，有助于康复治疗顺利进行，有助于提高康复治疗效果和预防继发性并发症的发生。抗痉挛药尽管是目前治疗痉挛的首选方法，但对中等度以上的痉挛，不能期待药物单独效果，必须配合运动疗法。

（1）全身性抗痉挛药物治疗

1）巴氯芬（baclofen）：一种肌肉松弛剂，其作用在于降低单突触及多突触反射的兴奋性，对脊髓损伤痉挛状态的作用较好。口服用药起始剂量宜小，递增剂量不宜太快；间隔数日或数周调整剂量，直至效果最佳、不良反应最小后给予维持量；各患者反应不一，剂量务必个体化；停药要慢，避免反跳。一般成人起始量为5mg，每天3次；老年人及儿童可从2.5mg，每天3次起始。如无反应，能耐受，则每隔3~7天调整一次，每天增加2.5~5mg，直至药效最大，不良反应最小。一般每天30~75mg，个别人在每天30mg以下即有效，也有高达每天90~100mg也可耐受且无不良反应。对常规口服药物反应不良或不能耐受的患者，或其他物理疗法如电刺激等不起作用的难治性痉挛，以及严重痉挛伴剧烈疼痛的患者可考虑皮下植入巴氯芬泵予以鞘内注射，所需剂量仅为口服用药的1%。脊髓损伤后的严重痉挛应用此法效果良好。这种方法可逆、无破坏、可随时调整，非常适合既要控制痉挛，又要保留残留的运动或感觉功能的不完全性瘫痪的患者。巴氯芬的不良反应有头昏、乏力、恶心和感觉异常。

2）丹曲林（dantrolene）：肌肉松弛剂，是目前使用的作用于骨骼肌而非脊髓的唯一抗痉挛药。因其作用于外周，合并使用中枢性用药，可适用于各种痉挛。初始治疗的常用剂量为25mg，每天2次，每2周增加25~50mg，最大剂量为每次100mg，每天4次，6周无效应停药。不良反应有嗜睡、无力、头晕、胃肠道反应、肝脏损害等。

3）替扎尼定（tizanidine）：咪唑衍生物是相对选择性肾上腺素受休激动剂，有脊髓和脊髓上的降低张力和抑痛作用，其抗痉挛状态的临床疗效对于多发性硬化与脑卒中患者与巴氯芬和安定类似，但小于巴氯芬产生的肌无力，镇静作用不如安定，耐受性更好。通常从每天睡前2~4mg开始治疗，每隔2~4天增加1次日剂量，最大剂量为每天36mg，每天3次或每天4次，对主要为夜间痉挛所困扰的患者，夜间1~2次剂量治疗效果可能最佳。

4）乙哌立松（eperisone）：商品名为妙纳，属中枢性肌松弛剂，通过抑制大脑强直、抑制脊髓反射、减轻肌梭的灵敏度和抑制疼痛反应等作用，缓解脑卒中、脊髓病变、脑外伤等患者的肌痉挛。对中枢性肌痉挛早期用药效果较好。每片50mg，一般成人每次1片，每天3次，饭后口服。不良反应同巴氯芬。

5）安定（地西泮）：中枢神经抑制剂，也可降低过高的肌张力。不良反应有镇静、疲乏、抑郁、共济失调、记忆力减退、药物依赖等。有青光眼者禁用，肝、肾及出血性疾病者慎用。

（2）局部药物治疗：主要用于缓解靶肌肉或小肌群痉挛。这种方法使药物集中在关键肌肉，减少了全身的不良反应。

1）肉毒毒素注射：肉毒毒素（botulinum toxin，BTX）是由厌氧梭菌属肉毒杆菌产生的一种高分子蛋白的神经毒素。被分为 A、B、C、D、E、F、G 7 个抗原型。A 型已在全世界广泛应用，B 型神经阻滞剂已于 2001 年 3 月在欧美上市，其他类型作用可能太短，临床尚未应用。在国内使用较广泛的 A 型肉毒毒素，是一种较强的肌肉松弛剂。近几年来，已用于斜颈、面肌痉挛、脑瘫、脑血管病引起的肌张力异常的治疗。临床已证明这是一个安全易行的降低肌张力的方法。用法：肌肉注射肌张力增高的肌肉。对于大块肌肉可选择 3~4 个注射点；较细小的肌肉，为保证其效果和避免不良反应，可用肌电图来精确定位，以确保注射于神经 - 肌肉接头处，达到最佳效果和最少用量。一般大块肌肉一次剂量为 20~120U，小块肌肉为 2.5~4U，每次注射总量 25~250U。对乙酰胆碱的阻断作用在几小时内即可产生，临床症状改善常在几天至 1 周左右出现；持续时间 2~3 个月，每年需治疗 3~4 次。BTX 仅作用于局部周围神经，并不进入中枢神经系统，故对中枢神经无影响。不良反应常表现为注射后局部肌无力，但常用剂量仅降低肌张力，而不致引起明显的肌无力。

2）神经或运动点阻滞：应用乙醇、酚或局麻药进行神经阻滞，方法简单，在治疗痉挛状态时，有利于功能目标，并发症少，影响持续时间长，不影响认知功能，经皮注射即可。

5. 指导矫形器的应用　痉挛患者使用矫形器，首要目标是预防痉挛引起的关节僵硬和肌肉挛缩，次要目标是对痉挛已造成的挛缩和畸形进行适当的矫正或改善患者日常生活活动能力水平。对于抗痉挛矫形器，在使用过程要特别注意禁忌证，以防矫形器引起疼痛，刺激痉挛肌，反而增加痉挛，使身体姿势和行走步态变得更差。矫形器应用不当也会引起挛缩，因此佩戴时间不可无限延长，必须有一个较理想的穿戴时间表，除了固定，每天要有一些间隙进行活动与放松。当通过物理治疗或相关的外科手术达到更好的效果时，必须改进、更换或停止矫形器的使用。对于矫形材料造成的过敏症状、血液循环阻碍或压疮时，都应立即更换或调整矫形器。矫形器装配时应特别注意，畸形和挛缩已变成完全僵硬，通过矫形器治疗无望时，应手术治疗。

（1）上肢痉挛常用矫形器：对于痉挛患者，上肢矫形器主要功能是降低肌张力、预防挛缩和关节变形，提倡在病患早期使用效果最好。大量的文献报道上肢矫形器对痉挛和挛缩有相当肯定的疗效。常用类型有抗痉挛前臂矫形器、抗痉挛手部矫形器等类型。

（2）下肢痉挛常用矫形器：下肢痉挛造成肌力平衡破坏，由此导致下肢和足部出现相应的变形和挛缩，站立行走的稳定性和平衡能力丧失或下降。所以下肢矫形器的任务主要是预防、矫正下肢和足部畸形，维持和重建正常站立行走能力。常用类型有抗痉挛垂足矫形器、标准的静态踝足矫形器、固定式膝部矫形器、固定支撑式大腿矫形器。

6. 手术治疗时的护理　当痉挛不能用药物和其他方法缓解时，应考虑用手术治疗。通过破坏神经通路某些部分达到缓解痉挛的目的。包括神经切断、高选择性脊神经根切断、脊髓部分切断、肌腱切断或肌腱延长。应根据患者所采用的手术方式做好解释工作及手术前后的护理。

7. 中医康复护理　对于痉挛常采用推拿疗法。推拿具有疏通经络、行气活血、消瘀行滞、散肿止痛的功效。常用推、拿、揉、捏、擦等手法使肌肉放松，缓解肌肉的痉挛。使用推拿治疗之前必须明确诊断，病情允许方可采用；被动运动及按摩时，嘱患者做痉挛肌等长收缩，然后主动放松，再做被动牵张时，能显著减少牵张阻力；手法应娴熟、柔和，不宜过重或使用暴力，才能达到应有的效果；手法操作时间不宜过长，一般以 30 分钟为宜，视患者情况一天可多次进行被动运动及按摩。

【健康教育】

指导患者在日常生活中应注意合理使用痉挛部位，学会预防痉挛的方法等。必须强调患者主动参与治疗和护理的重要性。

1. 指导患者及家属主动预防伤害性刺激，学会观察病情，分析原因，尽量避免可能诱发或加重痉挛的情形发生。

2. 指导患者掌握并坚持正确的抗痉挛姿势。

3. 教会患者每日进行牵张，缓慢活动，以减轻痉挛状态。

4. 尽量减少卧床不动的时间，鼓励患者早期下床活动和生活自理，可减轻肌肉僵直，并可进行有效的负重抗痉挛治疗。

5. 向患者解释肌张力增高的利与弊，教会患者在日常生活中抑制或控制痉挛的技巧，学会利用伸肌或屈肌痉挛进行转移等日常生活动作。

6. 活动时应注意根据人体力学原理正确运用节能技术，尽量用大的肌肉或肌群，用健全的肌肉或肢体辅助有病变的肌肉或肢体，减轻痉挛肢体的负荷，减少痉挛肌肉的收缩活动。活动时用力应适度，尽可能不引起肌肉痉挛。

7. 注意保护脚趾，防止由于痉挛所致足内翻引起步行时踝关节的扭伤，脚趾皮肤破损。

8. 指导患者及家属正确使用矫形器等辅助具，可减少痉挛肢体的异常活动，保持抗痉挛姿势。在使用辅助具时要注意安全。

9. 注意劳逸结合，保持心情愉快，以免不良刺激诱发痉挛。

第八节　认知功能障碍的康复护理

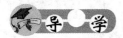

患者，男，72 岁。3 个月前突发脑梗死致左侧肢体偏瘫。在护理过程中发现患者在读报纸上的标题时只读右侧，在日常生活中表现出穿衣困难，进食时忘记吃盘中左侧的菜，甚至在走路时左肩撞在门框上。经评定发现患者存在

"脑梗死后血管性认知障碍，单侧忽略"。

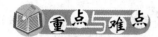

重点：认知功能障碍的康复护理措施。

难点：认知功能障碍康复评定方法和护理措施。

【概述】

（一）概念

认知功能障碍（cognitive impairment），又称为认知功能衰退、认知功能缺损或认知残疾，包括各种原因导致的不同程度的认知功能损害，从轻度认知功能障碍（mild cognitive impairment，MCI）到痴呆（dementia）。认知功能障碍的表现不仅包括记忆障碍、注意力障碍、知觉障碍等，还可伴随焦虑、抑郁等心理问题，是患者致残的重要原因。提高患者对早期认知功能障碍的认识，并及时进行康复治疗及护理是至关重要的。早期干预可延缓患者认知功能的衰退和行为问题的发展，使患者在较长的时期内维持基本的认知功能；后期干预虽有可能延缓患者认知能力衰退的进程，却无法逆转已经发生的损害。

（二）病因及危险因素

1. 人口学因素 年龄、性别、家族史等。

2. 遗传学因素 载脂蛋白 E_4、早老素 1、早老素 2、β 淀粉样肽前体、TAU 蛋白等。

3. 生活方式 不合理饮食、吸烟、缺乏运动等。

4. 个人史 头部外伤、颅内感染、精神疾病、教育水平等。

5. 血管性因素 冠心病、动脉粥样硬化、高血压、脑卒中、血脂异常、糖尿病。

6. 其他 某些药物或毒品等。

（三）临床表现

认知功能障碍常见的表现为认知速度减慢、反应时间延长、短时记忆容量减少等。

1. 记忆障碍：如近期记忆、个人经历记忆以及生活中重大事件的记忆出现障碍，常被认为是认知障碍的早期症状。

2. 定向障碍：包括时间、地点和人物的定向障碍。

3. 语言障碍：包括找词困难，阅读、书写和理解困难。

4. 视空间能力受损。

5. 计算能力下降。

6. 判断和解决问题能力下降。

【评定】

详见第二章相应内容。

【康复护理】

（一）护理评估

1. 病史评估　包括现病史和既往史，如既往健康状态，有无脑卒中、颅脑损伤、痴呆等情况。

2. 身体检查评估　观察患者的仪表、行为、情感变化以及思维有无异常等。

3. 辅助检查评估　CT 扫描和 MRI 检查，认知功能测量，精神状态检查等。

（二）护理诊断/问题

1. 生活自理缺陷　与认知功能障碍影响日常生活活动能力有关。

2. 思维过程紊乱　与中枢神经受损致认知功能障碍有关。

3. 意识障碍　与脑损伤有关。

（三）康复护理措施

患者的预后与大脑损伤的程度、康复介入的时间及家庭支持有关。患者因为认知障碍可能抗拒、抵制、消极对待康复治疗，或因注意力、记忆力差而使许多再训练的方法不能产生应有的效果。所以在患者生命体征稳定后，应尽早进行康复治疗和护理。早期干预可使患者在更长的时期内维持基本的认知功能，有助于患者的功能训练和日常生活能力的提高，维持和改善患者及其照料者的生活质量。

1. 创造有利于康复的环境　认知功能障碍影响日常生活活动能力者，护理上要做到 24 小时不离人，并去除环境中危险物，通过合理的运用颜色布置建筑空间，以增强患者的定位和定向能力，从而提高患者的生活自理能力，减少依赖性，提高生活质量。对患者进行康复训练时，应尽可能在实际环境中训练。刚开始训练时环境要安静，避免干扰，以后逐渐转移到接近正常生活或在正常生活的环境中进行。

2. 注重心理护理　认知障碍患者除本身存在认知问题外，尚可能伴发其他心理障碍，如抑郁、焦虑等，应关爱患者，做好心理护理。控制好患者的心理障碍对于克服认知障碍非常有益，必要时可寻求心理医生的帮助。

3. 针对不同的认知功能障碍采取相应的康复护理措施　患者病情稳定、意识清醒，能够耐受集中训练至少 30 分钟即可进行认知功能训练。

（1）记忆力训练：记忆障碍是脑卒中认知障碍患者较常见的症状之一。早期表现为近期记忆损害，中期表现出远期记忆损害，晚期则表现为记忆力全面丧失。记忆力障碍明显影响患者康复的整个过程，妨碍其他的康复训练。

1）环境：为了减轻患者记忆的负荷，要求环境应尽量简化，如房间要整洁、家具杂物不宜过多；用醒目的标志提醒患者，如在大门上张贴颜色鲜明的大字帮助患者找到自己的家；在衣柜的门上贴上明显的标签以提醒患者找换洗衣服；将1周时间安排表放大贴在墙上；将常用物品放在固定的位置，如将辅助记忆的笔记本固定放在床头柜上等。

2）训练方法：①视觉记忆：先将3~5张绘有日常生活中熟悉物品的图片卡放在患者面前，告诉患者每张卡可以看5秒，看后将卡片收走，让患者用笔写下所看到的物品的名称，反复数次，成功后增加卡片的数目；增加卡片的数目后反复训练数次，成功后再增加卡片的行数（如原仅一行，现改放两行或三行卡片等）。②地图作业：在患者面前放一张大的、标有街道和建筑物而无文字标明的城市地图，治疗师用手指从某处出发，沿其小街道走到某一点停住，让患者将手指放在治疗师手指停住处，从该处找回到出发点，反复10次，连续2天无错误可增加难度（路程更长，线路更曲折等）。③彩色木块排列：用6块2.5cm×2.5cm×2.5cm的不同颜色的积木块和一块秒表，以每3秒一块的速度向患者展示木块，展示结束后让患者按治疗师所展示次序展示木块，正确的记"＋"，不正确的记"－"，反复10次，连续2天，10次均完全正确时，可加大难度进行训练（增加木块数量或缩短展示时间等）。④亲人图像记忆训练：收集患者较熟悉的人的照片和声音，用这些照片和声音对患者进行亲人图片记忆训练。还可以用患者以前的照片对患者进行长时记忆训练，训练时可以将该照片显示出来，让患者进行回忆并回答。该方法可以激发患者对于与照片有关的时间、地点、人物和环境的回忆。在回忆的过程中能够使患者的脑部功能得到训练，以达到远期记忆功能训练的目的。⑤结合日常生活的训练方式：如建立稳定的每日活动常规，让患者不断地重复和排练；耐心并轻声地向患者提问和下命令，等候他们缓慢、审慎地回答；练习从简单到复杂，将整个练习分解为若干部分，先一小部分一小部分地训练，成功后再逐步联合；利用视、听、触、嗅和运动等多种感觉输入来配合训练，或采用代偿方法，如患者视觉记忆不佳就多用听觉记忆等；每次训练时间要短，记忆正确时要及时、频繁地给予鼓励；让患者分清重点，先记住最需要记的事，不去记忆一些无关的琐事；多利用记忆辅助物，如在患者房间内挂大的钟、大的日历，大字写的每日活动表等；将每日经常要进行的活动分步骤地写成清单放在床边；门上贴患者家庭的合照可帮助其找到自己的房间；让患者常带记事本，本中记有家庭地址、常用电话号码、生日等，并让其经常做记录和查阅。

记忆训练的注意事项：①应根据患者的实际情况选择训练的难度。如果难度太高，则会使患者无法完成从而加重患者的精神负担，造成不良情绪反应，甚至会使患者拒绝配合训练。②图片类别的选择，应根据患者记忆障碍的类型进行针对性训练，如对于人物记忆有障碍的就应该选择人物类图片进行记忆康复训练；如对于日常用品、用具有记忆障碍的就应该选择日常用品图片进行记忆的康复训练。③应该根据患者记忆障碍的程度，选择图片的类型与难度。记忆力损害较轻的患者，可以选择一些风景类、动物类的图片；记忆力受损比较严重的患者，应该选择一些日常用品类的物品图片；记忆力受损严重的患者，应该选择亲人图像记忆，训练患者对亲人相貌的记忆能力。④在记忆训练的图片选择上，当选择的记忆图片为患者所熟悉的图片时，将起不到记忆训练的效果，而当把记忆训练图片全部换成患者不熟悉的图片时，由于患者特别是老年痴呆患者近期记忆力衰退较大，患者可能一个也记不住，严重影响患者进行治疗的信心。因此，将患者熟悉的图片与不熟悉的图片混合在一起进行记忆训练，既能保证记忆训练的效果又能保证患者参与治疗的信心与积极性。⑤在记忆训练康复治疗的过程中，应采用改良的无错性的学习方法。无错性学习就是在学习过程中消除错误，患者从容易辨别的项目开始，逐渐增加作业难度。

3）指导患者使用记忆的外部辅助工具：外部辅助工具可以分为储存类工具，如笔记本、录音机、时间安排表、计算机等；提示类工具，如报时手表、定时器、闹钟、日历、留言机、标志性张贴；口头或视觉提示等。

（2）注意力训练：注意力是指不被其他的内部刺激和外部环境刺激所干扰，而对特异性刺激产生注意的能力，是一项基本的认知功能，是其他多项认知功能的基础。注意力障碍可分为觉醒障碍、集中注意障碍、分散注意障碍、持续注意障碍、加工速度缺陷等。

1）环境：开始训练时应在有组织、整齐和安静的环境中进行，限制环境中杂乱和分散注意力的各种因素，如拔掉电话线，关闭门窗，关上电视等。随着注意力的改善，环境应逐渐接近正常，不需要刻意组织、安排环境。

2）具体方法：①改进觉醒能力的方法：对觉醒障碍者应根据觉醒持续的水平安排活动，以保证患者得到充足的休息。具体训练包括在有信息特别是新信息进入时提醒患者；在病房中，避免使用单调的颜色，用图片和照片置于患者的生活环境中；鼓励患者以直立姿势训练以增加视觉信息；任务可以经常更换，在患者觉醒水平最高时安排高觉醒要求的任务，即"最不感兴趣的任务"。每日记录训练所能维持的时间，并对患者所取得的任何进步予以鼓励。②提高集中注意的方法：不同行为方法可以帮助有集中注意障碍的患者减少注意分散，如重新安排环境以减少干扰因素。用双耳式耳机听故事或新闻；当干扰即将来临时提醒患者，使其尝试忽视这种干扰。③改善持续注意的方法：将高兴趣和低兴趣的活动交错安排，有助于延长患者在训练活动中保持注意力的时间，必要时由治疗师监督患者的效率，如发现患者的注意力发生飘移，可以暗示其回到相关的任务中来。例如提示"刚才我们做到某某地方了，现在让我们再接着做"。④改善加工速度缺陷的方法。注意力的训练有快有慢，患者能否完成注意行为及成功的数量，受注意加工速度的限制。加工速度慢会导致接受信息、对信息的思考、作出决定以及应答过程中所花费的时间增多。为患者安排任务时，应给予足够的时间应答，允许他们有自己的节奏。

3）指导患者调动自身因素，学会自己控制注意力的一些方法，如要求患者在进行某一特定作业时大声口述每一个步骤。随着不断进步，逐渐训练患者将大声口述或提示改为内心提示，最终转化为自身内在的能力。

（3）知觉训练：知觉是发现信息的能力，是认识的第一步，是一种脑的高级功能。知觉包括所有的感觉功能，如视觉、空间觉、听觉、触觉等。较常见的知觉障碍的表现是失认症和失用症。失认症较失用症常见，是后天性的综合知觉障碍的具体表现，是借助某种感觉系统来认知事物的能力障碍，临床以半侧空间失认和半侧身体忽略最为常见。

1）半侧空间失认（unilateral spatial neglect，USN）：半侧空间失认又称偏侧忽略，是对损伤大脑半球对侧的刺激无反应或不能定位的一种状态。护理时应做到：①医护人员及家属与患者交谈或做治疗时尽可能站在患者忽略侧，将患者急需或喜欢的物品故意放在患者的忽略侧，促使其注意。②阅读时，可在忽略侧的阅读起始点处放上颜色鲜艳的规尺或让患者用手摸着书的边缘，用手指沿行间移动，以利于引起患者的注意，避免漏读。③加强患侧感觉输入，如多给予患者忽略侧一些感觉刺激，可在患者注视下，用健手摩擦或用粗糙布料、冰块刺激其忽略侧肢体，让患者感知它的存在，边观察边重复做这些刺激，并用语言提醒患者视觉上注意其患侧。④利用躯干向忽略侧旋转，向健侧翻身，用患侧上肢或下肢向前伸展，或用健侧上肢带动患侧上肢向前伸，以提醒患者意识到忽略侧的存在，并注意患侧的保护。

2）半侧身体忽略：主要方法是通过增加感觉输出帮助辨认身体结构部分，具体包括：①触摸被忽视的身体部分，要求患者辨认出来，或向患者反复强调。②让患者通过含左右转弯的路线，将其行为的正确性及时地反馈给患者，这样能够帮助患者恢复对身体的左右侧方向的知觉。③使用彩带、手镯或手表等物品来表示患者身体的左侧或右侧。④对于自己身体空间意识不清的患者，需要空旷的走廊和活动空间，以避免患者碰到家具或其他物体，也需要重复提示患者有关身体的位置。

3）左右分辨障碍：反复辨认身体的左方或右方；接着辨认左方或右方的物体；反复使用"左"和"右"的口令让患者执行，如"伸出你的右手"，"把你左边的书给我"。

4）躯体失认：训练时可用人的轮廓图或小型人体模型让患者学习人体的各个部分及名称，再用人体拼图作业让患者拼图；同时刺激患者身体某一部分，让其说出这一部分的名称等。

5）手指失认：反复对患者不同的手指予以触觉刺激，让其说出手指的名称。

6）疾病失认：康复治疗较困难，主要是要经常提醒家属和康复护理人员做好患者的监护工作，一般于病后3~6个月可自愈。

7）穿衣失用：可通过暗示或提醒，指导患者穿衣，甚至可一步一步地用语言指导并手把手地教患者穿衣。最好在衣服上下和衣服左右做明显的标记以引起注意。

8）空间定位障碍：可设计各种需要分辨不同空间方位的作业让患者进行练习，如安排患者从事整理壁橱或橱柜内容物一类的活动。通过功能性活动实践使已掌握的基本的空间定位概念最终泛化到实际生活中去。

9）地形定向障碍：如果地形定向障碍与左侧忽略或空间关系障碍等有关，应主要治疗这些更为基础的视知觉技能障碍。对地形定向障碍患者进行功能训练时，可让患者反复练习从一个地点走到另一个指定地点。路线的设计要从简短逐渐过渡到曲折复杂。常用的和重要的路线要反复练习。当地形定向障碍难以改善时，可以让患者学会利用地图或通过死记硬背的方法来记住置身环境的特征，嘱患者不要独自外出等。环境适应包括增设路标，采用彩色指引线将患者每日必经之路作出指示标记，引导患者到达目的地而不迷失方向。

10）空间关系障碍：包括自身空间定位训练和物体与物体之间相互定位关系的训练，前者训练患者根据指示进行自身定位，如指令患者"坐在我身边"，"站在桌子后面"；后者是让患者用积木、火柴、木钉板等练习各种复制作业，可逐渐从实物复制到图画复制，从平面图到立体图。

11）物体恒常性识别障碍：将同一物品以不同角度呈现，或以多种规格呈现，并将其与形状相似的其他物品进行比较；训练时要求患者在了解自己存在的问题的基础上，把日常生活中常用又容易混淆的物品贴上标签注明。

12）图形背景分辨困难：可将三种不同的物品摆放在患者面前，要求患者用看而不是用摸的方法将其找出，逐渐增加物品的数量和相似度；训练要求反复练习影响日常生活的活动直至能够无意识地完成。同时要做到环境简明有序，物品分类放置；让患者意识到自己的问题，找东西时养成放慢速度并系统地搜索的习惯。

（4）智力训练：智力训练与记忆训练是紧密结合在一起的。智力训练效果好则会促进记忆功能的改进，而记忆功能的改善又会进一步推动患者智力的恢复。智力训练分为观察力、自然事物分类能力、数字与数学计算能力、视觉空间辨识能力与想象力的训练五方面。

1）观察能力：观察是一种以感知过程为基础，根据一定的目的进行有组织、较持久的知觉。观察带有"思维的色彩"，是感知觉的最高形式，是人们认识世界的重要途径。观察能力就是在有目的、有组织、有思维参与的感知过程中形成的一种稳固的认识能力，是智能构成的一个重要因素。适当设计一些游戏提高患者观察能力，如大家找错误、隐藏的戒指、找蟑螂、找不同、找字、捉迷藏等。

2）自然事物分类能力：分类就是按照一定的标准把事物分成组。分类的实质是为了认识事物之间的差别和联系。分类是从比较中派生出来的，和概括紧密相连。一般来说，只有概括出不同事物之间的共同属性之后，才能对事物进行分类。分类的过程也伴随着概括活动和概念的形成。分类能力对知识经验的条理化、结构化、系统化有着重要的影响。训练分类能力是智能培养的重要方面之一，如进行水果分类、蔬菜分类、厨具分类、车子分类等游戏可提高患者自然事物分类能力。

3）数字与数学计算能力：主要指数字概念的理解和在简单的计数运算过程中所具备的数学逻辑思维能力。设计一些游戏提高患者数字与数学计算能力，如数学计算、数西瓜、买菜、数工具、数海豹、数昆虫等。

4）视觉空间辨识能力：空间能力是人们对客观世界中物体的空间关系的反应能力。空间能力主要包括空间知觉能力和空间想象能力两个方面。空间知觉能力包括形状知觉、大小知觉、深度与距离知觉、方位知觉与空间定向等方面。空间想象能力是指人对二维图形和对物体的三维空间特征（方位、远近、深度、形状、大小等）和空间关系的想象能力。事物顶部的分析、四块拼图、倒影训练等游戏可提高患者视觉空间辨识能力。

5）想象力：想象是人们对头脑中原有的表象经过加工改造和重新组合而产生新的形象的心理过程，是一种高级而复杂的认知活动。形象性和新颖性是想象活动的基本特点。它主要通过处理图形信息，以直观的方式呈现在人们的头脑中，而不是以词语、符号以及概念等方式呈现。适当设计一些游戏以提高患者的想象能力，如猜字、七巧板拼图、推箱子、虫子吃苹果、怪物猜想等。

4. 指导患者进行一些有益的训练

（1）右脑训练：使用一些右脑功能训练游戏，使患者能够进行脑活性化训练。对右脑后半部中枢进行感性刺激，使脑功能得到明显改善，如麻将、五子连珠、象棋、跳棋等。

（2）计算机辅助训练：应用计算机辅助认知功能障碍的康复训练，具有训练题材丰富、指令准确、时间精确、训练标准化的特点，且难度分等级，循序渐进，具有挑战性，评估和训练结果能及时反馈，有利于患者积极主动参与。

（3）音乐康复：通过音乐的特有刺激功能，与其他治疗手段相结合，加大对患者的干预，促使其尽快、尽好地唤醒认知能力，逐渐走向恢复。音乐康复治疗可以贯穿整个治疗中。每周治疗 2 次，每次 30 分钟。治疗形式可以个别进行，也可以集体进行。

5. 将认知康复训练和日常生活活动相结合　康复护理人员 24 小时与患者密切接触，患者的日常生活活动大多是在病房进行的，如果把认知康复训练的内容贯彻到日常护理工作中，给患者制定符合实际生活需求的行为训练计划，协助、督促其完成，这样患者在康复的过程中，能够尽可能地维系正常的生活方式和准则，减少由于疾病带来的行为障碍，效果会更好。

6. 督导患者持之以恒地坚持训练　建立恒定的每日活动常规，让患者不断地重复和练习。如按照一定的规律排列数字、物体分类、搭建积木以建立立体性空间结构，反复记忆和逻辑推理训练等。这些看似简单的举措，只要坚持下去，就会对患者有不小的帮助。

7. 营造积极的生活氛围　训练时康复护理人员和家人要多鼓励患者，同时应把患者视为具有独立能力的个体，鼓励其完成力所能及的日常事务，这对于树立患者的自信心是很有帮助的。

8. 根据患者的功能状况组织集体活动　通过为患者组织有趣、有益和合理的活动，既丰富了生活内容、增加了生活乐趣，同时又可通过记忆训练来缓解病情和改善症状，提高患者的生活质量。

临床上单一、典型的认知障碍病例较少，通常多种症状混杂存在。根据患者的具体情况综合运用各种康复措施，如各种运动疗法、认知康复、心理康复、言语康复、日常生活活动能力训练、康复工程和药物治疗等，综合康复能更好地促进中枢神经功能的恢复，使认知康复取得更好的效果。

【健康教育】

1. 动员家庭成员参与治疗，持之以恒　尽早向家属和陪护传授最基本的康复治疗和护理知识，使其了解训练的持续性、长期性和艰巨性，将康复训练和护理贯穿于日常生活中，以保证患者在家庭中得到长期、系统和合理的治疗。

2. 家庭护理指导　指导患者家属或陪护掌握日常生活护理的相关事宜。对因认知功能障碍影响日常生活活动能力的患者，要有专人按时安排患者吃饭、服药、休息和外出活动等日常生活。最好制定一个时间表，让患者进行规律的生活活动和训练。将患者服用的药品放在一个固定的地方，并贴上标明药品名称、用法、剂量的标签，保证用药安全。地形定向障碍患者外出时带上标记家庭地址、电话和回家路线用的卡片，以备患者迷路时能够被护送回家。

第九节　皮肤的康复护理

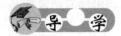

　　患者，女性，82岁，身体略肥胖，因卒中后遗症，左侧肢体瘫痪，不能自理和自主翻身活动，长期卧床。入院时，骶尾部三期压疮，约5cm×8cm范围，患者痛感明显。住院后按照压疮护理要求，每日定时翻身，压疮部位予以衬垫、保持皮肤清洁、配合增加全身营养、局部换药、去除感染等治疗，压疮逐渐痊愈。

　　重点：压疮的成因、易患人群和部位、预防、治疗和康复护理。
　　难点：压疮的临床分期、评估、康复护理。

【概述】

（一）概念

压疮（pressure sores）是身体局部组织长期受压，血液循环障碍，局部组织持续缺血缺氧，营养缺乏，致使皮肤失去正常功能而引起的组织破损或坏死。压疮是临床常见的并发症，是长期卧床患者皮肤出现的最严重的问题。压疮最早称为褥疮（bed sores），常见于卧床、活动障碍的患者，因此普遍认为压疮是"由于躺卧引起的溃疡"。实际上，压疮并非仅由躺卧引起，也可发生于长期坐位（如坐轮椅）的患者。引起压疮最基本、最重要的因素是由于压迫造成的局部组织缺血、缺氧，故又称为"压力性溃疡"。

压疮是全身、局部因素综合作用所引起的皮肤组织变性、坏死的病理过程。压疮本身不是原发疾病，大多是伴随其他原发病以及护理不当而造成的损伤。发生压疮后不仅给患者带来痛苦，加重病情，延长康复时间，严重时可因继发感染引起败血症而危及生命。因此，要积极预防，采取局部治疗为主、全身治疗为辅的综合防治措施。康复护理人员要充分认识到压疮的危害性，了解病因和发生发展规律，掌握防治技术，才能自觉地、有创造性地做好压疮的预防、护理和治疗工作。

（二）病因

1. 压力因素　压疮不仅可由垂直压力引起，也可由摩擦力和剪切力引起，通常是 2～3 种力联合作用所致，其中压力是最主要的因素。

（1）垂直压力（pressure）：引起压疮最主要的原因是局部组织受到持续性的垂直压力，如长期卧床或长期坐轮椅，夹板内衬垫放置不当，石膏内面不平整或有渣屑等，使局部组织长时间受压造成压疮。

（2）摩擦力（friction）：摩擦力作用于皮肤，易损害皮肤的角质层。当患者在床上活动或坐轮椅时皮肤经常受到床单和轮椅垫表面的逆行阻力摩擦。皮肤擦伤后，受到潮湿、污染而易发生压疮。

（3）剪切力（shearing force）：是由两层组织相邻表面之间的滑行而产生的进行性的相对移动所引起，由摩擦力与压力相加而成，与体位有密切的关系。如患者平卧抬高床头时身体下滑，皮肤与床铺之间出现平行的摩擦力，加上皮肤垂直方向的重力，导致剪切力的产生，引起局部皮肤血液循环障碍而发生压疮。

2. 潮湿等刺激　皮肤经常受到汗液、尿液、各种渗出引流液等物质的刺激而变得潮湿，导致酸碱度改变，使表皮角质层的保护能力下降，皮肤组织易于破溃，且很容易继发感染。

3. 营养状况　全身营养障碍，营养摄入不足，导致蛋白质合成减少，出现负氮平衡，皮下脂肪减少，肌肉萎缩，受压处缺乏肌肉和脂肪组织的保护，引起血液循环障碍而出现压疮。

4. 年龄因素　老年人由于皮肤松弛干燥，缺乏弹性，皮下脂肪萎缩、变薄，皮肤的易损性增加。

5. 其他因素　多种疾病状态下，如糖尿病患者皮肤抵抗力较为薄弱易于破损，骨折患者给予石膏或牵引固定制动后局部组织血液循环障碍等易发生压疮。

【评定】

（一）压疮的临床分期

根据压疮的临床表现一般可分为四期：

第一期：瘀血红润期。为压疮初期，局部皮肤受压或潮湿刺激后，出现红、肿、热、痛或麻木，短时间内不能消退。此期皮肤完整性未被破坏，为可逆性改变，如果及时去除致病原因，可阻止压疮的发展。

第二期：炎性浸润期。红肿部位继续受压，逐渐呈紫红色，血液循环得不到改善，致静脉回流受阻，局部静脉瘀血。皮下可产生硬结，皮肤因水肿而变薄，易出现水疱、破溃。皮肤破溃后，可显露出潮湿红润的疮面。此期患者有痛感。如果不采取积极措施，压疮则继续发展。

第三期：浅度溃疡期。静脉血液回流进一步障碍，局部瘀血导致血栓形成，组织缺血缺氧，表皮水疱逐渐扩大、破溃，真皮层疮面有黄色液体渗出，发生感染后表面有脓液覆盖，浅层组织坏死形成溃疡，患者疼痛加重。

第四期：坏死溃疡期。为压疮严重期，坏死组织侵入真皮下层和肌肉层，感染可向周围及深部扩展，甚至深达骨面。创面脓性分泌物增多，有臭味，坏死组织发黑，严重者细菌入血易引起败血症，造成全身感染。

（二）压疮的评定

多采用美国压疮学会压疮分类和 Shea 分级。

1. 美国压疮学会分类（表 4 – 11）

表 4 – 11 美国压疮学会分类法

分类	表现
Ⅰ度压疮	局部皮肤红斑，皮肤完整
Ⅱ度压疮	皮肤损害涉及表层或真皮层，可见皮损或水疱
Ⅲ度压疮	皮肤损害涉及皮肤全层及皮下脂肪交界组织，可见较深创面
Ⅳ度压疮	损害广泛，涉及肌肉、骨骼和结缔组织

2. Shea 分级

①损害涉及表皮，包括表皮红斑或脱落。②损害涉及皮肤全层及其皮下脂肪交界组织。③损害涉及皮下脂肪和深筋膜。④损害涉及肌肉，深达骨骼。⑤损害涉及关节或体腔（直肠、小肠、阴道或膀胱），形成窦道。

3. 压疮危险因素评定

可通过评分方式，如对患者的精神状态、意识状态、营养状态、活动情况、排泄控制等情况进行评估，测知患者发生压疮危险性的高低。目前常用的评估法有 Braden 评分法和 Norton 评分法等。

（1）Braden 评分法（表 4 – 12）：是目前国内外用以预测压疮发生的最常用的方法之一，包含六个因素：活动性、运动能力、摩擦力和剪切力、湿度、感觉和营养状况。每个因素为 1 ~ 4 分，总分为 23 分，其分值越低，发生压疮的危险性越高。15 ~ 18 分为轻度危险；13 ~ 14 分为中度危险；10 ~ 12 分为高度危险；9 分以下为极度危险。评分 ≤12 分，则属于高危患者，应积极采取相应的护理措施，实施压疮的重点预防。

表 4 – 12 Braden 评分法

因素/分值	4	3	2	1
活动：身体活动程度	经常步行	偶尔步行	限于床上	卧床不起
活动能力：改变和控制体位能力	不受限	轻度受限	严重受限	完全不能
摩擦力和剪切力	无	无明显问题	潜在危险	有
感觉能力	正常	轻度丧失	严重丧失	完全丧失
潮湿：皮肤暴露于潮湿的程度	很少发生	偶尔发生	非常潮湿	持久潮湿
营养：摄食状况	良好	适当	不足	恶劣

（2）Norton 评分法（表 4 - 13）：是公认的预测压疮发生的有效评分方法，特别适用于评估老年患者。包含五个因素：精神意识状态、身体状况、活动性、运动能力、排泄控制。每个因素为 1~4 分，总分 20 分，其分值越低，发生压疮的危险性越高。评分 ≤14 分，提示中度危险；评分 ≤12 分，提示高度危险；18~20 分之间，提示发生压疮危险性约为 50%。

表 4 - 13 Norton 评分法

因素/分值	4	3	2	1
意识状态	清醒	淡漠	模糊	昏迷
营养状况	好	一般	差	极差
运动	运动自如	轻度受限	重度受限	运动障碍
活动	活动自如	扶助行走	依赖轮椅	卧床不起
排泄控制	能控制	尿失禁	大便失禁	二便失禁

【康复护理】

（一）护理评估

1. 易患人群的评估

（1）神经系统疾病患者：如昏迷、瘫痪者，自主活动丧失，长期卧床，身体局部组织长时间受压。

（2）肥胖患者：因体重过重而加大了承重部位的压力。

（3）老年、体弱、营养不良患者：受压处缺乏肌肉、脂肪组织的保护。

（4）水肿患者：皮肤的抵抗力减低。

（5）疼痛患者：为减轻疼痛而处于强迫体位，活动减少。

（6）石膏固定等患者：翻身、活动受限。

（7）大、小便失禁患者：皮肤经常受到粪便、潮湿的刺激。

（8）发热患者：排汗增多，汗液刺激皮肤。

（9）使用镇静剂的患者：自主活动减少。

2. 易患部位的评估 压疮多发生在缺乏脂肪组织保护、无肌肉包裹或肌层较薄的骨隆突处及受压部位。不同体位下，受压点不同，其好发部位也不同。

（1）仰卧位：好发于枕骨粗隆、肩胛部、肘部、脊柱椎体隆突处、骶尾部、足跟部。

（2）侧卧位：好发于耳部、肩峰、肘部、髋部、膝关节的内外侧、内外踝。

（3）俯卧位：好发于面颊部、耳廓、肩部、女性乳房、男性生殖器、髂嵴、膝部、脚趾。

（4）坐位：好发于坐骨结节处。

（二）护理诊断/问题

1. 潜在并发症——压疮　与长期卧床、制动，活动受限有关。

2. 皮肤完整性受损　与骨突部位皮肤受压、疾病等所致皮肤营养障碍，防护不当有关。

（三）康复护理措施

1. 压疮的预防措施

（1）避免局部组织长期受压：间歇性地解除压力是有效预防压疮的关键，经常翻身是简单而有效地解除卧床患者身体压力的方法。如果局部受压时间过长，即便是较小的压力，也可阻碍血液循环而导致组织损伤，故须经常更换患者体位，使骨隆突部位交替地减轻压迫，轮流承受身体的重量。一般每2小时翻身1次，必要时每30分钟翻身1次。建立床头翻身卡，翻身后记录时间、体位及皮肤情况。

（2）局部按摩：患者变换体位后，对受压部位应进行按摩，重点是骶尾部、肩胛区、髂嵴、股骨大转子、内踝、外踝、足跟及肘部，以改善局部血液循环，促进静脉回流，预防压疮的发生。按摩手法使用大、小鱼际肌紧贴患者皮肤，用力适度，避免摩擦，每个部位按摩5~10分钟。但对于因受压出现反应性充血的皮肤组织则不主张按摩，因为如果皮肤受压时间较短，变换体位后一般可在30~40分钟内恢复正常，不会使软组织损伤形成压疮，所以无需按摩；如果持续发红，表明软组织已受损，如果此时按摩将导致更严重的创伤。

（3）使用防护用具：患者应采用软枕或其他衬垫垫于骨突处或支持于身体空隙处，或使用柔软透气的垫圈置于骨隆突部位，减少骨隆突处皮肤与床垫的摩擦，也可采用翻身床、气垫床、水床、电动旋转床等减轻局部的压力。使用石膏、夹板、牵引的患者，衬垫应松软适度，尤其应注意骨骼突起部位的衬垫，要仔细观察局部皮肤变化和肢端皮肤颜色改变情况，认真听取患者反应。如对使用夹板的患者需经常调整夹板位置、松紧度、衬垫等，若患者在夹板固定后出现与骨折疼痛性质不一样的持续疼痛，则有可能形成了压疮，应立即给予松解、调整固定以解除局部受压。如发现石膏绷带凸凹不平，应立即通知医生，及时予以修整。对于长时间使用轮椅的患者，坐骨结节处是最易发生压疮的部位，除在骨隆突处使用衬垫、棉垫、气圈、减压贴等以减轻局部组织受压外，还可指导患者定时移动或变换受压部位，在轮椅上通过前倾后仰、侧斜等活动改变局部受压情况，或使用电动轮椅调整体位预防压疮。

（4）避免摩擦力和剪切力：摩擦易损害皮肤角质层，应防止患者身体滑动。平卧位如需要抬高床头，一般不应高于30°；如需半卧位时，为防止身体下滑移动，可在足底部放一木垫，并屈髋30°，于腘窝下衬垫软枕。长期坐位时，应适当给予约束，防止患者身体下滑。协助患者翻身、更换床单及衣裤时，必须抬起患者的身体，避免拖、拉、拽等动作，以免形成摩擦力而损伤皮肤。使用便盆时，应协助患者抬高臀部，不可硬塞、硬拉，必要时在便盆边缘垫以软纸、布垫或撒以滑石粉，防止擦伤皮肤。

（5）保护患者的皮肤：保持患者皮肤和床单的清洁干燥是预防压疮的重要措施。皮肤一旦受损，或受到汗、尿、粪、渗出液的浸渍，极易发生压疮，因此应积极处理，促进愈合。根据患者病情及皮肤情况每日用温水清洁皮肤，保持床铺和衣物清洁、干燥、平整、无碎屑。清洁皮肤时对瘫痪的肢体部位禁忌使用刺激性强的清洁剂，且不可用力擦拭，防止损伤皮肤。对易出汗的部位如腋窝、腘窝、腹股沟等，可使用爽身粉保持皮肤干燥。对大小便失禁患者，应及时清洗干净，局部涂以凡士林软膏保护、润滑皮肤，但严禁在破溃的皮肤上涂抹。小儿要经常更换尿布，对于长时间卧床的婴幼儿，臀部易受压或由于大小便排泄的刺激而导致的臀部发红情况，可给予臀部烤灯治疗以促进局部血液循环。

（6）增进患者营养：营养不良既是导致压疮发生的内因，也是直接影响压疮愈合的因素。合理的膳食营养是改善患者体质状况，促进创面愈合的重要条件。对出现压疮的患者应给予高蛋白、高热量、高维生素饮食，保证正氮平衡，促进创面愈合。维生素C及锌在伤口的愈合中起着重要的作用，也应给予补充。另外，水肿患者应限制水和盐的摄入，脱水患者应及时补充水和电解质。

（7）鼓励患者活动：指导患者在不影响疾病治疗的情况下，积极主动活动，防止因长期卧床不动而导致的各种并发症。鼓励参与力所能及的日常活动，采用静、动结合的休息方式。对于活动时可能产生疼痛的患者，在不影响病情的情况下，适当给以止痛药，便于其活动。对长期卧床的患者，每日应进行全范围关节运动（range of motion），维持关节的活动性和肌肉张力，促进肢体血液循环，减少压疮发生。

2. 压疮的护理

压疮发生后，应积极治疗原发病，增加全身营养，加强局部治疗和护理。

（1）瘀血红润期：应加强护理，去除病因，使之不再继续发展。可增加翻身次数，保持床铺平整、干燥、无碎屑，避免摩擦、潮湿和排泄物对皮肤的刺激，改善局部的血液循环，加强营养，增强机体的抵抗力。

（2）炎性浸润期：应保护皮肤，避免感染。除继续加强上述措施外，有水泡时，未破的小水疱要减少摩擦，防止破裂感染，使其自行吸收。大水疱可在无菌操作下用注射器抽出疱内液体，不必剪去表皮，局部消毒后，用无菌敷料包扎。根据情况可采用紫外线或红外线照射治疗。紫外线照射治疗可起到消炎、杀菌和促进伤口愈合的作用。对一期、二期压疮疗效明显，对各类细菌感染的疮面均有较好的杀菌效果，遵医嘱每天或隔天照射1次。红外线照射治疗有消炎、促进血液循环、增强细胞功能等作用，可使疮面干燥，减少渗出，有利于组织的再生和修复。

（3）浅度溃疡期：应保持局部清洁、干燥，以鹅颈灯距疮面25cm照射局部，每天1～2次，每次10～15分钟。照射后以外科无菌换药法处理疮面。还可采用鸡蛋内膜、纤维蛋白膜、骨胶原膜等贴敷疮面治疗。

（4）坏死溃疡期：应清洁疮面，去除坏死组织，保持引流通畅，促进愈合。也可配合采用清热解毒、活血化瘀、祛腐生肌和收敛的中药进行治疗。如疮面有感染时，轻者可用无菌等渗盐水或1∶5000呋喃西林溶液清洗疮面后，再用无菌凡士林纱布及敷料包扎，1~2天更换敷料1次。

过去普遍认为保持压疮疮面干爽清洁可促进疮面愈合，现代研究发现在无菌条件下，保持疮面湿润更有利于疮面上皮细胞形成，促进肉芽组织生长和疮面的愈合，提出了湿润疗法。湿润疗法所采用的闭合性敷料可为创面愈合创造适宜的环境，便于新生上皮细胞覆盖在伤口上，促使创面愈合。理想的保湿敷料透气性好，如透明膜、水胶体、水凝胶等。对大面积深达骨骼的压疮，应配合医生清除坏死组织，植皮修补缺损组织，缩短压疮病程，减轻患者痛苦。肌皮瓣移植修复术对暴露的骨面或死腔覆盖及填塞有较好疗效。

【健康教育】

1. 知识介绍 向患者及家属介绍压疮发生、发展和治疗护理的知识，以及经常改变体位和预防压疮的重要性，使患者和家属积极参与自我护理。

2. 皮肤的检查 指导患者及其家属应经常检查皮肤，及时发现皮肤受压情况并予以处理。

3. 清洁卫生 指导患者及其家属保持皮肤及床铺的清洁卫生，避免潮湿、渣屑等不良刺激。

4. 减轻皮肤压力 在长期卧位或坐位时应采用减轻压力的方法，对受压处的皮肤适当进行按摩。

5. 适当活动 指导或协助患者有计划、适量地进行肢体或全身活动。

6. 增强营养 指导患者合理饮食和用药，加强营养，增强体质和皮肤抵抗力。

第十节 心肺功能的康复护理

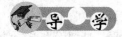

患者，男性，60岁，有慢性咳嗽、咳痰病史10余年。每遇感冒常引起咳嗽、咳痰、喘息发作，以冬春季节为甚，且逐年加重。近1周出现发热、气短明显加重，伴双下肢水肿。平卧受限，双肺呼吸音粗，右下肺可闻及细小湿啰音。心尖搏动在左腋前线第5肋间，心界明显扩大，可闻及奔马声，二尖瓣、三尖瓣区可闻及3/6级收缩期吹风样杂音，主动脉瓣区第二心音亢进。诊断：慢性阻塞性肺疾病、心功能Ⅳ级。

重点与难点

重点：呼吸运动训练的方法，心肺功能不全的康复护理。

难点：呼吸运动训练的方法。

【概述】

心肺功能是人体新陈代谢的基础，也是人体运动耐力的基础。心血管系统和呼吸系统虽然分属于两个不同的系统，但功能上密切相关，其功能障碍的临床表现接近，康复治疗、康复护理亦相互关联。同时，一个系统的障碍必然会影响另一个系统的功能，因此目前主张把心肺功能作为一个单元来考虑。

【评定】

心肺功能康复评定的第一步就是全面和详细地询问病史，进行体检、实验室检查（心肌酶、胆固醇、甘油三酯等）、特殊检查（胸部 X 线、心电图、心脏导管检查等），了解临床治疗等情况。

（一）心电运动试验

心电运动试验（exercise testing）是以观察运动应激状态下心电图变化的试验，是指通过逐步增加运动负荷，并通过试验前、中、后心电图的表现和体征的反应来判断心肺功能的试验。心脏功能具有较大的潜力，安静时的心率与运动状态下的心率差别很大，在一定范围内，随着运动强度的增加，心脏负荷相应增加，心脏耗氧量增加。当心脏有病变时，由于心脏具有较强的代偿潜力，安静心电图可以表现正常，但在运动状态下增加心脏的负荷到一定程度，心脏就会出现一些异常改变，通过分析这些改变，可以作为诊断心脏疾病、判断冠状动脉病变程度及预后、判断患者参加运动或活动危险性的依据，同时可定量评估心脏生理功能储备能力和体力活动能力的大小，为制定运动处方、评定康复治疗效果提供定量依据。

1. 运动方式

（1）活动平板（treadmill）：又称跑台测功计，是装有电动传送带的运动装置，其速度和坡度可以调节。患者在其上步行或跑步，根据所选择的运动方案，仪器自动分级依次递增平板速度及坡度，调节运动负荷量，直到患者达到次级量水平，通过分析运动前、中、后的心电图变化判断结果。其优点包括接近日常活动生理，易掌握；速度、坡度的调节范围大；实验选用范围大。所得到的各种坡度、速度时的心血管反应可直接用于指导患者的步行锻炼。同时，在运动中连续监测心电改变，可提高其安全性。

（2）踏车运动（bicycle ergometry）：患者在机械或电动功率自行车上进行运动。与活动平板相比，其优点是无噪音，运动中心电图记录较好，不易受运动动作的干扰，进行血压测量也比较容易，患者心理上的负担较轻；缺点是对某些体力较好者往往不能达到最大心脏负荷。此外，运动时患者受意志影响而中止运动，一些老年人或不会骑车者比较难以完成。

（3）手摇车运动：原理与踏车运动相似，只是将下肢踏车改为上肢摇车。

2. 试验方案 应根据试验目的选择合适的方案；运动的起始负荷必须低于患者的最大承受能力；每级运动负荷最好持续 2~3 分钟，以达到心血管的稳定状态；试验的运动时间最好在 6～12 分钟。

（1）活动平板试验：可用极量运动试验修订的 Bruce 方案（表 4 – 14）。

表 4 – 14　修订的 Bruce 方案

阶段	速度（km/h）	坡度（%）	时间（分钟）	心功能容量（METs）
1	2.7	0	3	2
2	2.7	5	3	3
3	2.7	10	3	5
4	4.0	12	3	7
5	5.5	14	3	10
6	6.9	16	3	13
7	8.0	18	3	16
8	8.9	20	3	19
9	9.7	22	3	22

在选好试验方案，安排好监测仪器和准备好安全措施之后，即可按方案中规定的阶段，选定坡度、速度和时间，逐渐连续地进行，直到出现终止试验的指征时，立即停止试验，让患者休息。记录下运动试验终止阶段处的 METs 值，当时的血压、脉搏或心率。此时的 METs 相当于患者的症状限制性心功能容量，心率相当于峰心率。前者可以用来评定患者心脏的功能级，两者对决定运动处方都是关键的参数。

（2）踏车试验：运动负荷要求，男性 300kg/min 起始，每 3 分钟增加 300kg/min；女性 200kg/min 起始，每 3 分钟增加 200kg/min。

（3）手摇车试验：用于下肢功能障碍者。运动起始负荷 150～200kg/min，每级负荷增量 150～200kg/min，时间 3～6 分钟。

（4）简易运动试验：采用定时运动法，用于体力能力无法进行活动平板或踏车的患者。患者尽力行走 6 分钟，计算所走的距离。距离越长，说明体力活动能力越好。采用固定距离法，如固定距离 30m，计算完成该距离的时间。

3. 注意事项

（1）试验前必须用最通俗、扼要的方式向患者介绍心电运动试验方法，取得患者的合作。

（2）试验前停用影响试验结果的药物，包括洋地黄制剂、硝酸甘油、双嘧达莫、咖啡因、麻黄碱、奎尼丁、普鲁卡因胺、钙拮抗剂、普萘洛尔、血管紧张素转换酶抑制剂、酚噻嗪类等。

（3）感冒或其他病毒、细菌性感染后 1 周内不宜参加试验。

（4）室内温度最好为 22℃ 左右，湿度小于 60%；试验前 1 天内不参加重体力活动；不可饱餐或空腹，一般于饭后 2 小时左右进行试验；试验前 2 小时禁止吸烟、饮酒。

4. 运动试验结果判断　目前国内外较公认的判断运动试验的阳性标准主要为：①运动诱发典型心绞痛。②运动中及运动后（2 分钟内）心电图出现 ST 段下斜型或水平型下移≥0.1mV，持续时间至少大于1分钟。常见ST-T改变类型。③运动中收缩期血压下降（低于安静水平）。符合以上条件之一，可以评为阳性。以上标准不能简单地套用，可以作为临床诊断的参考，而不等于临床诊断。

5. 运动终点　运动时出现心电图异常、血压异常、运动诱发严重心律失常。此外，出现仪器故障也应该作为试验的终止指标。出现以下指征应停止运动：

（1）绝对指征：①运动负荷增加，而收缩期血压降低（低于安静水平）。②运动负荷增加时，心率不增加，甚至下降。③出现明显心绞痛（中等程度以上）。④心脏起搏器出现故障。⑤出现中枢神经系统症状，如共济失调、头晕、恶心等。⑥出现末梢循环灌注不良，如面色苍白、发绀、冷汗等现象。⑦出现运动诱发的严重心律失常，如阵发性室性心动过速、频繁出现多源性或成对的早搏等。⑧心电图在技术上难以辨认运动装置故障或心电仪器故障。⑨收缩期血压超过250mmHg，或舒张期血压超过120mmHg。⑩患者要求停止运动。

（2）相对指征：①ST段下移或上抬（弓背向上）≥2～4mm或电轴明显偏移。②胸痛加剧。③疲劳，呼吸急促或困难，下肢无力。④持续的一般性心律失常，如室上性心动过速。⑤束支传导阻滞加重，与室性心动过速难以鉴别。⑥运动负荷增加而收缩期血压降低10～20mmHg以上。

6. 临床应用

（1）适应证：患者病情稳定，无感染及活动性疾病；神智清楚，主观配合，无四肢功能障碍影响步行和踏车者。

（2）禁忌证：①未控制的心力衰竭，严重的左心功能障碍，严重心律失常，包括室性或室上性心动过速、多源性室早、快速型房颤、Ⅲ度房室传导阻滞等。②不稳定型心绞痛、近期梗死后非稳定期，急性心包炎、心肌炎和心内膜炎，未控制的严重高血压，急性肺动脉栓塞或梗死，肺水肿，全身急性炎症、传染病和下肢功能障碍等。③确诊或怀疑主动脉瘤，严重主动脉瓣狭窄，血栓性脉管炎或心脏血栓形成，精神疾病发作期或严重神经官能症。

（3）安全性：心电运动试验的死亡率平均为1/10000，运动诱发心肌梗死为4/10000，住院治疗者（包括心肌梗死）为5/10000，一般心血管异常者为1/1000。心血管意外与病例选择不当有关，故必须严格掌握运动试验的适应证和禁忌证。

（二）肺功能评定

肺功能测定主要包括肺容量、肺通气功能等。

1. 肺容量测定

（1）潮气量（tidal volume，TV）：平静呼吸时，每次呼出或吸入的气量。潮气量与呼吸频率决定了每分钟通气量。成人正常值为400～500ml。

（2）补吸气量（inspiratory reserve volume，IRV）：平静吸气后进一步吸气的最大气量。主要反映吸气肌的力量和储备功能。

（3）补呼气量（expiratory reserve volume，ERV）：平静呼气后进一步呼出的最大气量。主要反映呼气肌和腹肌的力量。

（4）残气量（residual volume，RV）：完成最大呼气后肺内残存的气量。临床上常以残气量占肺总量的百分比作为判断指标，残气量占肺总量百分比 >35% 表示阻塞性肺气肿，45%～55% 为重度肺气肿，65% 以上为严重肺气肿。

（5）功能残气量（functional residual capacity，FRC）：平静呼气后遗留在肺内的气量。功能残气量 = 补呼气量 + 残气量。足够的功能残气量使肺泡保持一定气量，具有稳定肺泡气体分压的作用。

（6）最大吸气量（inspiratory capacity，IC）：平静时吸入的气量加补吸气量。它与吸气肌力大小、胸肺顺应性有关，足够的最大吸气量才能保证肺活量和最大通气量的正常。最大吸气量降低，往往提示有限制性通气功能障碍的可能。

（7）肺活量（vital capacity，VC）：是深吸气后，做一次最大的呼气的气体量。肺活量 = 最大吸气量 + 补呼气量，它反映肺和胸廓的发育状况和功能水平，与性别、年龄、体表面积相关。

2. 肺通气功能测定

（1）时间肺活量：深吸气后尽快用力将气体呼入肺量计内描记呼气曲线。第 1、2、3 秒时间肺活量正常值分别为 83%、96%、99%。最常用的是第 1 秒钟的呼气量（FEV_1）及其与呼气总量的百分比。FEV_1 低于 70%（老年人 60%）说明气道阻塞，常见于肺气肿、支气管哮喘。

（2）最大呼气中期流速（MMEF）：测定方法与 FEV_1 相同，将用力肺活量分为四等份，取中间两等份容量与时间之比，即为最大呼气中期流速。MMEF 能更敏感地反映气道阻塞情况，并能反映小气道功能。正常值：男性约 3.37L/s，女性约 2.87L/s。

（3）最大自主通气量（maximal voluntary ventilation，MVV）：是指在单位时间内以最深最快的呼吸所得到的最大通气量，通常以每分钟计算。方法：让受检者取立位，先平静呼吸数次，取得平稳的潮气基线，然后让其做最深、最快的呼吸，连续 15 秒，将 15 秒内呼出或吸入的气量乘以 4，即为每分钟最大通气量。最大通气量与肺容量、气道阻力、胸/肺顺应性以及呼吸肌肌力都有关。正常人最大通气量应大于预计值的 80% 以上，60%～79% 为轻度降低，40%～59% 为中度降低，小于 40% 为重度降低。

3. 其他 肺功能的其他测定方法和指标还有：血气分析、右心导管测定肺动脉压以及呼吸肌力测定等。此外，通过对患者进行一些简单动作或短距离行走进行测试，可对肺功能作出初步评定（表 4 - 15）。

表 4 - 15　呼吸功能障碍程度评定

分级	评定内容
5 级	安静时就有气短，不能平卧
4 级	讲话、穿衣等轻微动作便感到气短
3 级	慢走即感气短
2 级	登楼、上坡时出现气短

续表

分级	评定内容
1级	一般劳动时较正常人容易出现气短
0级	日常生活能力和正常人一样

（三）有氧运动能力测定

有氧运动能力指机体进行以有氧代谢为主要能量来源的运动能力。国际上普遍采用最大吸氧量（maximal oxygen uptake，VO_2 max）和代谢当量（metabolic equivalent，METs）作为判定的指标。主要采用呼吸气分析的方法测定。

1. 最大吸氧量（VO_2max）　是指机体在运动时所能摄取的最大氧量，是综合反映心肺功能状态和体力活动能力的最好生理指标。最大吸氧量是有氧运动能力的最常用指标。其数值的大小取决于心输出量、动静脉氧分压差、氧弥散能力和肺通气量。VO_2 max随年龄的增长以每年 0.7% ~1% 的速度减低，这与肌肉组织代谢及心肺功能衰退有关。VO_2max 可以通过极量运动试验直接测定，也可用亚极量负荷时获得的心率负荷量等参数间接测定。直接测定多采用平板运动，不同的运动方式所测得的最大吸氧量有所差异。

间接测定的方式有：

（1）心输出量和动静脉氧分压差测定：VO_2 max = 心输出量 × 动静脉氧分压差。心输出量 = 每搏量 × 心率。

（2）呼吸气分析测定：VO_2 max = 吸气量 × 呼吸气氧分压差。肺通气量与 VO_2 max呈线性相关。呼吸气氧分压差：安静时为 4% ~5%，即吸入 100ml 空气时有 4~5ml 氧被人体吸收，运动中最大可增加 2 倍左右。

2. 代谢当量（METs）　是评估心肺功能的重要指标。1MET 相当于耗氧量（3.5ml/kg·min）。在制定运动处方时，运动强度是以 METs 作为临床参考依据。

代谢当量的应用：①判断体力活动能力和预后：关键的 METs 值（表4-16）。②用以判断心功能及相应的活动水平：由于心功能与运动能力密切相关，因而最高 METs 的水平与心功能直接相关（表4-17）。③用于表示运动强度和制定运动处方：METs 的大小可以反映运动的强度。在计算上可以先确定每周的能耗总量（运动总量）以及运动训练次数或天数，将每周总量分解为每天总量，然后确定运动强度，查表选择合适当量的运动方法，将全天 METs 分解到各项活动中，形成运动处方。④区分残疾程度：一般将最大 METs <5 作为残疾标准。⑤指导日常生活活动与职业活动：职业活动（每天小时）的平均能量消耗水平不应该超过患者峰值 METs 的 40%，峰值强度不可超过峰值METs 的 70% ~80%。

表4-16　关键的 METs 值反映体力活动能力

关键 METs 值	反映体力活动能力
小于 5METs	65 岁以下的患者预后不良
5METs	日常生活受限，相当于急性心肌梗死恢复期的功能储备

续表

关键 METs 值	反映体力活动能力
10METs	正常健康水平，药物治疗预后与其他手术或介入治疗效果相当
13METs	即使运动试验异常，预后仍然良好
18METs	有氧运动员水平
22METs	高水平运动员

表 4 – 17　各种心功能状态时的 METs 及可以进行的活动

心功能	METs	可进行的活动
Ⅰ级	≥7	携带 10.9kg 重物连续上 8 级台阶
		携带 36.32kg 重物进行铲雪、滑雪、打篮球、乒球、回力球或踢足球
		慢跑或走（速度为 8.045km/h）
Ⅱ级	≥5，<7	携带 10.9kg 以下的重物上 8 级台阶
		性生活
		养花种草类型的工作
		步行（速度为 6.436km/h）
Ⅲ级	≥2，<5	徒手走下 8 级台阶
		可以自己淋浴、换床单、拖地、擦窗
		步行（速度为 4.023km/h）
		打保龄球、连续穿衣
Ⅳ级	<2	不能进行上述活动

【康复护理】

（一）护理评估

1. 评估患者活动情况、功能水平、活动受限对机体的影响。

2. 评估目前的心肺功能状况、以往的生活方式以及可能影响心肺功能康复计划实施的有关因素。

3. 评估患者心理状况。

（二）护理诊断/问题

1. 活动无耐力　与缺氧、心功能减退、疲乏有关。

2. 气体交换受损　与低氧血症、二氧化碳潴留、肺血管阻力增高有关。

3. 焦虑和恐惧　与对医院环境不熟悉、对所患疾病缺乏认识、病程长、担心疾病的预后有关。

4. 有便秘危险　与进食少、活动少、不习惯床上排便有关。

（三）康复护理措施

心肺功能不全患者的康复护理措施是多样的，在制定康复计划时应根据患者心功能等各方面的评估资料综合考虑，在实施康复护理时，应遵循安全可调、因人而异，循序渐进、持之以恒，对患者实施全面康复的原则。

1. 心理康复指导　心理护理在心肺功能不全患者康复中占有重要地位。通过加强心理护理，唤醒患者的生活动力，调动患者自身的积极性和治愈疾病的信心，舒缓不良情绪。根据患者的心肺功能进行康复指导，如心肺功能较差者可指导患者采用听音乐、读报等方法缓解情绪，注意强度和刺激性，避免患者激动；心肺功能较好者，注意鼓励患者，及时肯定患者的进步，指导患者维持终身锻炼，帮助其早日回归正常工作生活。对于急躁情绪的患者应注意锻炼的安全性，不能随意增加运动量。与患者交流时，语言亲切、态度和蔼，与患者保持近距离接触，目光注视患者，耐心倾听患者的叙说，必要时应用肢体语言安慰患者，取得患者的信赖，使患者有被尊重、被关怀的感觉，充分体现人文关怀。

2. 休息与运动指导　休息是减轻心脏负担的重要方法，可使心肌耗氧量明显减少，肾供血量增加，有利于水肿的消退。除午睡外，下午适当增加卧床休息时间。急性期和严重心功能不全者应卧床休息，待心功能好转后可下床做一些散步、气功、太极拳等活动，但要掌握活动量。如果活动后出现脉搏 100 次/分，或比休息时增加 20 次/分，有心慌、气急、心绞痛发作或异搏感时应停止活动并注意休息。心功能不全患者常出现睡眠障碍，可指导患者采取不同的方法分散注意力，如阅读、喝热饮料等，必要时服用抗抑郁药物。气短发作者可采用深呼吸锻炼，更换体位或选择不同高度的枕头以助睡眠。

注意事项：①遵循个体化原则、循序渐进原则、持之以恒原则、兴趣性原则和全面性原则。②注意周围环境因素对运动反应的影响，定期检查和修正运动处方，避免过度训练。③运动时如出现胸部不适、无力、气短、骨关节疼痛等应停止运动，及时检查处理。④每次训练都必须包括准备活动、训练活动和结束活动。

3. 指导呼吸运动训练　呼吸运动是改善呼吸功能，促进血液循环，减轻心脏负担的一种运动，是肺疾病患者整体肺功能康复方案的一个重要组成部分。患者在开始训练呼吸运动之前，首先必须掌握正确的呼吸技术。呼吸技术训练要点是建立膈肌呼吸，减少呼吸频率，协调呼吸（即让吸气不在呼气完成前开始），调节吸气与呼气的时间比例。其目标为改善换气，增加咳嗽机制的效率；改善呼吸肌的肌力、耐力及协调性；保持或改善胸廓的活动度；建立有效呼吸方式；促进放松；教育患者处理呼吸急促；增强患者整体的功能。

（1）呼吸肌练习方法：改善呼吸肌的肌力和耐力过程称为呼吸肌训练（ventilatory muscle training，VMT）。临床用于治疗各种急性或慢性肺疾病，主要针对吸气肌无力、萎缩或进行吸气肌的训练。训练有三种形式：

1）横膈肌阻力训练（strengthen the diaphragm）：患者仰卧位，头稍抬高的姿势，先让患者掌握横膈吸气，在患者的上腹部放置 1～2kg 重的沙袋，让患者深吸气同时保持上胸廓平静，沙袋重量必须以不妨碍膈肌活动及上腹部鼓起为宜，逐渐延长患者阻力呼吸时间，当患者可以保持横膈肌呼吸模式且吸气不会使用到辅助肌约 15 分钟时，则可增加沙袋重量。

2）吸气阻力训练（inspiratory resistance training）：使用为吸气阻力训练特别设计的呼吸阻力仪器以改善吸气肌的肌力及耐力，并减少吸气肌的疲劳。方法：患者经手握式阻力训练器吸气，吸气阻力训练器有各种不同直径的管子提供吸气时气流的阻力，气道管径愈窄则阻力愈大，每天进行阻力吸气数次，每次训练时间逐渐增加到 20 分钟、30 分钟，以增加吸气肌耐力，当患者的吸气肌肌力或耐力有改善时，逐渐将训练器的管子直径减小。训练中避免任何形式的吸气肌长时间的阻力训练。如果出现颈部肌肉（吸气辅助肌）参与吸气，则表明膈肌疲劳。

3）诱发呼吸训练（incentive respiratory training）：诱发呼吸训练是一种低阻力的训练方式，或称为持续最大吸气技巧，强调最大吸气量的维持。方法：患者仰卧或半仰卧位，放松舒适姿势，做 4 次缓慢、轻松的呼吸，在第 4 次呼吸时做大呼气，然后将呼吸器放入患者口中，经由呼吸器做最大吸气并且持续吸气数秒钟，每天重复数次，每次练习 5~10 次。

（2）膈肌呼吸法（腹式呼吸）：膈肌呼吸不是通过提高每分钟呼吸量，而是通过增大横膈的活动范围以提高肺的伸缩性来增加通气的。横膈动增加 1cm，可增加肺通气量 250~300ml，深而慢的呼吸可以减少呼吸频率和分钟通气量，增加潮气量和肺泡通气量，提高动脉血氧饱和度。另外，膈肌较薄，活动时耗氧不多，又减少了辅助呼吸肌不必要的使用，因而呼吸效率提高，呼吸困难缓解。具体方法是：指导患者处于舒适放松姿势，斜躺坐姿位，康复护理人员将手放置于患者前肋骨下方的腹直肌上，让患者用鼻缓慢地深吸气，患者的肩部及胸廓保持平静，只有腹部鼓起，然后让患者有控制地呼气，将空气缓慢排出体外。重复上述动作 3~4 次后休息，不要让患者换气过度，让患者将手放置于腹直肌上，体会腹部的运动，吸气时手上升，呼气时手下降（图 4-7）。患者学会膈肌呼吸后，让患者用鼻吸气，以口呼气，让患者在各种体位下（坐、站）及活动下（行走、上楼梯）练习膈肌呼吸。

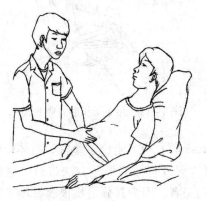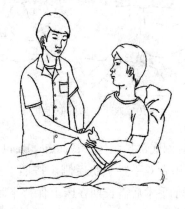

图 4-7　膈肌呼吸

（3）局部呼吸法（segmental breathing）：适用于因手术后疼痛、防卫性肺扩张不全或肺炎等原因导致肺部特定区域的换气不足。

1）单侧或双侧肋骨扩张法（lateral costal expansion）：患者取坐位或仰卧位，治疗师双手置于患者下肋骨侧方（图4-8、图4-9）。让患者呼气，同时可感到肋骨向下向内移动，治疗师置于肋骨上的手掌向下试压，恰好在吸气前，快速地向下向内牵张胸廓，从而诱发肋间外肌的收缩；让患者吸气时抵抗治疗师手掌的阻力，以扩张下肋，患者吸气，胸廓扩张且肋骨外张时，可给予下肋区轻微阻力以增强患者抗阻意识。当患者再次呼气时，治疗师用手轻柔的向下、向内挤压胸腔来协助。教会患者独立使用这种方法。患者可将双手置于肋骨上或利用布带提供阻力（图4-10、图4-11）。

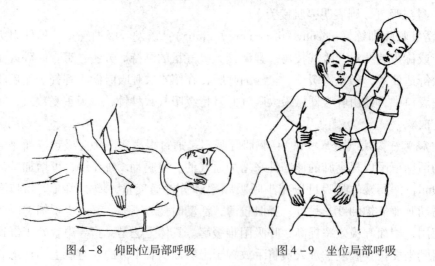

图4-8　仰卧位局部呼吸　　　　　　图4-9　坐位局部呼吸

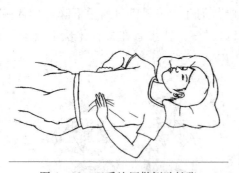

图4-10　双手施压做侧助扩张

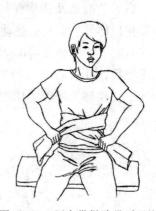

图4-11　用布带做肋骨呼吸训练

2）后侧底部扩张法（posterior basal expansion）：患者坐位，垫枕，身体前倾，髋关节屈曲，患者双手置于肋后侧。按照上述的"侧边肋骨扩张"方法进行。这种方法临床上适用于手术后需长期在床上保持半卧位的患者，因为其分泌物很容易堆积在肺下叶的后侧部分。

（4）吹笛式呼吸法（pursed-lip breathing）：患者取舒适放松姿位，呼气时必须被动放松，并且避免腹肌收缩（将双手置于患者腹肌上，以判断腹肌是否收缩），指导患者缓慢地深吸气，然后让患者轻松地做吹笛姿势呼气。训练时患者应避免用力呼气。这种方法可降低呼吸频率，增加潮气量，增强运动耐力。

4. 预防及解除呼吸急促

适用于患者正常的呼吸模式被干扰而产生的呼吸短促，如慢性阻塞性肺疾病（肺气肿、气喘）的周期性呼吸困难发作；患者用力过度或接触过敏源时。方法：患者取坐姿，身体放松、前倾，前臂置大腿上，或趴在枕头上（图4-12）。该体位可刺激膈肌，缓解呼吸急促。按医嘱使用支气管扩张

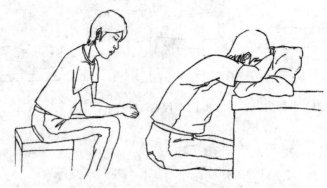

图4-12　缓解呼吸急促体位

剂，让患者吹笛式呼气，同时减少呼气速率，呼气时不要用力。每次吹笛式呼气后，以腹式吸气，不要使用辅助肌，让患者保持此姿势并尽可能地放松吸气。

5. 保持和改善呼吸道的通畅

（1）指导患者进行有效咳嗽：深吸气、暂停，放松呼气。重复以上程序，深吸气，腹肌收缩，两次连续咳嗽，结束。可以重复进行多次，直至将痰排除。

（2）体位排痰训练：训练方法：根据肺叶的不同位置，选定不同的体位，摆放10~20分钟，使瘀积于该处的痰沿着支气管排出体外（图4-13、图4-14、图4-15）。体位的摆放以支气管解剖为基础，病变肺部处于高位，引流支气管开口向下，痰液可顺体位引流排出。体位排痰能有效清除过多支气管分泌物，改善肺功能。适用于神志清楚、体力较好因各种原因支气管分泌物较多的老年人。体位排痰期间配合饮温水、支气管湿化、雾化吸入、化痰和解除支气管痉挛药物、胸部扩张练习、呼吸的控制、有效咳嗽及局部的叩击和震颤均可以增加疗效。

注意事项：①在饭后2小时或饭前1小时进行。②体位排痰过程中注意生命体征变化。③下列情况禁忌：严重咯血，高血压，脑外伤，脑水肿，脑动脉瘤、严重心血管疾患，主动脉瘤，心律失常，肺水肿，气胸，急性胸膜病变，贫血，食管、胃原因引起的胃液反流。

6. 指导中医康复训练方法　中医康复方法强调身心调整训练，基本锻炼方法和要领具有其共同之处：①调身：即身体的姿势要按气功的要求来保持，"形不正则气不顺，气不顺则意不宁，意不宁则气散乱"。气功姿势可分为坐式、卧式和站式三种，可采取自然呼吸，意守丹田。②调息：即锻炼深而慢的腹式呼吸，使气达丹田。③调心：即意念，排除一切杂念，使思想、情绪、意识暂停活动。

7. 自我监测　呼吸运动中在注意因人而异、循序渐进、持之以恒等原则的同时，还应特别注意运动的安全，做好自我监测：

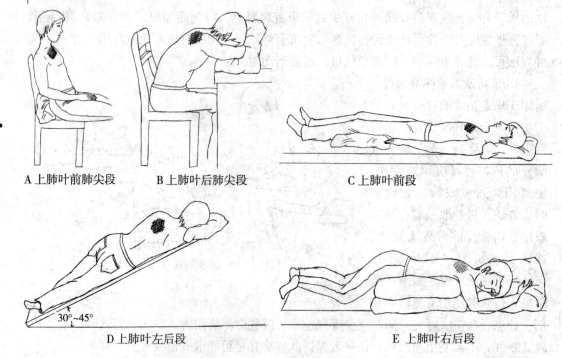

A 上肺叶前肺尖段　　　B 上肺叶后肺尖段　　　C 上肺叶前段

D 上肺叶左后段　　　　　　　　E 上肺叶右后段

图 4 – 13　肺上叶排痰训练体位

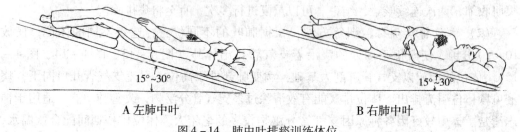

A 左肺中叶　　　　　　　　　　B 右肺中叶

图 4 – 14　肺中叶排痰训练体位

（1）呼吸频率的监测：在运动过程中，呼吸次数以不超过每分钟 24 次为宜，如在运动中出现频繁咳嗽、喘气、胸闷和呼吸困难等，则应减少运动量或停止继续运动。

（2）心率的监测：对于 60 岁以内的中老年人，在运动过程中，脉搏以不超过每分钟 120 次为宜，如每分钟达 130 ~ 140 次，说明其运动超量，应减少运动量，以免心脏负荷过重。对于 60 岁以上的老年人，运动时脉搏应保持每分钟不超过 110 次，如出现脉搏次数减少或脉律不整齐，应立即停止锻炼。

（3）疲乏程度的监测：一般来说在运动后，特别是开始锻炼后，会有轻重不等的疲乏感，而随着锻炼的经常化，适应性增强，疲乏感会随之渐渐消失。如果在健身锻炼一段时间后，不仅不觉得轻松愉快、精力充沛，反而感到困乏越来越重，甚至产生厌倦感，这说明运动量过大，可适当调整。

8. 患者自我护理方法指导　患者运动后要进行观察，如患者感到睡眠很好，心情改善，证明身体锻炼适度。告知患者不能进行剧烈的运动，如抛东西、启酒瓶盖、抱小

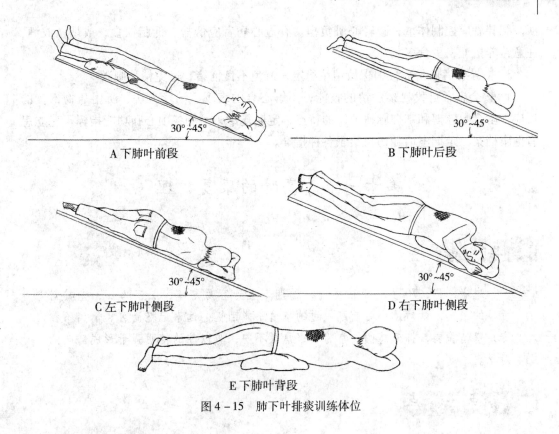

A 下肺叶前段　　　　　　　　　　B 下肺叶后段

C 左下肺叶侧段　　　　　　　　　D 右下肺叶侧段

E 下肺叶背段

图 4-15　肺下叶排痰训练体位

孩、提重物、突然跳跃等。

（1）定期进行复查：定期进行心功能测定、心电图等检查；定期进行肌酐、尿素氮、镁、钠、钾等相关测定，一般每 3 个月进行 1 次复查。

（2）皮肤护理：患者一般都行右侧卧位，故要预防患者发生压疮，给予患者翻身、按摩等，注意患者的皮肤护理。

（3）合理用药：指导患者按照医生的医嘱进行服药，不可自行停药，如出现不适要立即到医院诊治。饮食原则为适量脂肪、矿物质、碳水化合物，足量维生素，清淡易消化、低热量、低钠，禁烟酒。

9. 排便指导　定时排便，保持大便通畅，避免排便困难，心衰严重者应养成床上大便的习惯，如出现便秘可使用通便剂。提倡坐位大便，禁忌蹲位大便或在大便时过分用力。

【健康教育】

1. 采用适宜的教育方式介绍疾病的相关知识，尤其是患者活动量的掌握，避免出现超负荷的运动，注意患者安全；注意周围环境因素对运动反应的影响，如寒冷和炎热气候要相对降低运动量和运动强度，避免竞技性运动。

2. 向患者及家属介绍影响心脏病的危险因素，指导患者养成良好的生活习惯、健康的生活方式，改善膳食结构，合理营养，如积极控制高血压、合理膳食。饮食要清淡，肥胖者应控制体重，减轻心脏负担。有冠心病者应低盐、低脂饮食，戒烟，戒酒，注意营养搭配，少食多餐。

3. 指导患者修身养性，保持情绪稳定，避免不良情绪，避免精神刺激。

4. 教会患者自我观察病情的技能，了解心衰的表现、治疗方法、所用药物不良的反应，学会数脉搏和掌握脉搏节律的特点；定期复诊，监测各项心肺功能指标。建立患者健康档案，定期电话随访，给予各种指导。

第十一节　高龄的康复护理

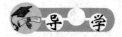

患者，男，70岁。既往体健，近期表现为容易忘事，丢三落四，尤其对近事的遗忘，如对几小时前刚做过的事情不能回忆，远事记忆尚可。情绪不稳定，感情脆弱，抑郁愁闷，常为小事焦躁不安，与以往的精明强干形成鲜明的对比。

重点与难点

重点：老年人的康复护理和高龄人士的居家康复护理。

难点：老年人的功能特点和康复护理评定。

【概述】

随着社会老龄化进程的加快，老年人口比例的迅速增加，老年人的健康问题已引起全社会的关注。无论从疾病的治疗及预防，健康维护，心理支持，以及老年人生活自理能力的获得等方面，都离不开康复及康复护理，老年人群必然成为康复护理领域中的主要对象之一。近年的研究显示，有效的康复介入可预防、延缓、缩小甚至暂时逆转某些生理性衰退。因此，对老年人进行有计划的康复护理，如日常生活活动能力训练、健康指导、心理康复等，可减轻或防止残疾的发展，提高老年患者的生活质量。

（一）老年期年龄阶段的划分

人体衰老是一个渐进的过程，在这一过程中，人体细胞、组织与器官不断趋于老化，生理功能日渐衰退，机体出现一系列退行性变化，这些变化又受到社会、环境、疾病等多种因素的影响，存在着显著的个体差异。因此，老年和高龄只具有模糊概念上的意义，很难准确界定个体进入老年或高龄的时间。中华医学会老年医学学会于1982年建议：我国以60岁以上为老年人；老年分期按45~59岁为老年前期（中老年人），60~89为老年期（老年人），90岁以上为长寿期（长寿老年人）。世界卫生组织经过对全球人体素质和平均寿命进行测定，对年龄的划分标准作出了新的规定，该规定将人的一生分为五个年龄段，即44岁以下为青年人，45岁至59岁为中年人，60岁至74岁为年轻的老年人，75岁至89岁为老年人，90岁以上为长寿老年人。一般认为，80岁以上老年人称为高龄老年人。

（二）老年期患病特点

老年人因衰老导致器官功能逐渐退化，所患疾病多以慢性非传染性疾病为主，具有以下特点：

1. 多病共存　患病种类随年龄增长而增多，临床表现复杂，症状多样化。

2. 隐匿不典型　因老年人敏感性降低，多种疾病同时并存，常表现为症状轻而病情重。

3. 起病缓慢，病程迁延或发展迅速　起病一般缓慢，初期症状常不显著，病程往往迁延；有些疾病因老年人免疫系统功能降低，应激能力减退，一旦发病，病情迅速恶化。

4. 并发症多　易并发意识障碍、精神障碍、肺炎、水和电解质紊乱、血管栓塞、多器官功能衰竭等。

5. 用药的特殊性　老年人因耐受性低，用药后易出现毒副反应。

6. 致残率高　老年人患病后常伴有各种功能障碍，同时还可能因为长期卧床和精神心理问题而导致或加重残疾。

（三）老年人的功能特点

衰老或老化是指人体在成熟期后，在正常内外环境条件下，随年龄增长，机体在结构和生理功能方面呈现退行性改变，对环境适应能力逐渐减退的过程。衰老是自然生理现象，也可因病理性因素导致，即在生理变化基础上，由于某些疾病而加速衰老进程。随着老年人生理功能等方面的老化，以及环境和社会因素的影响，老年人的心理活动也会发生巨大变化。因此，老年人疾病的预防、发生、发展、康复及转归也有其特殊的要求和规律。

1. 生理功能特点　老年人生理功能改变的特点具有普遍性、进行性、消耗性及内源性，个体差异大，甚至同一个体各器官老化不同步，复杂的生理功能较简单的生理功能老化速度快。各系统生理功能的变化如下：

（1）循环系统：心肌收缩力随年龄增长而下降，心搏量降低，65岁与25岁相比心搏量减少40%。老年人各器官血流灌注量呈不同程度的减少，其中以冠脉、脑动脉及肝肾血流量减少为著。心律不齐，多见室上性早搏及房性早搏，有50%～60%心电图不正常，多见ST-T异常及心律不齐。此外，由于动脉硬化，血管弹性减弱，阻力增加及血浆中去甲肾上腺素增高，易出现血压增高；毛细血管数目增加，基底膜增厚，毛细血管管腔狭窄从而影响微循环。

（2）呼吸系统：随年龄增加，胸廓前后径增大，胸廓变形。肺泡管扩张，肺泡扩大，肺泡壁变薄，弹性回缩减退，肺泡过度扩张可使肺泡破裂融合，使肺泡数及换气面积减少，发生老年性肺气肿，致肺功能减低。老年人肺活量可减少40%左右，并出现短暂性呼吸终止及周期性深呼吸。由于支气管原纤维细胞转化为杯状细胞，可分泌大量黏稠的白色黏液，致老年人痰量增加，较难咳出，且老年期呼吸道免疫功能低下，易患呼吸道感染。

（3）消化系统：随年龄增长，老年人齿龈及齿根萎缩，致牙齿脱落。唾液腺分泌减少，易发生口干。由于食管及胃肠道黏膜逐渐萎缩，肌收缩力减弱，蠕动减慢，各种消化酶分泌减少，导致食物消化及吸收不良，易发生贫血、营养不良及便秘。肝血流量减少可达 40% ~50%，肝合成白蛋白功能减低，致血清中白蛋白减少，肝的解毒功能降低，药物代谢速度减慢，故老年人用药需慎重。胆囊及胆管壁变厚，弹性降低，胆汁量少而稠，含胆固醇多，易形成结石。因 oddi 括约肌易发生腺瘤样变化，故易致胆汁排出受阻而引发胆囊炎、胰腺炎。老年人胰腺细胞萎缩，胰岛素分泌减少，加之对胰岛素敏感性降低，有发生糖尿病倾向。

（4）神经系统：随年龄增加，脑萎缩逐渐明显，脑重量减轻，脑神经数目减少，主要在皮质，80 岁比 20 岁青年人脑神经细胞减少 25%。神经纤维传导速度随增龄减慢，神经系统反应时间延长，调节应激反应的功能减低，促使生理功能老化，精神及情绪改变。随年龄增加，脑血流量逐渐减少，导致脑能量储备减少，影响脑功能，表现为思维减慢，记忆功能、感觉功能及运动功能减低，适应能力差，易出现意外。70 岁左右的人脊髓神经细胞大都出现退行性变化，尤以后索及后根退行性变明显，致感觉功能出现不同程度的传导速度降低，腱反射尤以深部腱反射减弱，甚至消失，病理反射增加；触觉及温度觉减低，震动觉阈值增高。

（5）血液系统：随年龄增长，红细胞对血红蛋白的合成、转运及保存功能均减弱，导致血红蛋白的含量减少，血细胞容积增高，红细胞脆性增加，由于骨髓部分红髓被黄髓代替，红细胞摄取铁的能力减低，出现贫血。淋巴细胞的亚群如 T 细胞淋巴因子生成减少，IL-2、IL-3、生长因子、γ-干扰素等生成减少。各种免疫球蛋白分布出现改变，如 IgG、IgA 均增高，IgM 则减低，T 细胞减少，自身抗体增加，易发生自身免疫性疾病。

（6）内分泌系统：垂体随年龄发生质及量的改变，体积减小约 30%，激素合成及代谢随年龄变化。胸腺萎缩致胸腺素分泌减少，前列腺素 PG_1 减少促使动脉硬化。性腺随年龄增长功能逐渐减退，使雌激素及睾酮分泌减少，导致男性和女性老年人出现更年期综合征。甲状腺各种激素合成及分泌减少，导致血中 T_3、T_4 减少，使脑老化加速。

（7）泌尿系统：肾体积减小，皮质变薄，肾单位数量减少可达 30% ~40%，加之肾动脉硬化，致肾功能下降，肌酐清除率及尿比重减低，血中尿素氮升高，β-微球蛋白增高。因有效肾血流量减少，肾缺血产生肾素，可引发肾性高血压。老年人肾激肽产生减少，易出现肾小球动脉挛缩，肾血流量减少，致使水及钠排泄障碍。由于膀胱肌、膀胱括约肌萎缩，使膀胱容积减少，功能减弱，老年人易出现尿频、尿失禁。65 岁以上老年人多有不同程度的前列腺增生，易发生尿潴留。

（8）运动系统：骨骼肌的肌细胞水分随年龄增加而减少，肌细胞间水分增加，使肌细胞萎缩及肌肉弹性降低，加之肌组织间纤维组织增生，肌腱韧带萎缩，致肌力减退。骨的生成和吸收呈负平衡，导致骨质疏松，易发生骨折。由于骨质疏松，关节周围肌腱韧带萎缩，致使骨关节活动范围受限，影响老年人下肢运动的灵活性。

（9）外表形态的变化：外表变化表现为头发变白，脱发，皮肤松弛，出现皱纹、老年斑；眼睑下垂，视力改变，牙齿松动脱落，听力减退，身高变矮，体重变化等。

以上变化存在个体差异。

2. 心理特点　随着年龄的增长，老年人身体各器官功能衰退，特别是大脑的退行性变化、老年人角色的改变以及其他社会因素的变化，都对老年人的心理活动带来巨大影响，主要表现为：

（1）感知觉：老年人视觉、听觉、嗅觉、味觉、触觉、本体感觉等感知觉功能均下降，从而引起反应迟钝、行动迟缓、注意力分散、依赖性增强等。有些老年人患有老年性感觉器官疾病，如老年性白内障、老年性青光眼、老年性耳聋等，影响与周围人的交往与联系，会产生孤独、焦虑、抑郁或多疑等心理障碍。

（2）记忆力：主要表现为远期记忆好于近期记忆，表现在对近几天内或几十分钟内发生的事记忆差，而对数年甚至数十年以前所发生的事记忆好；逻辑性记忆好于机械性记忆，如依靠多次机械重复记忆的电话号码、年、月、日、地名、人名等能力下降，而对通过领会精神、融会贯通其内在联系的记忆能力好，如对社论、科学定义等的理解记忆增强；再认记忆保持完好，回忆功能较差，如遇到熟人叫不出姓名；记忆速度慢，记忆广度下降。

（3）思维：表现为思维过程减慢、思维转换困难及创造性思维减弱，如掌握某一概念所需要的时间增多，以及形成某一概念时出现错误的次数增多，对事物作出决定往往需要较长时间且难免出错。由于老年人在长期生活中形成思维定势，处理问题时转换思维困难，固执己见，同时缺乏创造性想象力及对新事物的兴趣。

（4）智力：由后天获得的"晶体智力"，因与知识、文化经验的积累有关，故随年龄增长非但不减退，有的还有提高，直至70岁、80岁才出现减退。而"液体智力"，主要与神经的生理结构和功能有关，所以随年龄增长，较早出现减退。如知觉整合能力、近事记忆力、思维敏捷度及注意力、与反应速度有关的能力等，较早出现减退。但根据国内外学者的研究证明，虽然老年认知功能的储备能力有所下降，但老年智力有其可塑性，采取适当干预措施，通过短期训练，可延缓智力的老化。

（5）情绪与情感：老年人情绪和情感体验的强度和持久性随着年龄的增长而提高，对同样的刺激强度，老年人表现得比青年人剧烈。生活中遇到挫折，如丧偶、与子女不和、自己患病等因素都容易导致老年人的悲观情绪，情感脆弱甚至抑郁症发生。

（6）性格：从成年至老年，人的个性既有变化，又有稳定的一面。一旦老年人的个性发生很大变化，有可能是某些老年疾病，如严重的脑动脉硬化症或老年痴呆的症状，应引起重视，及早就医。性格与社会环境的适应密切相关，所以积极健全的个性是社会适应良好、生活满意、健康长寿的基本条件。

【评定】

针对高龄者存在的不同功能障碍采取相应的评定。

【康复护理】

（一）护理评估

1. 病史评估

（1）一般评估：包括询问现病史及既往病史，用巴氏评定量表（Barthel index）或独立功能测量表（functional independence measure，FIM）进行功能评估，还需要进行认知、情绪、视力、听力以及用药情况的评估。

（2）辅助器材评估：包括使用眼镜、假牙、助听器、助行用具、日常生活辅助用具等情况。

（3）生活形态评估：包括职业、社会活动参与、支持系统、居家生活、性生活等情况的评估。

2. 身体检查评估 除基本的身体检查项目之外，需要特别重视与患者康复有关的项目，如姿势、步态、关节活动度、肌力、平衡及协调能力。

（二）护理诊断/问题

1. 生活自理缺陷 与躯体功能障碍及中枢神经功能减退有关。

2. 活动无耐力 与增龄导致的体力减退有关。

3. 有受伤的危险 与躯体功能障碍有关。

4. 大小便失禁 与增龄导致控制能力减退有关。

5. 疼痛 与躯体疾病有关。

（三）康复护理措施

1. 老年人的康复护理

（1）由于老年人反应迟钝，自觉症状不明显，不能仅依靠主诉发现身体的变化。康复护理人员必须通过认真、仔细、严密的观察，主动发现病情变化，否则容易延误病情。而治疗方案及时到位的实施需要护理手段去体现，如静脉输液给药，因老年人的血管细而脆，且自我控制能力差，常常使静脉输液中途失败，护理上不可拖延时间，以免影响治疗。

（2）预防并发症：老年人易发生呼吸系统感染、泌尿系统感染、关节的挛缩、骨质疏松或骨折、压疮、便秘等并发症，且易发生坠床、跌伤和走失等意外，这些都是严重影响疾病痊愈和功能障碍康复的因素。因此，在护理中应当积极采取措施予以预防：①采取动静结合的休养方式。在病情允许情况下，早期离床活动，促进血液循环和提高机体抗病能力，是预防各种并发症的积极措施。②保持肢体功能位和进行关节活动度的训练，预防关节挛缩畸形。③加强基础护理的质量（如口腔护理、皮肤护理、尿管的护理等），预防呼吸系统和泌尿系统感染。④及时采取安全防护措施，如正确使用床档、拐杖、轮椅等辅助器具，防止坠床、跌伤等意外问题的发生；为患有心血管疾患的老年患者或无专人守护的老年人配备呼叫装置，是保证患病后能得到及时救治的必要手段。

（3）日常生活活动能力的训练：可通过观察老年人的实际操作能力，了解其基本功能情况。如穿衣，通常先给一个总的指令，不告诉穿衣的具体步骤，观察其如何完成穿衣，同时指出有哪些动作不合适，加以纠正，并通过反复训练，使老年人独立、正确地完成活动，达到生活自理的目的。步态、体位转移、关节活动等训练要循序渐进，同时可根据其兴趣、爱好，布置模拟职业作业。对于行动不便、不愿活动的老年人，除协助日常生活活动，指导使用辅助用具外，还应鼓励他们参与、制定训练计划，从中了解运动的意义，消除或减轻顾虑，提高老年人对活动的兴趣，有利于日常生活活动能力训练的实施。

（4）心理护理：尊重老年患者，给予心理上的支持，无论老年人有无地位、是否富有或者身体有何疾病或残障，都应当尊重其人格，不应使其心理受到伤害。应排除孤独，增进老年人自我心理保健能力。

（5）加强健康教育：对老年人及家属实施健康教育，使他们了解并增进对自身疾病的认识，改变老年人不健康行为；同时，为了使老年人能够重返社会，可进行生活环境的改造，为他们创造一切有利条件，实现日常生活活动的自理，促进身心健康；发挥社会力量和社区作用，为老年人创造社会交往的环境；开展有益的社区文体活动，丰富生活内容，从而提高生活质量。

2. 高龄老人的居家康复护理

在当前社会中，居家养老是高龄老人主要的养老方式，安排好高龄老人的衣、食、住、行，使其实现最大限度的生活自理，促进身心健康，提高生活质量，减轻家庭社会负担，逐渐成为一个社会课题。

（1）居室环境设置：老年人居室环境设置原则为增加老年人接触社会、接触自然的机会，去除妨碍生活行为的因素，有助于他们的安全和身心健康。居室一般以楼房的1～3层、朝南、天然采光、自然通风、隔音效果好为佳。

1）室内温度和湿度：一般在22℃～24℃为宜。老年患者在使用空调的时候，使用时间不可过长，室温不可调得过低或过高，室内外温差以不超过7℃～8℃为宜。不可直接吹空调、电风扇。室内湿度以40%～60%为宜。室内应备有温湿度计以随时了解温湿度变化。

2）室内设施：门净宽不得小于80cm，不应设门槛；窗台高度不宜低于60cm；地面应消除高度差，采用防滑材料铺地；老年患者腿脚不便，家具、装饰物品宜少不宜杂，应选择沉稳、不易移动、无棱角家具。床板宜选用木板，必要时配床栏。床旁配备床头柜、床头灯、呼叫器，便于老年患者卧床时使用。沙发不宜过软，床、椅子座面高度应使老年人坐位膝关节成直角时足跟能全部着地，等于人的小腿加上鞋后跟的高度，大约在35～42cm之间。

3）室内光线和通风：室内光线影响老年人的舒适感。房间采光要好，每天日光照射不少于 3 小时，白天尽量采用自然光，保证足够的阳光射进室内；照明不可过强、过弱，因老年人视力减弱，暗适应时间延长，应设有地灯（夜间睡眠时用），开关设置在老年人易触及的地方。居室每日通风，保持空气新鲜，必要时用食醋消毒，即按每立方米 3ml 食醋计算，加水 1 倍，加热熏蒸。

4）厕所、浴室、厨房：厕所最好在卧室附近，宜用坐式便器，高度 45cm 左右，便器旁有扶手、呼叫器等，排便环境要隐蔽。老年患者适合坐浴或盆浴，浴室通风，室温应保持在 24℃~26℃，浴盆内铺橡胶防滑垫，浴盆旁边有扶手，地面铺防滑砖。老年患者洗澡时勿反锁浴室门，水温控制在 45℃ 左右。洗浴时间一般在 30 分钟以内。老年患者洗澡前不宜饮酒、饱餐、空腹、过度疲劳或精神紧张。若在洗澡时有头晕、眼花、恶心、心悸、气促等症状时，应马上停止洗浴，到空气流通的地方饮热茶或糖水，必要时吸氧。年纪过大、体弱或有心肺疾病的老年人，洗澡时必须有人协助。对长期卧床的老年人给予床上擦浴。厨房地面应防滑，水池和操作台的高度应适合老年人的身高，煤气开关应尽可能便于操作，用按钮即可点燃者最好。

（2）衣物穿戴及床上用物配置：老年人的内衣、鞋、袜、床单、被罩宜选用透气、吸潮性能良好的棉织品，以轻、软、宽大、舒适、式样简单、穿脱方便为宜。长期卧床的老年人上衣领口以圆领为宜，内裤可选择开裆裤，可用尼龙搭扣代替扣子、绳子，裤脚不宜过长。鞋底要防滑，松紧适宜。盖被要轻、松、暖，垫被要厚、软、干。

（3）饮食及排便护理：老年人饮食要有规律、有节制，忌食生冷、偏硬、刺激、过烫、不新鲜食物。饮食要全面、多样化，即食物中要有一定量的蛋白质、碳水化合物、维生素、微量元素和脂肪。食物要清淡，尽量多饮水。注意提醒老年人按时排便，养成良好的排便习惯。老年人排便宜取坐位。如果情况许可，卧床老年人排便时要尽量将床头抬高或取半卧位。根据病情，老年人排便时可备硝酸甘油、氧气等急救物品。

（4）口腔清洁：保持老年人口腔卫生的常用方法是早晚刷牙，饭后漱口。若戴假牙，餐毕应取下假牙，清洗后再戴上。睡前应刷洗假牙，并放入冷水杯中，次日晨再戴，以便让支持假牙的组织得到休息。

（5）睡眠护理：通常情况下，60~70 岁的老年人每天睡眠时间应当在 8 小时左右；71~90 岁的老年人平均每天睡眠时间大约在 9 小时左右；90 岁以上的老年人平均每天睡眠时间以 10 小时左右为宜。老年人往往入睡困难，睡眠中易醒，连续睡眠时间比年轻人少。为促使老年人尽早入睡，延长睡眠时间，提倡养成按时就寝、每日午睡的好习惯；入睡时保持环境安静，温湿度适宜，体位舒适；睡前可用热水洗澡、泡脚，清洗外阴，听轻松音乐，给予轻柔按摩，饮热牛奶，睡前不饱餐、不吸烟、不饮浓茶、不看刺激性电视、不用脑过度；夜间睡眠时室内留一盏夜灯，必要时床旁备有便器。对于睡眠颠倒的老年人，白天诱导其兴奋、活动，减少睡眠时间；必要时遵医嘱使用安眠药，使其尽快入睡。

（6）心理护理：由于高龄老人生理功能减退或患病，使老年人远离社会，局限于室内，易产生孤独心理。应鼓励老年人做一些自己喜爱之事，如写自传、学书法、绘画、养花、养鱼、听音乐、打太极拳、下棋等，条件允许时还可以旅游、参加社会公益活动和各种社交活动等，保持与社会的接触。对于身体欠佳的老年人，要让其认识衰老，承认衰老，树立与衰老作斗争的信心，保持健康心态，并建立"独立与依赖平衡"的理念，即日常生活一部分靠自己维持，一部分靠他人帮助。维持家庭关系和谐，家人的关心、照顾和安慰，让老年人从心里感到即使疾病缠身，但自身价值仍在，社会、家庭仍需要他。

（7）健忘的护理：高龄老人由于中枢神经系统功能减退，记忆力减退，且远期记忆好于近期记忆，可以采取以下措施护理：首先，帮助老年人安排日程表，为他们安排规律的生活，指导老年人有规律地安放日常生活用品，保持固定位置；其次，加强健康教育及护理，使老年人意识到健忘是正常的衰老现象，不必过分担心，但要注意采取对策，如随笔记事，请年轻人帮助记忆、回忆等，尽量减少因健忘所带来的麻烦；第三，要加强健脑锻炼，指导和鼓励老年人经常进行记忆和思维活动锻炼，如背诵诗词、讲故事、学电脑、下棋、写作、交谈、进行计算等。

（8）运动锻炼：生命在于运动，锻炼对推迟老年患者组织器官老化，提高健康水平，振奋精神，改善心理状态都有良好的作用。高龄老人应根据自身的功能状况，找到适合的锻炼方法，如散步、健身操、太极拳、自我保健按摩等。但在选择锻炼方式时，高龄老人应注意以下问题：①从事运动锻炼时要非常小心的增加负荷，比较理想的起始体力负荷是不超过本人最大运动强度的70%，这样才能逐渐提高机体的适应能力，增加体力负荷的耐受性。②锻炼方式由中青年时期的竞技性运动转变为保健性运动。同时要保持锻炼方法的多样化，多种多样的综合性运动能够解除衰老者的功能障碍，增加生命活力。③高龄老人锻炼时若伴随悦耳动听的音乐，可以更好地改善情绪，增加锻炼效果。④高龄老人锻炼应掌握运动的强度。锻炼时不应超过疲劳的界限，一旦出现疲劳感，要及时改变运动方式，如疲劳仍不减轻，应暂时停止锻炼。⑤运动锻炼需持之以恒，同时要关注心肺功能的客观指标。

【健康教育】

1. 加强健康教育　对老年人及家属实施健康教育，使他们了解并增进对自身疾病的认识，改变不健康行为，使其行为向有利于身心健康的方向发展，从而达到提高生活质量，促进身心健康的目的。

2. 重视对家属的教育　老年人康复护理必须有家属的配合和协调，给予老年人心理支持。通过教育使家属掌握基本康复知识和训练技巧，懂得每一项训练的意义和重要性，同时让家属介入训练，沟通老年人与家属的关系，为老年人回归家庭创造条件。

3. 向老年人传授康复的知识和技能　向老年人传授自我保健、自我康复、自我护理的知识。同时，为了使老年人能够重返社会，可进行生活环境的改造，为他们创造一切有利条件，实现日常生活自理，全面提高生活质量。

4. 日常生活能力训练应贯穿于功能训练的始终　生活自理能够满足老年人的自尊心，提高自信心，减轻老年人因伤病造成的身体和心理创伤，使其功能得到最大限度的恢复，提高老年人和照顾者的生活质量，促进老年人重新回归社会。

主要参考书目

[1] 陈立典，陈锦秀．康复护理学．北京：中国中医药出版社，2010

[2] 王宏宇．血管病学．北京：人民军医出版社，2006

[3] 张玲芝，周菊芝．康复护理学．北京：人民卫生出版社，2008

[4] 周菊芝．康复护理．杭州：浙江科学技术出版社，2004

[5] 郭学军，周梅．康复护理学．郑州：郑州大学出版社，2008

[6] 赵衍青，王侠，王红梅，等．康复护理新进展．长春：吉林科学技术出版社，2006

[7] 徐燕，庹焱．康复护理高级教程．上海：第二军医大学出版社，2006

[8] 黄永禧，王宁华．康复护理学．北京：北京大学医学出版社，2007

[9] 姜贵云，张秀花．康复医学．北京：北京大学医学出版社，2008

[10] 南登崑．康复医学．北京：人民卫生出版社，2008

[11] 李树贞，赵曦光．康复护理学．北京：人民军医出版社，2001

[12] 丛亚丽．护理伦理学．北京：北京大学医学出版社，2002

[13] 林俊华．护理美学．第 2 版．北京：中国中医药出版社，2005

[14] 李小妹．护理学导论．第 2 版．北京：人民出版社，2008

[15] 梁伟江．护理礼仪．北京：人民卫生出版社，2009

[16] 陈晓阳．人文医学．北京：人民卫生出版社，2009

[17] 王玉龙．康复功能评定学．北京：人民卫生出版社，2008

[18] 鲍秀芹．康复护理学．北京：人民卫生出版社，2008

[19] 恽小平．康复疗法评定学．北京：华夏出版社，2005

[20] 石凤英．康复护理学．北京：人民卫生出版社，2010

[21] 姜贵云．康复护理学．北京：人民卫生出版社，2004

[22] 余瑾，刘夕东．康复工程学．上海：上海科学技术出版社，2009

[23] 潘敏．康复护理学．北京：人民卫生出版社，2011

[24] 王叙德．康复护理技术．南京：东南大学出版社，2006

[25] 戴红．康复医学．北京：北京大学医学出版社，2004

[26] 唐强．临床康复学．上海：上海科学技术出版社，2008

[27] 李忠泰．疾病康复学．北京：人民卫生出版社，2002

[28] 聂莉．康复护理学．南昌：江西科学技术出版社，2008

[29] 张晓玉，江流恬，申健．伤残辅助器具装配知识指南．北京：中国人事出版社，2006

[30] 燕铁斌．实用瘫痪康复．第 2 版．北京：人民卫生出版社，2010

[31] 王茂斌．康复医学．北京：人民卫生出版社，2009

[32] 马诚，成鹏．实用康复治疗技术．上海：第二军医大学出版社，2005